運動器ケア

治す医療から
多職種で治し支えるケアへ

島田永和 著

福村出版

序に代えて

島田先生とはぁとふるグループ、心理職として思うこと

〔上智大学名誉教授・黒川由紀子老年学研究所所長〕
黒川由紀子

■はじめに

島田先生とは友人の紹介で初めてお会いしました。その友人が、本書で島田先生のコラムに登場する山下たえ子さんです。山下さんは「ゴッドハンド」の持ち主と言われ、その「手」に窮地を救われた人は無数にいます。〈運動器ケアしまだ病院〉およびそのグループは、「地域のみなさまに、Warm Heart（こころ）、Cool Head（知識・判断）、Beautiful Hands（技術）で、ヘルスケアサービスを提供する」と理念に掲げていますが、山下さんの施術も、温かい「こころ」と、冷静な「知識・判断」、手の「技術」が伴うものです。類は友を呼ぶのでしょう。山下さんは、多くの方の痛みや損傷を緩和させ、機能低下を予防しています。施術を受けた人は、単に機能の維持回復にとどまらず、日々の生活が温かく豊かになっているように見えます。このことも、しまだ病院や関連機関にかかる患者さんと共通していると感じます。

さて、島田先生としまだ病院の魅力はたくさんありますが、ここでは3点言及させていただきます。①患者さんの部位ではなく全体を診ておられること、②「予防」を含め、良いと思われることをまっすぐに実践されること、③医療の限界をきちんとわきまえる謙虚さがあること、です。

■患者さんの「部位」ではなく全体を診ておられること

医療が進化し、細分化するにつれ、医師や専門家が患者さんを「部位」別に診ることが当たり前になりました。人間の身体はひとつにつながっているのに、です。メリットもありますがデメリットもあります。島田先生は、患者さんの「部位」ばかりではなく、「全体」を診ることを常に精魂込めてこころがけておられます。その患者さんの人生と生活全体を視野に入れて、丁寧な対話を重ねられます。患者さんが希望や夢をあきらめずに実現するため、治療目標を立て、それにしたがってリハビリチームと共に、各部位の機能の維持向上をめざします。守りと攻めのぎりぎりのラインでより良い可能性を探っておられるようにみえます。その姿勢は、患者さんがオリンピック選手でも、近所の高齢者でも、幼い子どもでも変わりません。

■「予防」に力を入れておられること

誰でもケガや病気はできれば避けたいと思っているのではないでしょうか。もっとも、ケガや病気によって、新しい出会いが生まれ、未知の世界が開かれることもあります。そうは言っても、自らすすんでケガをしたり、一生懸命不摂生をして、病気を呼び寄せようとは思わないでしょう。できればケガや病気は予防したいと望みます。

しまだ病院の敷地内に「予防」のために創設された疾病予防施設の「ヴィゴラス」を見学させていただくと、島田先生が本気で「予防」に挑んでおられることが分ります。ヴィゴラスは専門家が配置された先進的スポーツジムです。地域の人が誰でもいつでも使えます。地域で暮らす人が主体者として、予防、治療、リハビリテーションに能動的に取り組む選択肢が準備されています。これが真の地域包括ケアと言えるで

しょう。良いと思われることをまっすぐに実践され、まるで生物のように発展する、このような所が地域に一つあったら、どれほど安心だろうかと思います。

■医療の限界をわきまえておられること

島田先生は、医師として医療の限界をわきまえる現実見当識と、深い謙虚さをお持ちです。専門家としても人としても、このことは本当に大切なことと痛感します。「これから医学やその技術がどれだけ進歩しても、『100パーセント確実に病気が治る』という完璧な治療法が生まれる可能性は100パーセントないと言い切れる」と「医学における不確実性」を堂々と指摘されます。ちなみに、「不確実性の認識」は、ベルリンのマックスプランク研究所の「英知」研究チームが、英知を有する人の資質として実証的研究に基づき挙げた要素の一つです。どの領域でも、優れた専門家はおしなべて謙虚です。

■整形外科における心理職の役割

最後に、心理職として、整形外科における心理職の役割に触れたいと思います。心理職の資格としては、臨床心理士、公認心理師があります。前者は認定資格、後者は国家資格です。これまで心理職に国家資格がなかったこともあって、医療における位置づけが確かなものではありませんでした。いわゆるこころのケアを必要としている人がいても、心理職にはなかなか届かない現状がありましたし、今もあります。心理職は、従来、精神科の病院やクリニックが主たる職場でした。その後、徐々に働く場が神経内科、小児科、リハビリテーション科、産婦人科、ペインクリニック、緩和ケア等に拡がっていきました。こうした状況のなかで、整形外科で働く心理職はまだ希少です。

このような状況にもかかわらず、しまだ病院には、常勤の臨床心理士・公認心理師が2名配置されています。先進的な取り組みと言えます。そのひとり渡辺晋吾さんは、国立の医療機関等で心理職のチームリーダーとしての経験を積んだ後、しまだ病院初の心理職として入職、現在3年目を迎えておられます。

渡辺さんに、運動器ケアしまだ病院のことをうかがったところ、その魅力は、「はぁとふるグループが提供するヘルスケア」の理念に集約されており、理念に基づく治療やケアがすべてのスタッフに浸透し、提供されている点が稀有であり、理事長である島田先生の力に負うところが大きいと指摘されました。心理職の役割としては、整形外科に来院する患者の高齢化に伴い、認知症のある患者、周術期におけるせん妄患者、ケガや病気に伴い喪失体験や老いの不安とあいまって抑うつ状態を示す患者、慢性疼痛を訴える患者などへの心理的ケア、多職種との協働やコンサルテーションを挙げられました。渡辺さんをリーダーとする心理職チームが、しまだ病院や関連施設で、多職種との協働により、患者さんやご家族、地域にますます貢献されることを祈念します。

運動器ケアしまだ病院を含むはぁとふるグループは、日本の医療・保健・福祉の世界に今後も一石を投じ続けられるでしょう。島田先生は、地域で暮らす人の健康が長期に渡って守られるには、財源の確保のためにも不必要な検査や医療を防ぐことが大事と指摘されています。人が安心して最期まで居られる地域を実現するためには、医療・保健・福祉従事者にすべてを任せきりにするのではなく、住民も責任感を持ち、知識を備え、新しい形を共に作ることが求められます。本書は、医療・保健・福祉の新しい形を示すヒントに満ちています。

令和3年11月

■はじめに

私は、医師としての仕事に誇りを持っています。また、ケアは医師ひとりで成り立つものではないことを、歳を重ねるにつれて痛感するようになり、一緒に働く仲間への感謝が増してきています。そして彼らにも、私と同じように、この仕事をやって良かったと思ってもらいたいと願っています。

ところが、現実は、そううまくはいきません。自分の力を過信している医療者もいます。そういう人は、どれほど周囲の人たちに助けてもらっているかを気づくことなく、うまくいけばすべて自分の力のおかげと信じ、悪い結果が出ると他人のせいにするという悪癖を身につけています。逆に、自分は何の役にも立っていないと卑下したり、怒られないようにすることだけに精神を使い果たしている医療従事者もいます。言葉で「チーム」と言うのは簡単ですが、実践することは容易ではありません。

私は、本当に、この仕事を天職のように感じています。傷んだ方々と接しお話を聞き、自分なりに対処をするという体験の積み重ねが、医師としての知識や経験となっただけでなく、自分自身の人間としての成長にも大きくかかわってきたと感じています。

痛みに悩む患者さん、落ち込んで困っている方々、将来の希望をあきらめなければならないのかと絶望の淵にいる人に、私たちができることは限られています。それでも精一杯考え行動することで、少しでも役に立つとすれば、それはどれほど値打ちのあることでしょう。

そのための基本となるのは、「医学的な判断の確かさ」です。これがなければ何をつけ足しても存在意義を語ることはできません。そのうえで、医療者にはさらに求められる資質があります。

それは「人に接するという局面における能力」です。説明に使う言葉の選び方においても、診察室の中でのさりげない目つきや仕草でも、ひとつ間違えれば、想像以上にマイナスの影響を与えてしまいます。人と人の間の壁をできるだけ低くする、さらには、壁を取り払うことができれば、信頼関係が築きやすいことは間違いありません。そうして、元気になられた方を間近にみることができるという大きな喜びや達成感は、たとえようもない責任と裏腹の関係にあります。

私は、医業という手段を持つひとりの人間として、患者さんというひとりの人間の悩みの真っ正面に立つことの大事さを痛感しています。逃げないで、困っている人の眼をのぞき込むようにして、一緒に顔を上げ、前を向こうというメッセージを伝えるのです。この仕事の難しさと魅力はそこに凝縮されていると思います。

昨今、医療はやりにくくなったという先輩たちの嘆きをよく耳にします。「昔は医者の言うことをみんな聞いてくれたし、信じてくれたもんや。今は、そんなことは夢物語や。丁寧に説明してるのに、みんな疑ってかかってきよる」。たしかに、今では医師を代表とする医療者と患者さんやご家族、さらに国民との関係を考えると、強い信頼関係があるとは言えないでしょう。それでも、現場での実際はなかなか捨てたものではないと思うのです。治りたいと強く願う患者さんに対して、自分の持てる能力の限りを尽くして治したいと誓う医療者の存在を知っていますし、その想いを信じています。両者のすれ違いをなくし、お互いが信頼関係のもと、ともに問題の解決に向けて歩んでいくことができるよう、その基盤を考えたいと本書を記しました。

社会の大きな変化が地殻変動のように私たちを襲っています。その変化の中で、惑わされることなく、医療者は自分たちの本音を患者さんに知っていただき、誤解を解きながら、ともに歩む道を探していかねばなりません。本書が少しでもその過程のきっかけや促進の助けとなれば、これ以上の幸せはありません。

目次

第Ⅰ部　治す医療から治し支えるケアへ

第1章　変わる日本の医療

病院で診断名がつくまで

医療に携わる皆さんは、患者さんが病院に来られるときの気持ちを、どのようにイメージしていますか。具合が悪いときに治療にくる、という感じでしょうか。医療機関なんて、用事がなければホントは行きたいところじゃありません。でも、仕方ないから、いわば、いやいや覚悟を決めてクリニックや病院を受診します。受付を済ませ、待っていると(時には2時間待ちといったことも起きます)、ようやく名前を呼ばれて診察室に入ります。

多くの医師の一言めは「今日はどうしましたか」でしょう。

このとき、必ずしも、しっかりと患者さんの方に顔を向けて話す医師ばかりではありません。書類やコンピューターの画面から視線を外さないまま問いかける医師もいます。それでも患者さんは、どこかが痛いだとか、いつもと違うとか、動きにくいだとか、困っていることを話されます。すると医師は、検査が必要だという指示を出します。悩みのもとになっている症状の原因を探るためです。

ですが、血を採られたり、レントゲンを撮影したり……と、いずれも患者さんにとっては我慢を強いられることになります。

その結果、無事に何が原因なのか、がはっきりすることもあります。あるいは、これより専門の診療に任せる方がいいと、大きな病院を紹介することもあるでしょう。

でも、その検査では原因がはっきりしないこともよく起こります。また、異常が見当たらなければ、「たいしたことはないですね」という説明をすることもあるでしょう。そうした場合の多くでは、「そのうち良くなるでしょうから、しばらく様子をみましょう」と経過を見るよう指示したりします。

それで、本当に患者さんがラクになれば、ラッキーです。もう二度と受診する必要もありません。でも、そのうちに良くなると言われたのに、良くならなければ、患者さんはどうするでしょう。同じ病院やクリニックに行くより、別の医師を受診することもあるでしょう。

こうして、原因を探り、治療を決め、実行していくのが「診療」だと考えておられる患者さんが大半だと思われます。検査をして原因がわかれば、診断名がつきます。そうすると、それに対する治療が行われ、症状がなくなれば治癒した、という流れです。

しかし、私が40年に渡って運動器の診療をしてきた経験からすれば、こと運動器の症状に関しては、この図式は当てはまりにくいと感じています。

多くの場合、検査の目的は「一般的な状態ではない」、つまり「異常が起こっている」という状況を確認することにあります。しかし、それは「異常を見つける作業」であって、なぜそれが起きたのかという「原因を解明する作業」ではありません。

それなら、検査に意味はないのだろうかという疑問も起こります。そんなことはありません。見逃してはならない病気を除外するためには必要です。

外科医として

少し話は変わります。

私が医師になった頃は、外科系の医師が一人前になっていくためのしっかりした教育課程などは、まだまだ確立されてはいませんでした。師匠・弟子の関係が重視される大工さんや調理師、床屋さんなどでは、その昔は「仕事は見て学ぶもの、盗むもの」と言われていたそうですが、外科医も同じでした。研修では先輩たちがすることを観察して真似をしながら、診察の手順や患者さんへの説明、その言い方を学んでいきました。

１９８０（昭和55）年頃の話です。私は、国立大阪病院（現 国立病院機構大阪医療センター）で研修医をしていました。先輩医師と組になって患者さんを受け持ち、外科病棟や手術室での麻酔などを担当していました。

大きな病院でしたので、外科病棟には、がん患者さんばかりが入院されていました。当時は、がんは告知しないのが一般的でした。ですから新米医師である私は、患者さんから自分の病名を探るような質問をよく受けました。抗がん剤の点滴に行くと、これは何のクスリかと質問されるのです。ルールとして病名は告げないことになっているので、私が勝手に本当のことを言えるはずがありません。しかし、採血や注射、内視鏡やレントゲンなどの検査といったさまざまなことで、最もひんぱんに患者さんに接するのも私たち新米医師です。

若いがん患者さんで病気の進行も早く、どんどんやせて弱っていかれます。

特に幼い子どもをお持ちのがん患者さんの姿は、とても正視できない、よくそんな気持ちになりました。「なぁ、先生。隠すんも、しんどいやろなぁ」と言われたときには、逃げるようにして病室から出ました。そんな経験をして、医者としていかに無力であるかを痛感したのです。

診断とは

こうした臨床体験を通じて、研究者の道を歩む医師も出てきます。今は治せない病気を、何とかして治す方法を見つけ出すと意気込む医師もいました。私は、そんなふうに前向きになることはできませんでした。そこで結核病院を経営する父親とも相談し、同じ外科系でも、治る確率の高い整形外科を選択しました。

その整形外科を学ぶ過程で、日本のスポーツ医学の先達の一人である故・市川宣恭先生に師事することができました。スポーツ選手の目標はシンプルです。

試合に出て勝つこと、自己ベストを出すことです。そのためには、激しい練習にも耐えます。

そうした人たちが、ケガをしたり痛みを感じたりでいいプレーができないと、市川先生を頼って受診されます。先生は、「安静はアカン」と選手に何度も話しておられました。

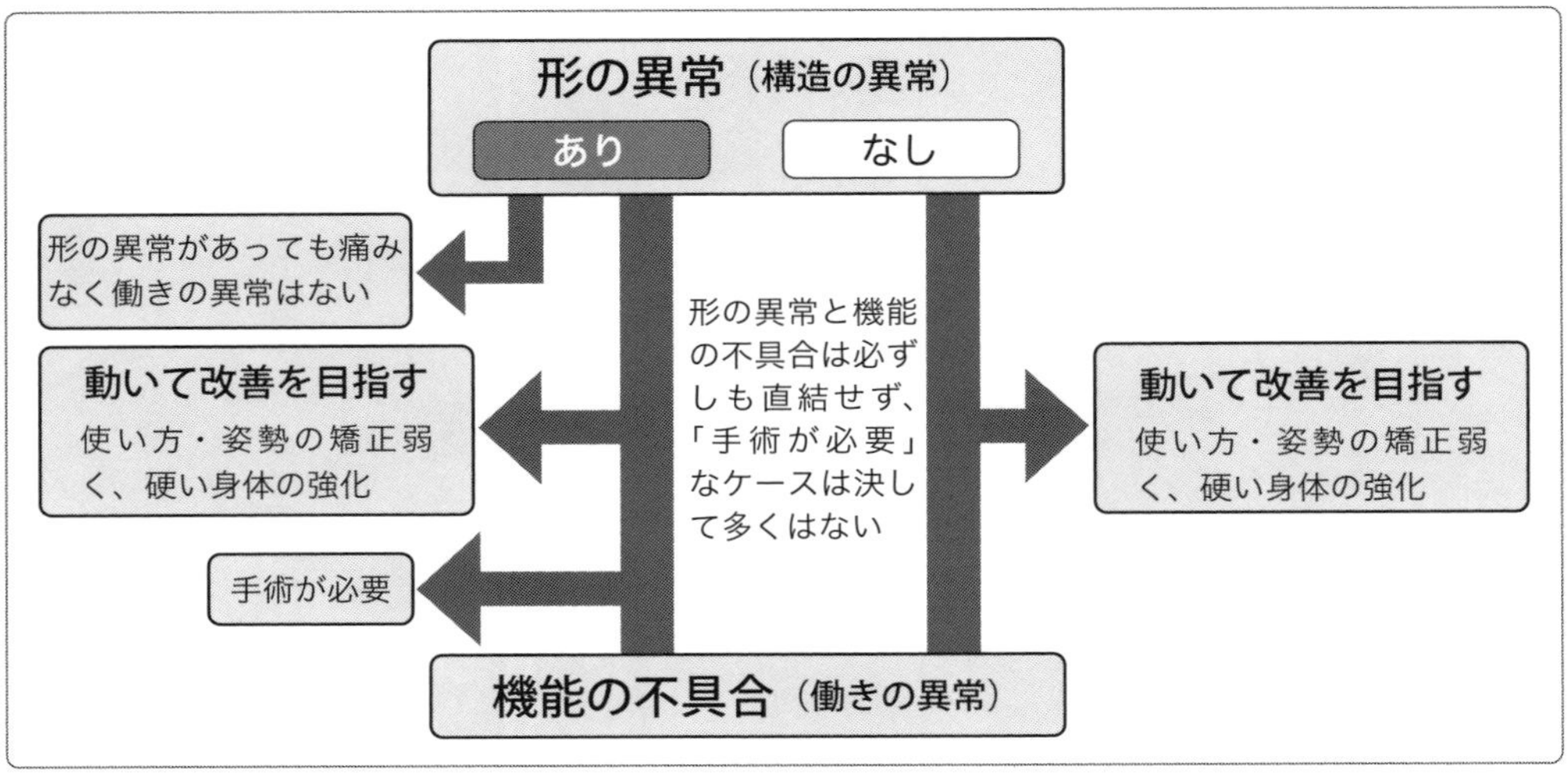

図 1-1　形態の異常と症状との関連

腰痛の選手に、トレーニングの指導もされていて、「ダイナミック運動療法」と名づけておられました。

この先生の診療を見ていて、私は「治す」ということが、少しわかった気がしました。原因を探すために検査をしても、はっきりした要因が見つからないとき、曖昧に「様子をみる」「経過観察」というのは、診療とは呼べないと感じたのです。

大切なことは、「その人がしたいことができるようにすること」です。そのために医師は、仲間とともにできることをする。それが診療だと気づいたのです。

運動器の特性

私は、現在も整形外科の外来診療を継続しています。が、残念なことに、患者さんが首・腰や四肢の関節などの痛みで医療機関を受診したとしても、十分に納得・満足してもらえる状況は少ない気がするのです。納得できていないからこそ、1カ所の診療ではおさまらず、次々といくつもの医療機関を受診することにもなるのでしょう。

なぜ納得してもらえないのか。私は、その理由は運動器の特性にあると考えています（**図1-1**）。何かしらの症状があり、検査をした。「異常」が見つかった。としても、その異常がその症状の原因とは言えない場合が多いのです。

たとえば、レントゲンやMRIで形の異常、つまり、構造に普通ではないところが見つかったとします。ところが、その変化が、今ご本人が感じている痛みやしびれ、動きにくいなどの不具合の原因と言えるのか。そうだと言える場合とそうではないという場合があるのです。

形が悪いために痛みが出ているなら、形を治さない限り、痛みはなくならないはずです。そして、そのための手段、つまり形を変える方法が「手術」です。

でも、形の異常が症状と関係ない場合には、あるいは形には異常がない場合には、なぜ、その症状が出るのでしょうか。そしてそんなときには、何をどう対処すればよいのでしょうか。

私は、少なくとも「そのまま様子をみる」という方法には意味がないと考えています。行動を制限したり、安静にしたりするのも

「問題の先送り」ではないかと思います。

いくつものこうした事例に出会うなかで、私は、これらの状態に対する有効なアプローチは、患者さん自身に「正しく」動いていただいて良くしていくことだと思い始めました。

「異常」はない、なのに痛む。それは、ご本人の普段の姿勢が悪かったり、筋肉や関節などに負荷がかかる使い方や動かし方をしていたりすることが原因なのではないか。あるいは、弱いとか固いという身体の特性に原因があるのではないか。そう想定すれば、骨に異常がなくとも痛む可能性がある、と考えたからです。

もちろん、手術による治療が有効、あるいは手術しか解決への道がないようであれば、ためらわずにその方法をおすすめします。しかし、そうでないならば、「動いて改善を目指す」という方法が、運動器の悩みに対しては有効な方策であると考えています。

その場合、診療は動きをみる専門家である理学療法士、作業療法士といったリハビリテーションのスタッフが担当します。そしてまずは痛みが軽くなる方法を指導し、ついで、再び同じことが起こらないよう、身体を強くするためのトレーニングの方法を指導していきます。

つまり形の悪いことが問題なら、それを治す方法である手術を整形外科医が行い、動きに問題があれば、リハビリテーション・スタッフがその是正を指導して運動器の問題を解決していく、そうしたすべての対応を総合して「運動器ケア」と呼んでいます。

医療・介護の変革

日本の少子化・高齢化は急速に進んでいます（**図１－２、図１－３**）。２０１７（平成29）年秋、当時の安倍晋三首相は北朝鮮問題と並び、この少子化・高齢化を国難と表現し、「国難突破解散」と銘打って衆議院の解散を表明しました。

高齢者ばかりの社会になると、医療・介護費がかさみます。その一方で、支えるための現役世代の人口は減り続けます。急増する需要に供給が追いつかないため、国民皆保険など世界各国が羨望する現行の社会保障制度の存続が危ぶまれています。

戦後の豊富な働き手の頑張りによってもたらされた経済成長を背景に、日本の社会保

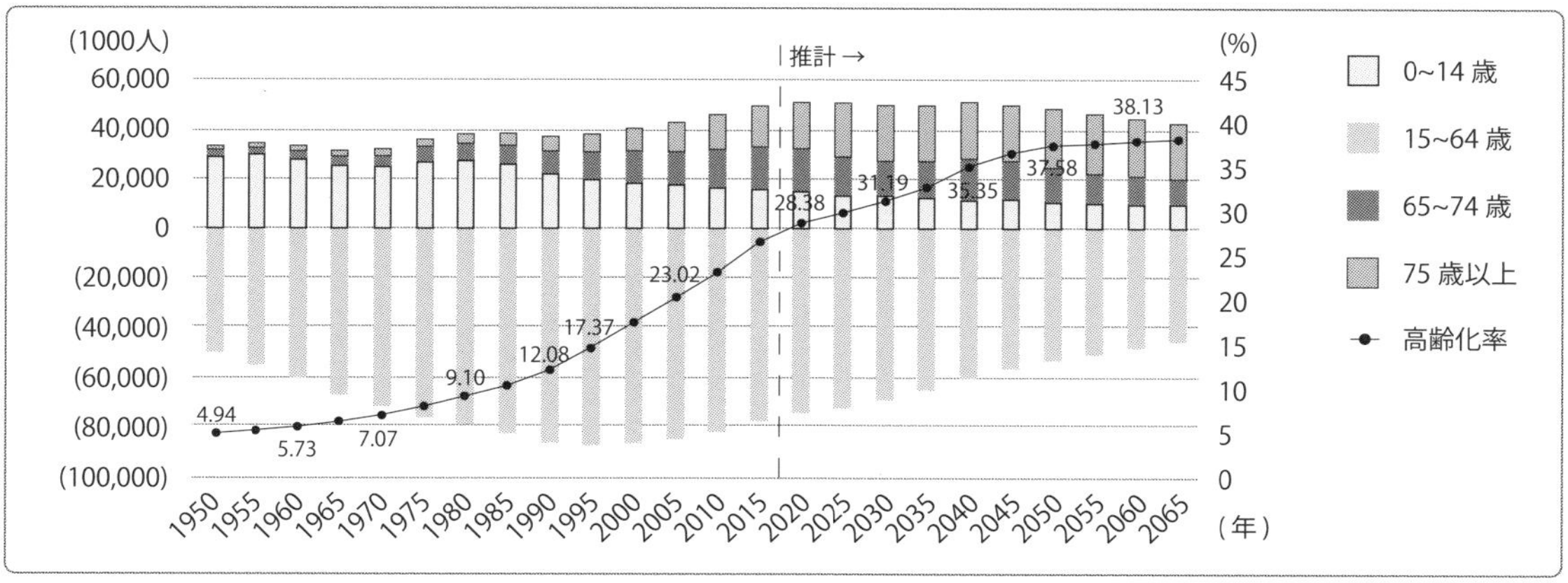

図 1-2　高齢化率（2015 年まで / 総務省統計局「人口推計」、2020 年以降 / 国立社会保障・人口問題研究所「日本の将来推計人口（平成 29 年推計）」）

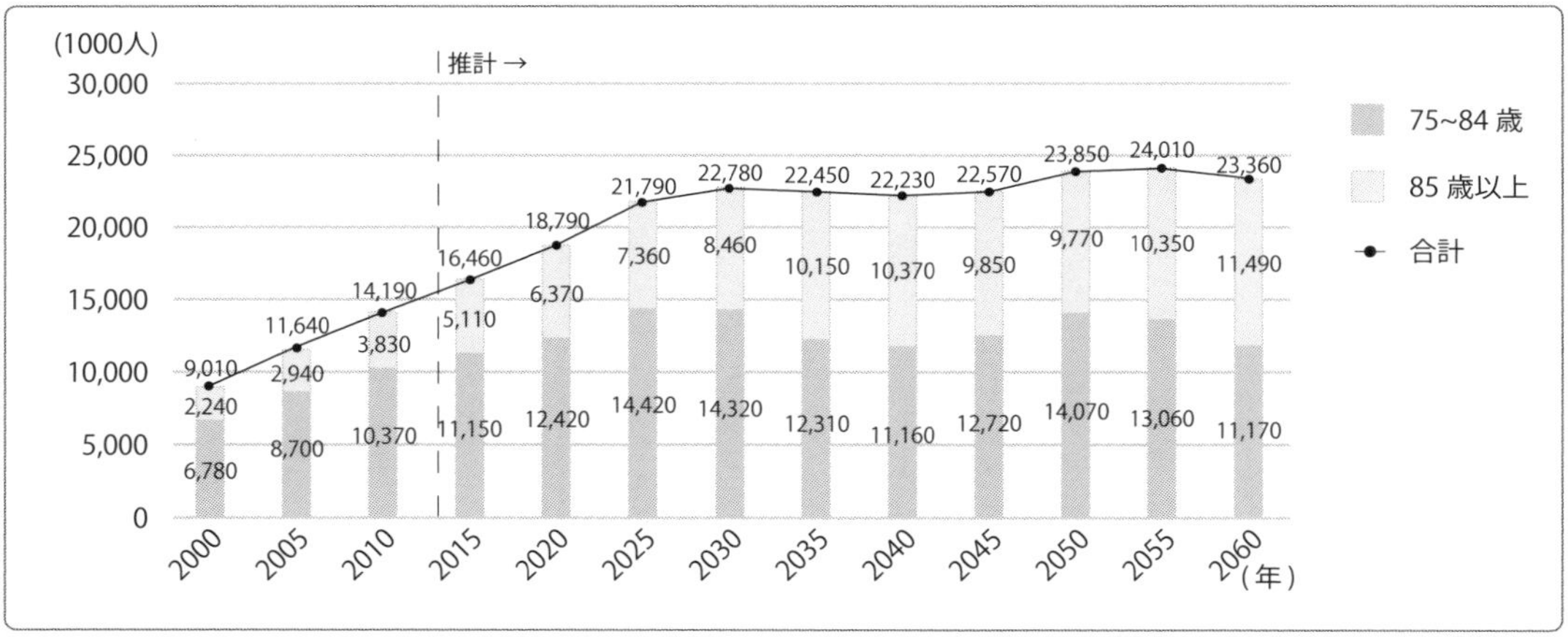

図 1-3　75 歳以上の高齢者人口の推移（厚生労働省「平成 26 年度 国民医療費の概況」）

障、なかでも医療制度は、世界でもトップクラスの恵まれた制度となりました。その素晴らしい制度を長期間にわたって維持できたがために、「医療は安いもの」という間違った意識さえ生まれたように思います。安価に良いものが与えられるのは当たり前という〝甘えた受け止め方〟です。

ここで三つもの変革が必要であることがおわかりいただけると思います。

（1）医療・介護を効率よく、つまり無駄なく行う。

（2）歳をとると、弱って病気にもなりやすくなる、それを自分自身の努力で少しでも減らす必要がある。

（3）医療・介護を行う人たちが、自分たちの役割を改めて見つめ直す。自分たちは、何をすることを求められているのかを考え、行動を変容させる。

この三つが絡み合うこと。つまり、患者さんやご家族と医療・介護に携わるものが、ともに共通の目標に向かって動き始めれば、この少子化・高齢化という「国難」も突破できると思います。

これらのことは、２０１３（平成25）年に発表された「社会保障制度改革国民会議」の報告書にも記されています。そこには、今後の社会構造の変化に応じて、医療も「治す医療」から「治し、支える医療」へと変革すべきであると書かれています。

私は、基本的にこの考え方に共感しています。同時に、それだけではことは解決できないという〝不足感〟も感じています。次章では、私が理想とする「ヘルスケア」についてお話しします。

第2章
「治す医療」から「治し、支えるケア」へ

人生のすべてのステージにかかわる「ヘルスケア」

本章では、医療や介護の現場で働く従事者として日々肌身で感じていること、さらには、自分自身がケアを行い、またケア提供機関のリーダーの一人として大切に思っていることと、前章に書かれている内容とすり合わせながら、お話を進めようと思います。

はじめに、私が「医療」や「介護」ではなく、「ヘルスケア」というカタカナの用語を使っていることに違和感を持つ方がおられるかもしれませんので、そのことに関して、説明しておきます。

■急性期のケア

皆さんが「医療」という言葉で思い浮かべることは、何でしょう。おそらくは、緊急事態が起こり、救急車で病院へ運ばれて治療を受けることとか、会社の健診でがんが見つかって治療することになったとか、何だかこのところ腰や膝が痛くて、思うように動けなくなって治療を受けに行くことなどが、頭に浮かぶのではないかと思います。

こうした身体の不具合が発生して、困って受診する先は、診療所であり、病院であったり、整骨院や鍼灸院ということになるでしょう。これは急性期のケアを意味していて、「治療」がその主体になります。

■回復期のケア

しかし、病気やケガによっては、この治療がうまくいっても、まだ治ったとは言えない状態であることは珍しくありません。脳卒中のように、時に身体の半分が不自由になる場合もあります。その場合には、集中したリハビリテーションが必要となりますが、それには、今の制度では「回復期リハビリテーション病棟」のある施設に移って、理学療法士、作業療法士、言語聴覚士といったリハビリテーションの専門職種の人たちによるリハビリテーションを受けることになります。こうしたケアは「回復期ケア」または「急性期後ケア」と呼ばれています。

さらに、リハビリテーションを終えても、家庭での生活が難しい場合は、施設での介護などのケアを受けながら生活をすることになります。

■慢性期・終末期のケア

それは「慢性期ケア」であり「生活期ケア」といわれます。そして、いよいよ、身体の状態が治療に反応しにくくなってくると、

「終末期」ということになります。

病気やケガからの流れは、以上のようにまとめることができるでしょう。それが**図２－１**の右側の流れです。

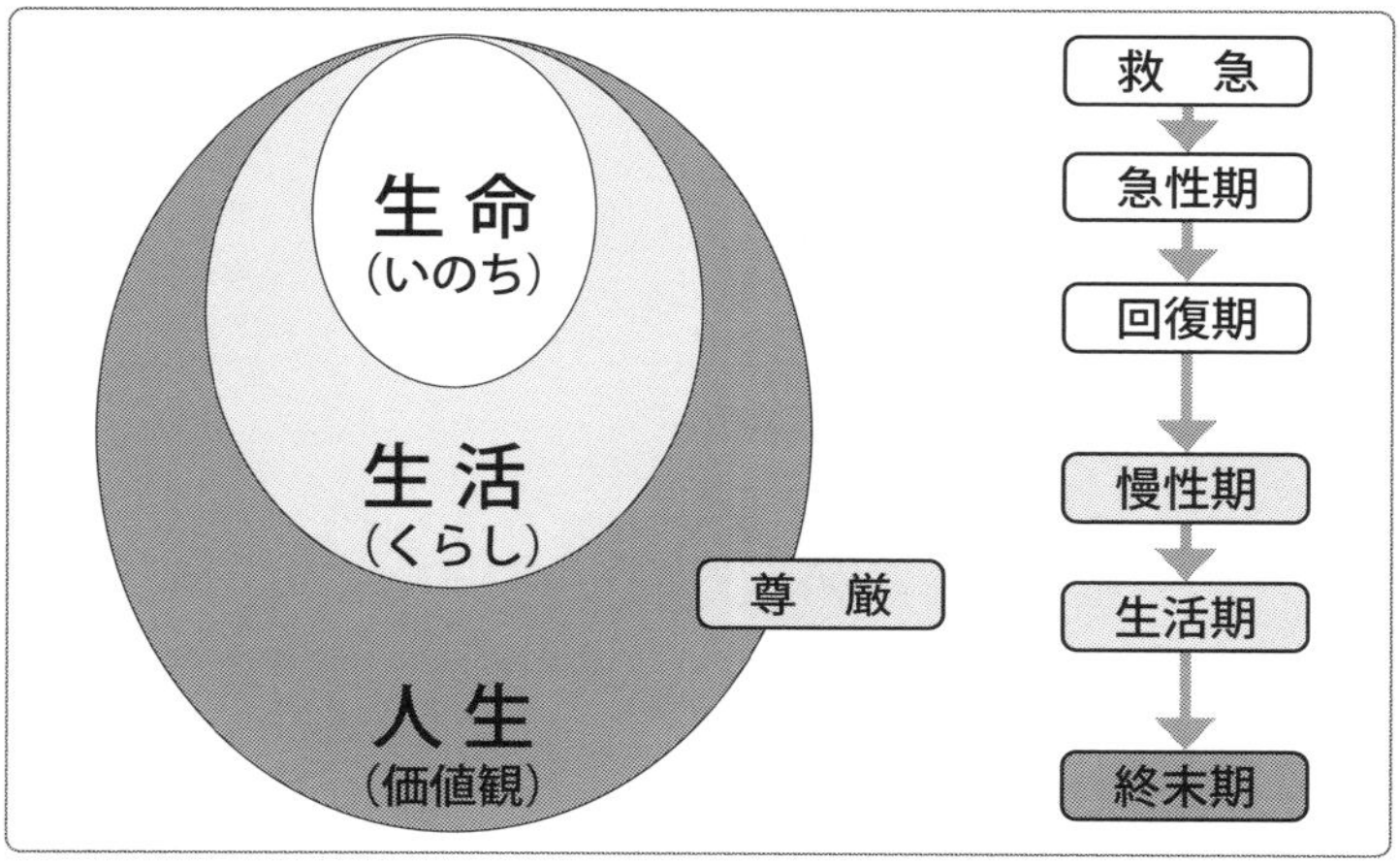

図 2-1　「ヘルスケア」は、人生のすべてのステージにかかわる

こうしたケアを受ける場合、日本ではみんなが何らかの保険に加入していて、一定の補助を受けることになります。右記の流れに沿って、必要に応じて、医療保険だけではなく、介護保険でカバーをされるケアサービスを受けることができます。

■「ヘルスケア」の提唱

制度上は、医療と介護は別物のように思われるかもしれませんが、実は、人が困っているときに何とかしようとする意味では同じことです。治療を受けてから職場に復帰したり、元の生活に戻るためには、さまざまな過程を経過していかねばならないのです。こうした流れで提供されるケアは、「リハビリテーション」「介護」、また、「ソーシャルワーク」などと呼ばれますが、これは医療という言葉とは馴染みません。そこで、治療だけではなく、こうした一連の流れで行う活動のすべてを、私は「ヘルスケア」と呼んでいます。

「医療」のほかにも、「医学」「医術」といった言葉もあります。しかし、これらの言葉は「治療」に近い言葉のように感じています。本来はこれらの言葉と同じくらい大事な「リハビリテーション」や「介護」「ソーシャルワーク」などの業務が、この言葉からはじかれてしまう可能性があるのです。

そこで、意識的に、「ヘルスケア」という言葉を使って、現場や在宅に戻るためのすべての活動は、治療と並んで重要な業務であると強調しています。

■緩和ケアについて

一つの例は「緩和ケア」です。**図２－２**のように、その範囲が拡大してきています。

この「緩和ケア」にとっての〝不幸〟は、緩和ケア病棟というものが診療報酬上設定されたことによって、誤ったイメージを持たれてしまったことです。緩和ケアはがんの治療ができなくなった、つまり、効果的な方策がない、いわばお手上げの状態になったから、治療をあきらめて、死ぬための準備するという印象を持たれてしまったのです。

■緩和ケア　終末期ケア

しかし、緩和ケアは決してそのように限定されたものではありませんし、終末期ケアだけを意味するものではありません。さらに、がんに限らず、生命を脅かす疾患にかかった患者さんやご家族にとっても、緩和ケアは必要です。薬剤の副作用への対処を考えるのも緩和ケアの大切な仕事の一つです。治療のために本来できていない仕事や育児、あるいは

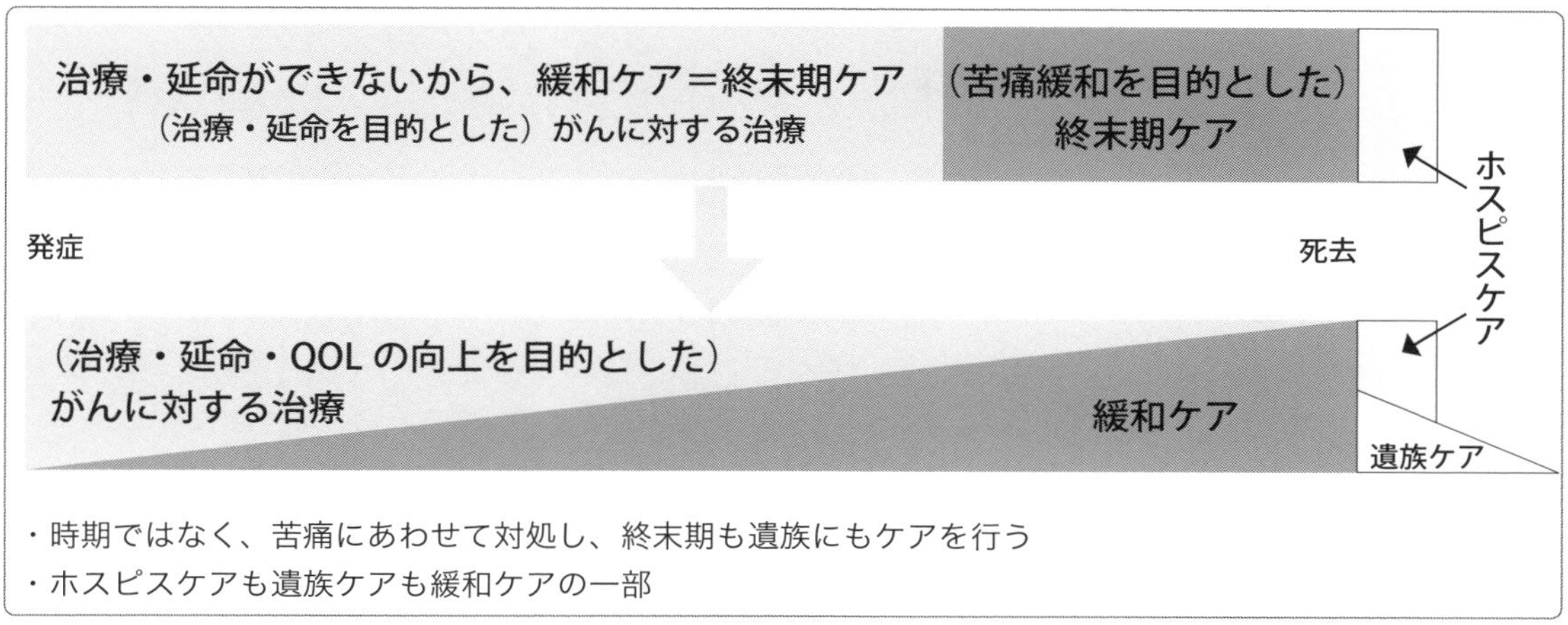

図 2-2　緩和ケアの概念の広がり

さまざまな人への連絡や対処など、治療は社会的な制約を伴うものですが、これを最小限にして精神的な負担を減らすことも緩和ケアの役割となります。

■最期と喪の作業

さらに、亡くなるという最期が近づけば、それに伴う特別の状況での配慮を含んだケアも一つの重要な任務でしょう。そして、いよいよ亡くなったとすれば、それ以前からではありますが、ご遺族が抱える大きな喪失感、また場合によっては後悔や罪悪感といったいろんなネガティブな感情を持つご遺族へのケアも忘れてはならないでしょう。

これまでは、「治療」行為ばかりに焦点を当てられていた「ヘルスケア」ですが、幅広く、数多くの専門職種の人たちが協力して、ご本人だけではなくご家族など周囲の方々に対しても、困った状態に対処するという広い範囲のケアサービスを求められるようになってきたのです。

では、具体的にその変化と対応について、考えていきましょう。

治し、支えるケアへ

２０１３（平成25）年、「社会保障制度改革国民会議」から、医療・介護の改革に関する方針が提言されました。

改革が求められる背景としては、

「高齢化の進展により、疾病構造の変化を通じ、必要とされる医療の内容は、『病院完結型』から、地域全体で治し、支える『地域完結型』に変わらざるを得ない」

と記されています。

この文章の中には、重要な改革のポイントが二つ含まれています。

■提供されるケアの内容

「治す医療」から、「治し、支える医療」への転換をイメージしています。ここで、言葉の使い方に関して私なりの解釈を加えてみます。「治す医療」は治療とほぼイコールですので、このままで問題ないですが、……先に述べた広い範囲のサポートをすべて含めるとすると、「治し、支える医療」では範囲が制限されてしまう恐れがあります。

そこで、これは、「治し、支えるケア」と

言い換えたいと思っています。

この後、報告書の用語と異なるかもしれませんが、ケアという言葉やヘルスケアという用語はそのような意図を持って使っているとご理解いただければと思います。

■どのようにしてケアを行うべきか

報告書では「病院」で完結させることよりも、地域全体で完結させるような体制が必要と述べています。

これは非常に重要なメッセージだと私は感じています。ここでは「治す医療」というものがどんなものか、その特徴を考えていきましょう。そして、そのゴールや評価について触れた後、「治し、支えるケア」について考えていきたいと思います。

次の**図2-3**では、治す医療の流れを示しています。

お腹が痛いとか、手足が動きにくいとか、ころんで手をついたら手が曲がって痛いとか、身体に普段とは違うことが起こると、困りますし不安になります。症状が何となく治まりそうなら我慢して様子をみるのが普通ですが、症状があまりに強いと医師の診断を求めて受診することになります。

西洋医学を学んだ医師は、まず、「どうしたの？」と身体の不調に関して情報を取る質問をします。これを「問診」といって、学生時代にずいぶん厳しく指導を受けました。そこには、非常に重要な診断へのヒントとなることがあるから、おろそかにしてはいけないと言われました。一人前になるということは、直接患者さんに触れる前に、過不足なく必要な情報を聞き出すことができるようになることだとも言われました。

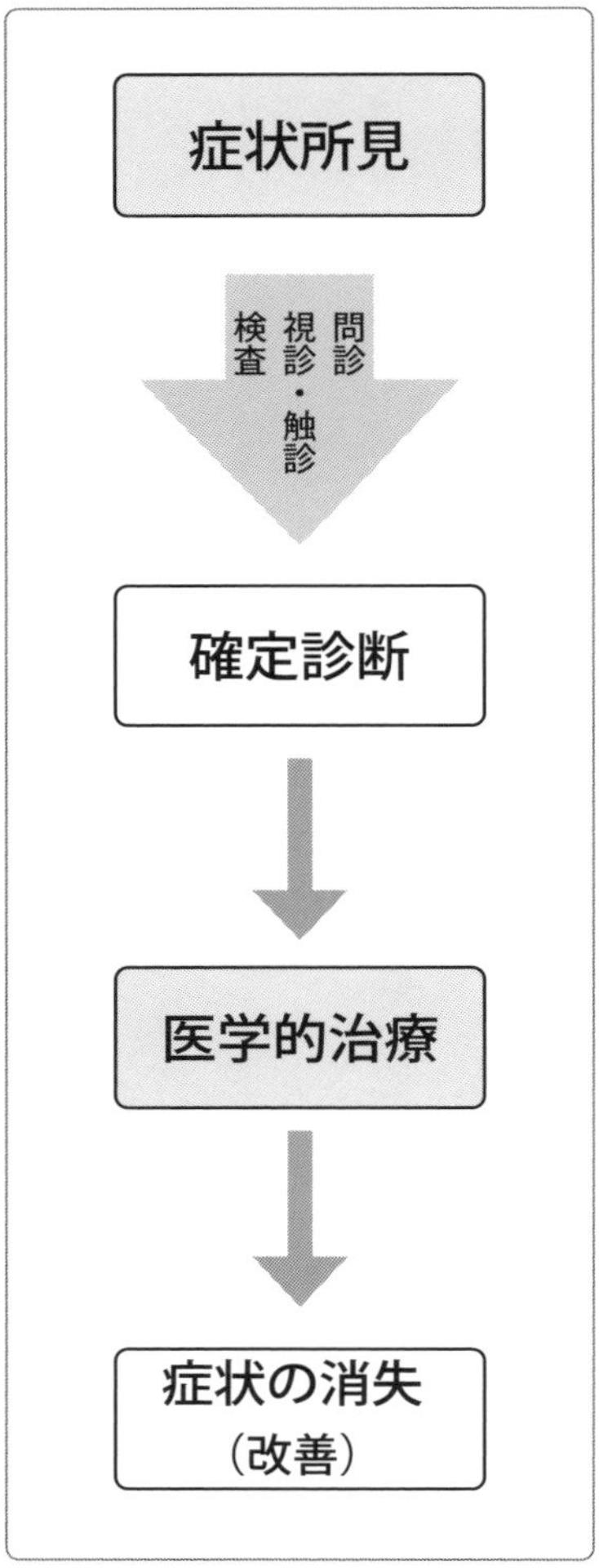

図 2-3　「治す医療」の流れ

そして、その情報からいくつかの疾患をイメージしながら、見たり（視診）触ったり（触診）して、確認をします。そして、その補足として、血液・尿検査やレントゲンなどの画像検査を指示します。それで病名は何かを考えるのです。

原因を調べることで治療の方法が決まり、それを正しく行えば、治すことができるという流れです。

「治す医療」のゴールとは

この流れに沿って、治療を行うと、その原因となっているところが解決した時点で、医師の役割は終了したことになります。「治す医療」は、どんな場合であっても、治すことのみが前提となっていることは、理解いただけると思います。原因を調べ、診断をつけて、対処します。その場合、担当している医師が「治す」対象としているのは、「傷んだ臓器」であることが多いのが特徴です。

つまり、傷んだ箇所が修理できれば自分の役目は果たしたと考えるのです。

〔症例1〕

肺炎という細菌によって肺が冒されている病気に対して、安静を指示し、原因となる菌を探す。それに合う抗生物質を使って、沈静化すれば、治療としてはうまくいったし、「治った」という表現を使うでしょう。

しかし、本人にとっては動けなくなり、とても前の状態に戻ったとは言えません。つまり、「治っていない」のです。

〔症例2〕

医師が言った言葉、「手術はうまくいっている」という言葉は、医師と患者の立場の違いをはっきりと示しています。傷んだ骨折部に関してはうまくつながっていると言う意味で、手術は成功で、医師は役割を果たしたということでしょう。

しかし、寝ている間に床ずれはできるし、元気がなくなり、認知症も出て、とてももとの一人暮らしには戻れず、家族も途方に暮れています。

症例1　肺炎（細菌感染）　60歳男性

熱が出て、咳も続くし、身体がだるかったが、風邪だろうと様子をみていた。しかし、いつまでも続くし、あまり食欲もなく、体重も減ってきて、心配になって受診した。胸部のレントゲンと血液検査の結果、肺炎と診断され、入院のうえ、安静を守るよう言われ、抗生物質の点滴を受けた。5日間で熱は下がり、身体のだるさもなくなってきた。医師は1週間で退院が可能になると言って、内服の抗生剤に変えてくれた。血液検査も胸のレントゲンもきれいになってきて、治ってきていると言われて、安心して、退院した。しかし、家で動くことができず、仕事に復帰するめどがたたない。

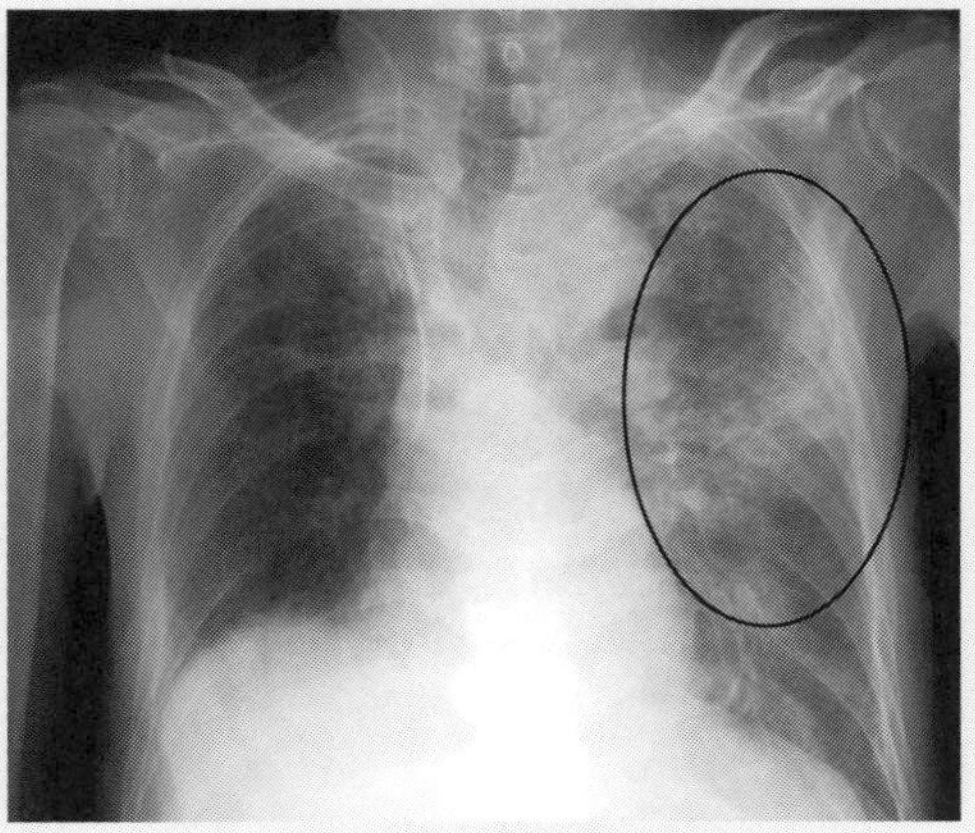

症例2　大腿骨近位部骨折　85歳女性

一人暮らしをしていて、段差につまずき転倒して動けなくなり、近所に住む娘に連絡。娘が救急車を呼んでくれて、病院受診。股の付け根の骨折で手術が必要と説明されるが、手術の日程が合わず、ともかく入院するよう言われる。足におもりをぶら下げて、1週間待って、手術になるが、すでに仙骨部に褥瘡（床ずれ）ができてしまった状態。手術後、体調も戻らず、なかなか身体を起こすことができず、立つことができない。家族は担当医から「手術はうまくいっている」と説明され、この病院は急性期なので、来週退院して欲しいと言われる。少し、認知症の症状も出てきており、動けない状態で一人暮らしには戻れず、どうしたらよいかわからず、困っている。

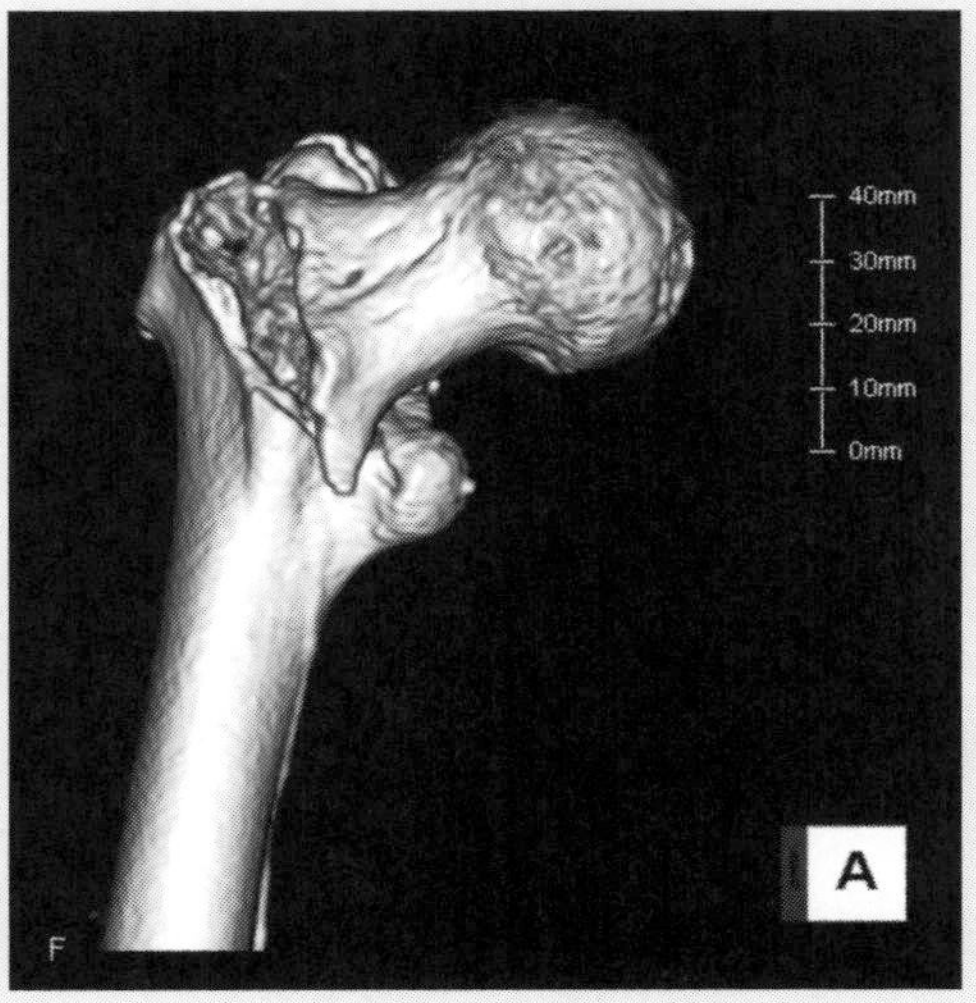

症例３　腰椎椎間板ヘルニア　45歳女性

起き上がろうとすると、右のお尻からふくらはぎにかけて、電気が走るような痛みがある。トイレでしゃがもうとしてもその痛みは出るし、排便しようとお腹に力を入れるとまた痛みが走る。動くのが怖くなり、横を向いて、ベッドでじっとしているだけ。介護の仕事にも行けず、友人に助けられて受診。検査では椎間板ヘルニアと診断され、腰にブロック注射を受ける。１日めは効いたが、翌日からまた同じような痛みが出たため、手術をすすめられる。ネットで調べ、内視鏡での手術をするところへ転院を申し出る。画像も貸し出してくれて、受診の予約も取り、転院して手術となる。術後、翌日からトイレ歩行の練習にリハビリテーション専門職がつき、痛みが出ないことがわかる。さらに、６日間の入院の間、日常生活での腰の使い方や姿勢に関して指導を受ける。自分で下着や靴下をはくことまでできるようになり、退院。体幹のトレーニングに３週間通院して、術後１カ月で現場に復帰となる。

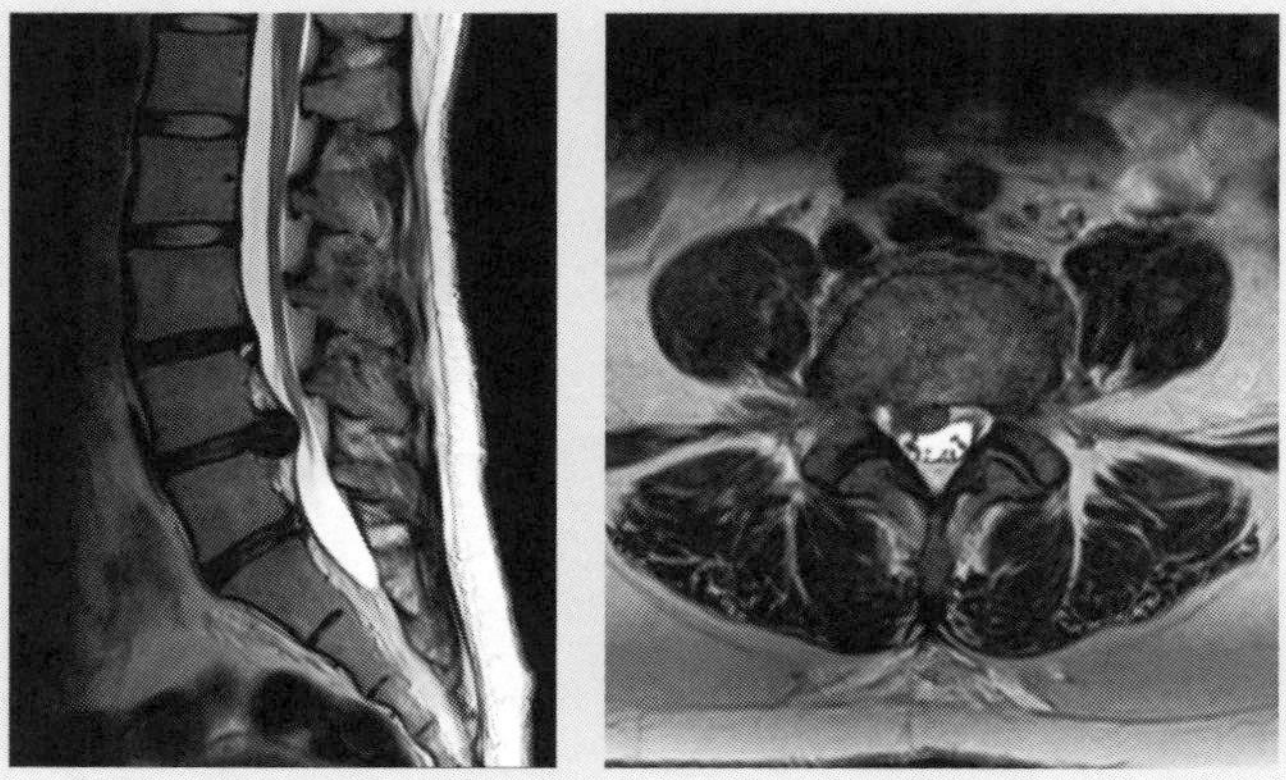

〔**症例3**〕

腰椎椎間板ヘルニアによる痛みに悩まされ、寝込みがちになった症例です。手術後、早期にリハビリテーションが行われ、生活をイメージした動作を獲得できると、職場への復帰もスムーズになります。そこまでできてこそ、本人にとっては「治る」ということです。

「治す医療」の評価

「治す医療」は、どのようにしてうまくできたかを評価するのでしょうか。

薬による治療でも手術を行っての結果でも、医師は、自分がした治療の結果をまとめ、どのような状態にはどのような対処が一番良いか、学会などで発表し、議論を積み重ねています。

どのようにして見つけるのが難しい病気を見つけ、診断をつけるのかという点に関しても、医師たちの情熱は大きいものがあります。

しかし実は、ケアの受け手である患者さんからの意見は、置き去りにされがちです。がんの5年生存率というものも、どのような状態で生活しているのかという視点はまったくなく、生死という生物学的な指標があるだけです。

しかし最近では、その指標に変化がみられます。

整形外科の領域では、傷んだ靭帯を「再建」する、つまり作り直す手術があります。当初は、新たに作り直した靭帯がきちんと機能しているかどうか、安定性がどうかというのが、手術の精度を見る指標となっていました。が、近年では、患者自身が痛みなくきちんと動けるか、という点が、手術の評価に加えられるようになりました。

患者立脚型評価

そうした、いわば医師側からの指標ではな

く、患者さんの側からの評価が採り入れられ始めています。「患者立脚型評価」というものので、たとえば、医師や理学療法士など、治療にあたる者が移動に関する項目を評価しようとすると、関節の角度や筋力といった数字で示すものを用いることが多くなります。しかし、総合的な能力は実際に動いてもらって検討する方が現実的です。たとえば、「平地歩行」「段差での乗り越え」「坂道」「階段」など、実生活でのさまざまな違う条件に対して、どのように対応し使えているかを知ることです。多くの場合、質問形式で、患者さんに「この場面ではどうでしょうか」と、それぞれの質問に関して最も当てはまる答えを選択肢の中から選んでもらうというやり方にしています。これなら、本当に手術に効果があったのかが、画像だけではなく機能でわかります。

治す手段の手術と支えるケア

画像でわかるものは形態であって、機能ではありません。

手術は形態を変える治療です。ヘンなものを取ったり（切除）、切れたものをつないだり（骨折、靭帯損傷）、役に立たないものを新しく作りかえたり（再建）、取り換えたり（置換）します。それで、不都合を解決しようとしているのです。

形態を整える手段である手術は、治療の入り口であってすべてではありません。そこで、手術という「治す」手段とともに、「支える」というもう一つのケアが求められることになるのです。

ラジオに健康相談というコーナーがあり、聞いていると、脳神経内科が専門の大学教授がこう話しています。

「たかが頭痛と馬鹿にしてはなりません。頭痛の中には、命に関わる危険な頭痛もあります。私は頭痛持ちだからとあきらめず、ぜひ、専門医である脳神経内科を受診し、MRIなどの検査を受けてください」。

これが、「治す医療」をリードしている医師の立場です。大学という研究機関に所属しており、彼らが考える頭痛は危険な病気の兆候の一つなのです。検査で何か見つかれば、早く見つかって良かったと、治療を開始することでしょう。

支えるケアとは

「支えるケア」に携わる医師ならどうでしょうか。まずは、「頭痛のタイプ分けに関する情報」を伝えると思います。危険な頭痛も含まれるのですが、もっとも頻度の高いのは筋肉の緊張を基盤にしたものであること、危険な頭痛には痛みの質や、いつ痛むかといった痛み方や持続時間、また、伴って起こる他の症状などの特徴があることをお話するでしょう。

したがって、まずは、危険なサインがないことを確認したうえで、ストレスを緩和させるため、気分転換を行ったり、筋肉を緩める体操の方法を指導したりして、効果をみることになると思うのです。

悪い頭痛かもしれないという情報は人を不安にし、ストレスを与えます。論理的に悪い頭痛の兆候がどんなものであるのかを知ったうえで、自分で可能性が低いことを確認し、しかも対策として自分自身が取り組めることをしてみて改善すれば心配は要らないという流れは、「安心」につながるはずです。そして、無駄な医療費を消費することもありません。

「治し、支えるケア」とは

治す医療だけでは、患者さんが求めている治療の効果には届かないことがあることはわかっていただけたと思います。そこで、図を使って、「治し、支えるケア」がどんなものかお伝えしたいと思います。

図2-4上段の流れは、「治す医療」のものです。各項目の右につけ加えているのが、支えるケアの例です。まず、症状があるから、医師のもとへ受診されることは間違いないのですが、その背景にあるものが大切になることがあるのです。

たとえば、「腰が痛い」という症状で受診されるとしても、もうすぐ孫の結婚式がハワイであるというおばあちゃんにとっては、「長い飛行機に乗って現地に行くのは大丈夫だろうか、結婚式で礼服を着て祝ってやれるんだろうか、みんなに迷惑をかけることにはならないだろうか」という不安を抱えているかもしれません。

また、近所で腰が痛いと言ってた仲間が、検査したらがんだったという経験を持っているおじいちゃんは、「自分も時々腰が痛くなるが、がんではないだろうか」と心配で受診したのかもしれません。

サッカー選手の高校生は、「もうすぐ始まる県大会の予選で勝ち進んで行けば全国大会に出場できるが、この前シュートを打ったときグキッとなった腰が不安で、思い切ったプレーができていない。このまま練習をしていていいのだろうか」と、その対応を聞きたくて受診したのかもしれません。

ともかく、治療の計画を立てていく場合、たとえがんのように生死に関わる事態であっ

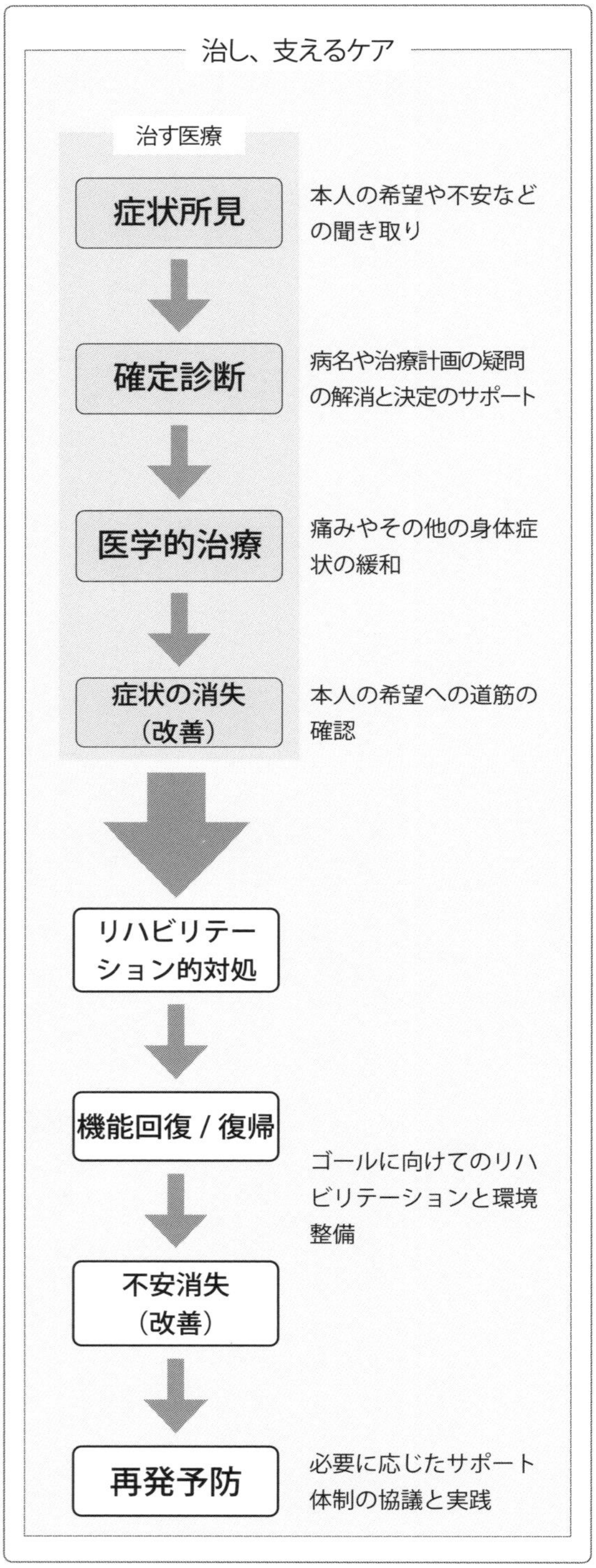

図2-4　「治す医療」から「治し、支えるケア」の流れ

たとしても、ご本人の人生における計画や価値観を抜きにして、治療の方針を決定することは難しいと思うのです。つまり、医師が勝手にこのようにすべきだと判断し治療方針を決めるのは、「パターナリズム」という医師の独断による決定の方式だと思います。

本人にとっての治療方針の決定

治療方針の決定については、医師の医学的な情報にもとづいた診断による「ベストと思われる治療」に対して、ご本人が十分に状況を理解していただくことが、大切です。自分自身が何を大切にし、どんな計画をもっているのかを提示し、相互の心の通ったコミュニケーションから最終的な方向性が合意のもとで決定される方式が必要だと思っています。

治療現場は忙しくて、なかなかそうした聞き取りや相談の時間が取りにくいのはたしかですが、そのための配慮は「支えるケア」を実践するにはどうしても必要となります。症状がなくなった、たとえば骨折なら骨がくっついたことを治療のゴールとすると、患者さんご本人が求めていたゴールとはほど遠いものだった、そんな事態も起こりかねません。

そこで必要なのが、病気やケガで失われた機能だけではなく、治療によって、たとえば安静によって失った機能の回復は不可欠になります。そこで行われるのがリハビリテーションです。

リハビリテーションとは

私は整形外科医ですから、手足のケガの診療を専門に手がけてきました。よく聞かれる質問が「いつ完治しますか」というものです。悲観的に受け止められては困るのですが、残念なことに、一度傷めた部位が完全に元通りに戻ることは不可能です。そこには傷跡が残りますし、ケガによって、また治療の経過によって、機能に障害が残る場合もあるのです。つまり「完治」というのが完全に元通りになるという意味なら、それは無理ということになります。

しかし、可能な限り元通りにすることはできます。鍛えることで元以上の能力を発揮できるようにすることだってできるのです。それが、リハビリテーションだと思います。その意味では、「すべてのケガの後にはリハビリテーションが必要である」と言っても言い過ぎではないと考えています。

では、これから増加する高齢者の場合はどうなるでしょうか。できる限り機能をもとに戻す努力を、ご本人とご家族、そして私たちが協力して行ったとしても、若い人に比較すると、その戻り方には限界があります。

急性期・回復期においては、機能を戻すために、その人の価値観とは関係なしにするべきことがあります。しかし、その後の生活期に関しては、活動や参加という視点からご本人のやりたいこと、またお好きなことを中心に、目標の設定や環境の整備が行われていくことになります。

「治し、支えるケア」のゴールとは

ヘルスケアに携わっている私たちは、果たしてどんな仕事をしているのか。

ここでもう一度、人の一生の流れにそって考えてみましょう。

人が生まれて成長すると社会に出て活躍するようになります。しかし、歳をとっていくと、少しずつ体調に変化が生まれてきます。

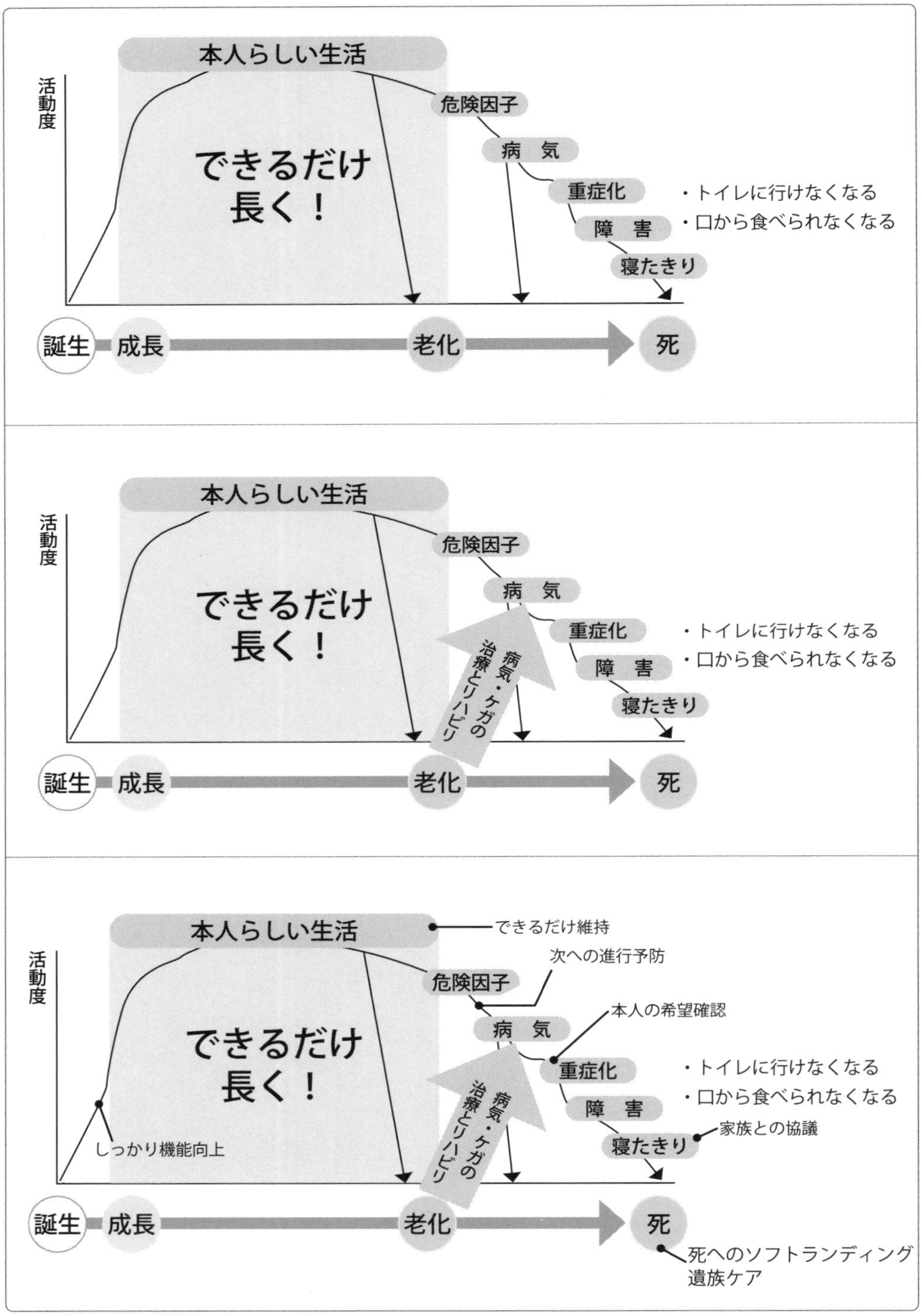

図 2-5 「治し、支えるケア」の流れ

そして、発病したりします。元通りに戻ればよいのですが、障害が残ることもあります。さらに高齢になると、トイレに行くことも口から食べることも難しい状態になる場合もあるでしょう。そうなると、寝たきりのようになって最期を迎えることが予測されます。

病気やケガを治し、そしてできるだけ機能的に元通りにしてあげようというのが一般的に考えられている「医療」であり、医師や看護師など医療の専門家たちは、そこに誇りも感じていると思います。しかし、私たちの仕事はそれだけではありません。

この**図2-5**に示したように、成長を見守り、促すことも大切ですし、社会活動をできるだけ長く維持できるように、健康の維持・増進のサポートもしなければなりません。

そして、悪い生活習慣などの病気になる要因を取り除く手伝いもまた、早期に病気を見つける健康診査も重要な業務です。仮に、高血圧や糖尿病という診断がついたとしても、それが進行して、脳卒中や心筋梗塞という大きな病気へと進行しないようにアドバイスしていくことは、とても大切な仕事になります。

そうした努力を行っても、残念なことに機能が低下し、思い通りに身体を使うことができない状態になることもあります。そのときに、どこで、誰と、どのように生活するのか、さらに大きな病気やケガが起こったらどのように対処するのか、ご本人のご希望を十分聞き取り、ご家族とともにあらかじめ相談することもお手伝いしなければならないと考えています。

終末期のヘルスケア

誰でも最期を迎えることになります。そこでも私たちにはしなければならない仕事があります。ご本人の尊厳を守ることです。あらかじめ協議できていれば、その方針を守って差し上げるよう努力します。亡くなった後、失った悲しみに包まれたご家族や親しい方々を支えることも仕事の一つでしょう。

このように、「治す医療」だけではなく、「治し、支えるケア」は幅広く「生命」に対してアプローチをするということです。

図2-6は、私たちが「生命（いのち）」と呼んでいるものの中身です。

生命（いのち）は、文字通り心臓が動いているかどうかという生物学的な医学的な「生

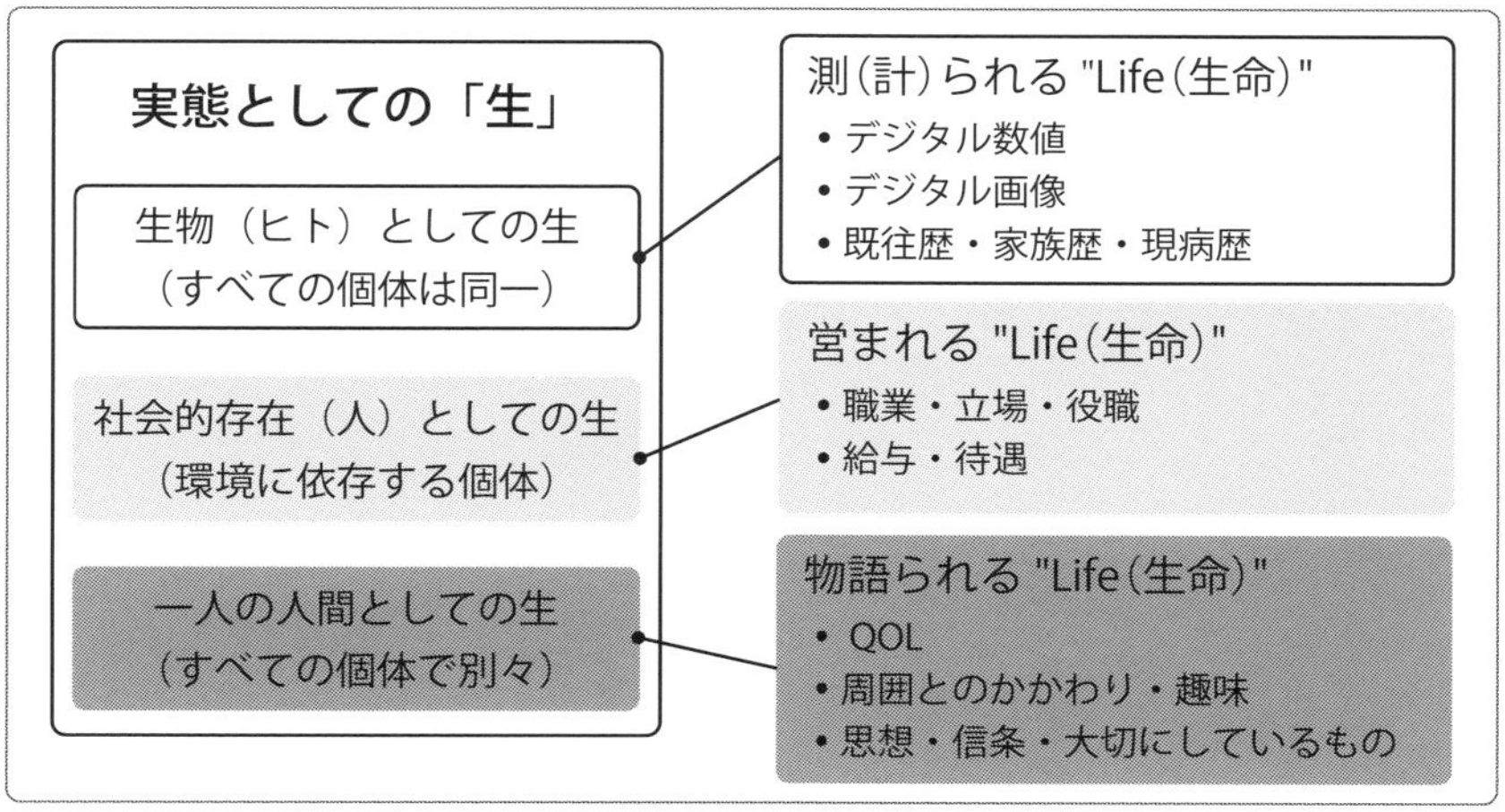

図2-6 支えられる生命（いのち）

命」だけではありません。生きるということは「生活」することでもあります。さらに、そこでは単にお金を稼ぎ、何かを食べて、毎日を過ごすというだけでなく、人と関わり、社会の中で楽しみや役割があるという「人生」もあります。

ヘルスケアではこの三つのいずれをも対象として、損なわれたときにその修復に力を発揮するよう期待されているのだと思います。

医学的な生命のリスクに対して行うのが「治す医療」です。そして、身体的・精神的問題のために「生活」や「人生」に問題が生じたとき、「支えるケア」が求められるのです。複合して作用してはじめて、ヘルスケアとしての価値があると私は考えています。**図2-7**は、その考え方を模式化したものです。

「治す医療」は、医学により臓器の異常を修復することに主眼が置かれています。そして、「支えるケア」では、その範囲が拡大し、社会生活を営む人間をサポートしようとします。さらに自分らしく生きたいとの願いをかなえようとするのがヘルスケアということになると思います。

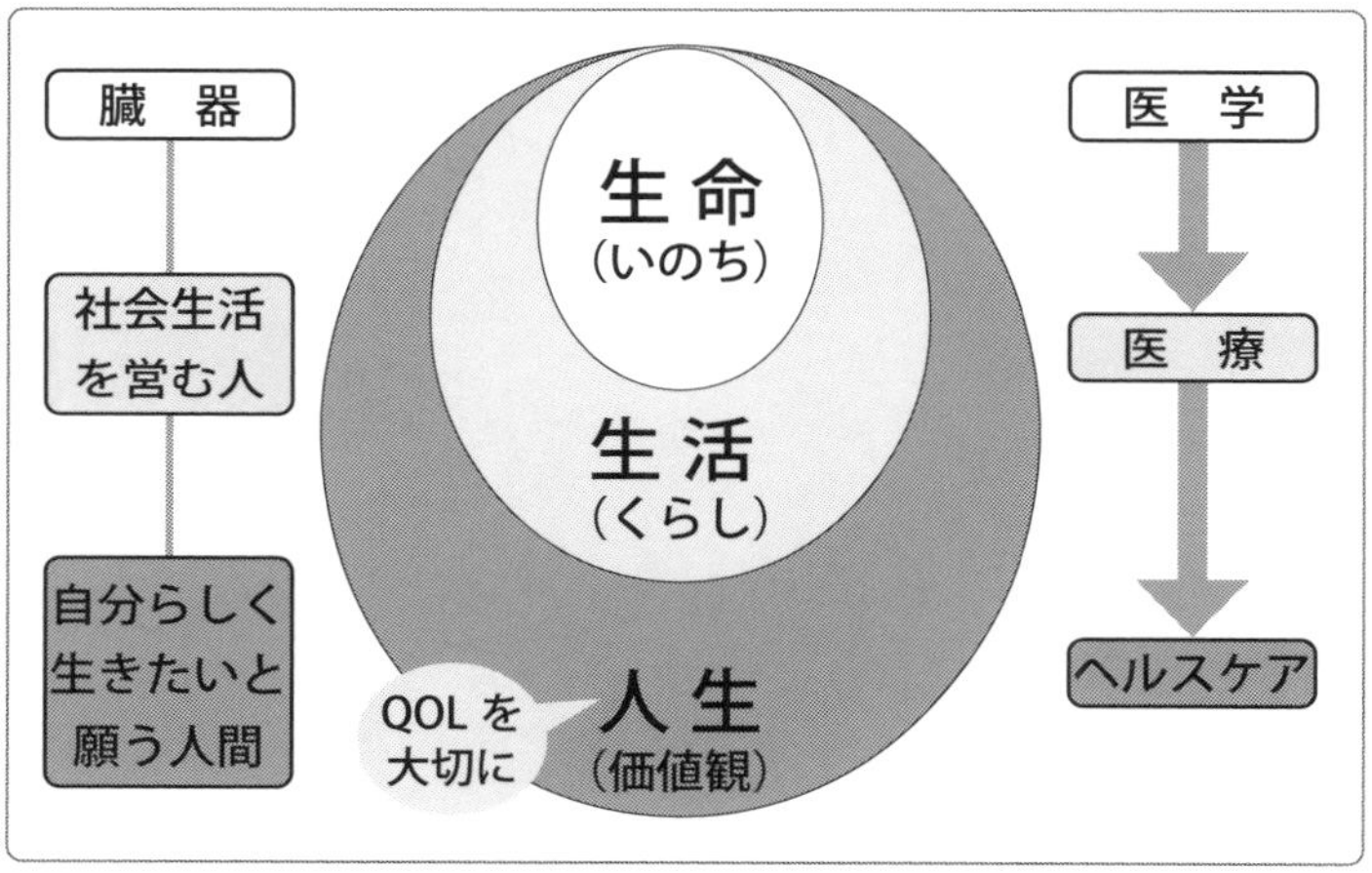

図 2-7　生命・生活・人生にかかわるヘルスケア

私たち医療者は、何をすべきか

さて、こんな流れで、ケアを提供しようとしたとき、各種の医学専門職はどのような役割を持つことになるのでしょうか。

まず、治療方針の決め方に関して考えてみると、治す医療では、シンプルに医師が一番良いと思う方法を説明し、同意を得て、治療を行うという流れで特別問題はないと思われます。しかし、高齢者の場合や、治療の効果が限られている、まして、あまり効果のある方法がない場合などでは、治療方針の決定における画一的な決め手はありません。

医師の医学的な治療方針の提示に対して、病態や治療の効果を十分理解したうえで、患者さん本人の意向やご家族の希望を取り入れ、最終的な決定がなされることが好ましいのではないかと考えています。その際、財政面のことやご自宅の物理的・人的な環境などの社会的なことが大きく関係してくると予測され、MSW（医療相談員）からの情報も参考に、看護師やケア・マネジャーが話し合いの調整役を務めることが効率的だと思っています。

退院後の行き先とケア

2014（平成26）年の厚生労働省の「患者調査」によれば、75歳未満の人の場合、退院後は9割以上の方が自宅に戻っています（**図2-8**）。

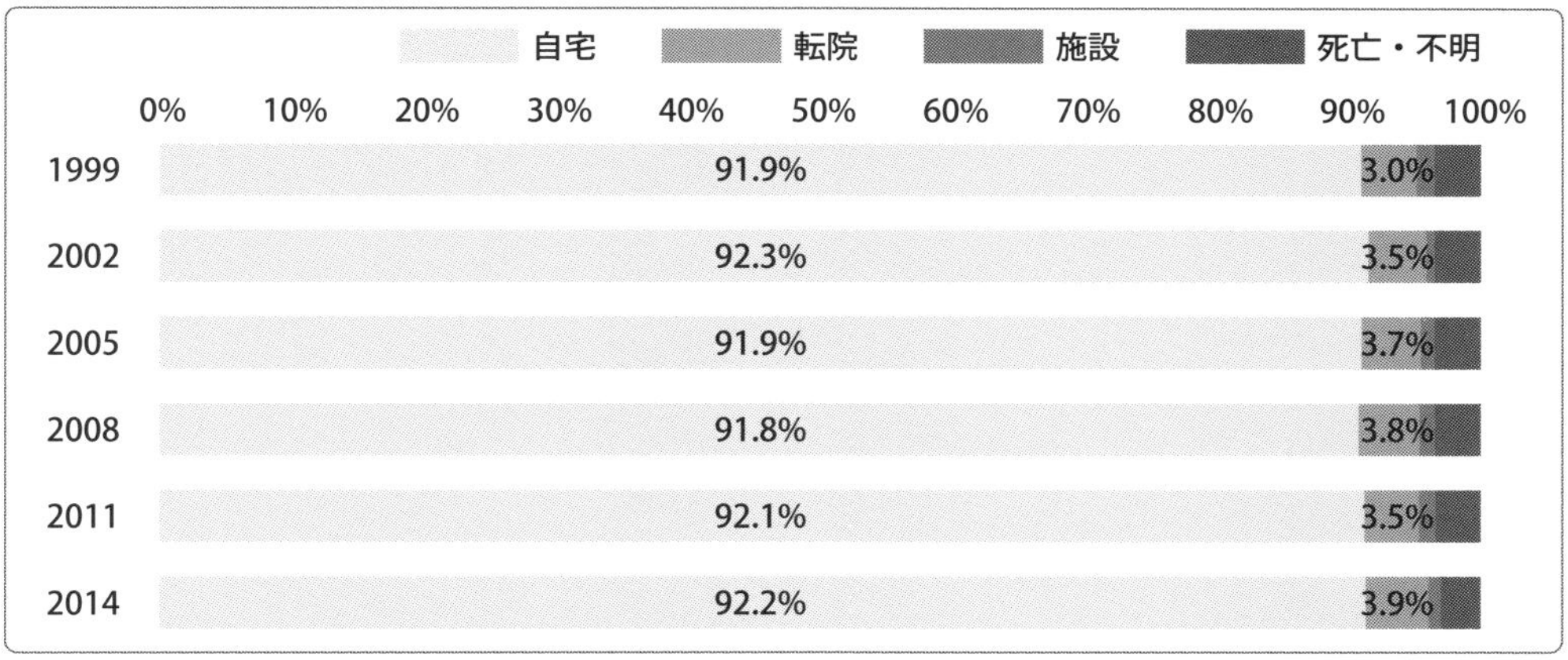

図 2-8　退院後の行き先（75 歳未満）（厚生労働省『平成 26（2014）年患者調査』）

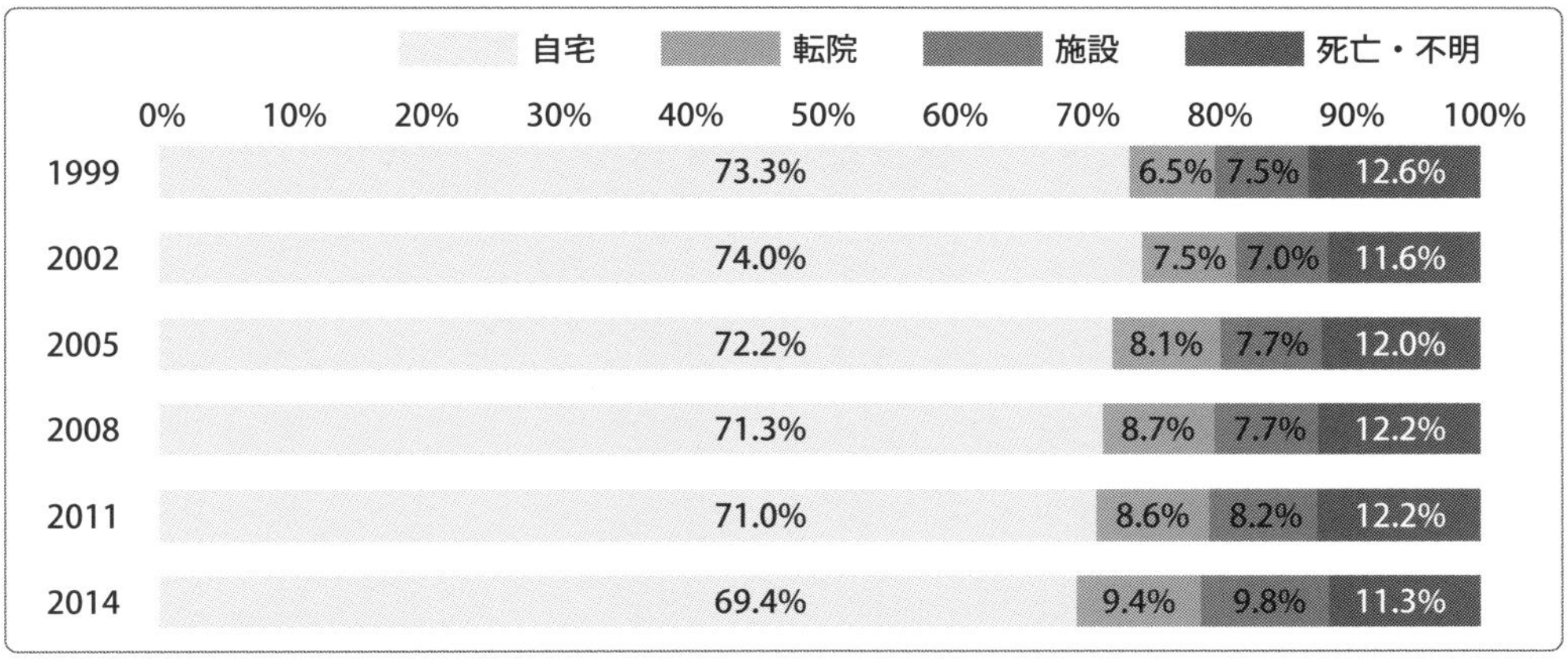

図 2-9　退院後の行き先（75 歳以上）（厚生労働省『平成 26（2014）年患者調査』）

　しかし、これが75歳以上となると状況が変化してきます。自宅へ戻ることができるのは７割前後と減少します（**図２-９**）。そして、他施設への転院や施設への入所が増加傾向にあります。

　そこで、退院が決まってから慌てて準備するのではなく、入院の時点から、予測される退院後の本人の状況に合わせて、ケアの中身や戻る場所などについての協議をしなければなりません。

　また、栄養士、リハビリテーション専門職、薬剤師、介護福祉士といった専門職種は、退院後の生活に関して、自分たちの専門領域におけるケアのあり方をあらかじめ話し合っておく必要もあるでしょう。

支えるケアの調整役は看護師やケア・マネジャー

　「治す医療」においての主役は、あくまで医師を主体とした治療チームですが、「支えるケア」を検討する場合、医師は医学的意見を述べる一人の専門家として機能し、全体の調整は看護師やケア・マネジャーに任せる方が、意見の集約は効果的に行えるように感じています。決して、医師の存在を軽んじているのではなく、本人の価値観や尊厳を守るということを立脚点にした場合のケアのあり方の討議には、あまりに強い治療者の意見は時に、意見をまとめる際の障壁になることがあることは、現場において、気づかされる点です。

「治し、支えるケア」の評価

では、この「治し、支えるケア」に関して、それがどれくらいうまくいったのか、また、どこにどんな問題があったのかと振り返るための評価は、どのような基準が考えられるでしょうか。それは単純なものにはなりません。とても複雑なものとなるはずです。

少なくとも、レントゲンの画像一つで、うまくいったかどうかの判断はできません。

私は、ケアの成果の象徴として、患者さんやご家族の表情があるのではないかと考えています。外来診療をしていると、そのことを実感するのです。整形外科の診療ですから、あまり直接命に関係するという病気はありませんが、それでも、診察室に入ってこられたときのご本人や、一緒についてこられた方々の表情は一様に暗く、うつ向き加減です。簡単な問診票に記入いただいた内容から、どこが具合悪くて来られたのか、おおよそわかっていますので、診断をするために必要ないくつかの質問をつけ加えて確認していきます。たとえば、その痛みは安静にしていても感じるものか、どのように使ったり、動かしたりしたときに感じるものかと具体的に伺っていきます。痛みの範囲も確認します。言葉で「肩」と言われても、その方が意図している場所というのは医師の考えていることと違う場合もあるのでよく確かめるのです。

「一番困っていることは何ですか」

そんな質問をしながら、さらに重ねて「それで一番困っていることは何ですか」と質問します。つまり、普段ならできていることができないからこそ、困っているのではないかという想像から出た質問です。走りたい人もいます。孫の世話が辛いという人もいます。畑仕事ができないと嘆く人もいます。仕事に支障があるという人もいます。現実には困っていないけど、不安になってきたという人もいます。

受診された「きっかけ」やその「動機」を尋ねるのです。

表情の変化を求めて

こうした話し合いの中から、必要な検査があることを説明したり、現時点で予想されることはどんなことかを説明して、確認ができればどんな治療を行うことになるのかもつけ加えます。その頃には患者さんの表情がずいぶん柔らかくなっていることに気づきます。まだ治療は何もしていませんので、おそらくその表情の変化は、確かに自分の悩みを伝えられたという手応えからくるのではないかと想像しています。

人は不安になると、不安が不安を呼び、袋小路に閉じ込められて抜け出せず、閉塞した環境に置かれた気分になるようです。その突破口を指し示すだけでも、多少は救われたように思うのでしょう。これこそが大切なケアです。診察室を出て行かれるとき、入ってこられたときと異なる和らいだ表情をされておられるとすれば、それは何らかのケアを提供できたと考えて良いと思っています。

この表情の変化が、支えるケアでの評価になるのではないかと私は思っています。

高齢者の病気やケガへの対応

わが国では今後間違いなく高齢者の割合は増加します。高齢者には、若者とは異なる特性があります。

(1) 一つの病気だけでなく、多くの病名のある多臓器の障害をもっていることが多いということです。したがって、専門家というより浅く広くすべての訴えを聞き取り、総合的に対処できるタイプの医師が求められていますが、なかなか養成できていないのが実情です。

(2) 各人で症状がばらばらで一定ではなく、診断に苦慮することもあります。経過をじっくりとみる余裕ある診療が求められるゆえんです。

(3) いわゆる「フレイル」という状況を、大なり小なり抱えていることです。そのため、「風邪を引いた」とか、「めまいがする」「食欲が落ちた」など、何かが加わると、簡単に認知症、転倒、失禁などの「老年症候群」と言われてしまう危険をはらんでいます。

(4) 治療に用いる薬の副作用が出やすいことです。たくさんの症状を一つひとつ専門の診療科を受診し、その度に薬を処方されることがあります。結果的に、相当数の薬を飲むことになり、薬同士の複合的な作用が起こります。それがまた、転倒やその他の臓器障害の原因ともなることもあります。多剤服用のリスクを管理する必要がありますが、処方責任を持っている医師が一人ではないため、減薬したり薬をまとめるには大変な苦労が必要となっています。

(5) 家族との関係性や住み方、経済的状態などの社会的要因が、ご本人のQOLや予後へ大きな影響を持つことが上げられています。医療者は、環境面の情報を集めて上手に介入して、ご本人の問題点の解決への支援をしなければなりません。

(6) 個人が持つ身体的機能以外に、医療や介護を受けるにあたっては、ご本人の人生観や死生観などの価値観に、大きなばらつきがあることも忘れてはならないでしょう。

このような注意事項に留意しないと、画一的な対応によって話がかみ合わず、高齢者の信頼を損ねることもあります。ここでも、聞き取る力や話し合う力がきわめて重要になってきます。

第3章　「安静は敵」と心得よ！

年齢とともに生じる身体の変化

前章で「治す医療」と「治し、支えるケア」の違いをお話ししました。原因を調べ、それに対して治療を行うという「治す医療」は、これからもケアの中心の業務であることは間違いありません。

しかし、そのやり方が、すべての問題にあてはまると思い込むことは、ケアの受け手にとっても、また、国の厳しい医療財政状況から考えても、さらにはケアを提供する効率の面から考えても、マイナスの影響を与えます。

レントゲンを調べてもらい、何でもないと言われて痛み止めの薬を出されたが、何も解決していない。MRIを撮ればきっと良い治療につながるに違いないと思う患者さんは、たくさんおられます。だからといって、MRIを撮影して、何か進展するかと言えば、何も変わらないこともあります。

図3-1は年齢とともに増える自覚症状と、通院の状況を示したものです。

では、中高年に生じるさまざまな症状を例にとってご説明しましょう。

■頭痛、肩こりは訴えのトップ2

図3-2は訴えの内容を男女で分け、トップ5を示したものです。

男女ともに、腰痛、肩こりという整形外科医にとってはおなじみの訴えがトップ2です。そして、鼻づまり、咳・痰というのどや鼻に関連したものが続きますが、これは最近多い花粉症などのアレルギーによるものと推察されます。次いで、関節痛や身体のだるさ、頭痛という訴えが並んでいます。

読者の皆さんは頭痛の原因をご存知でしょ

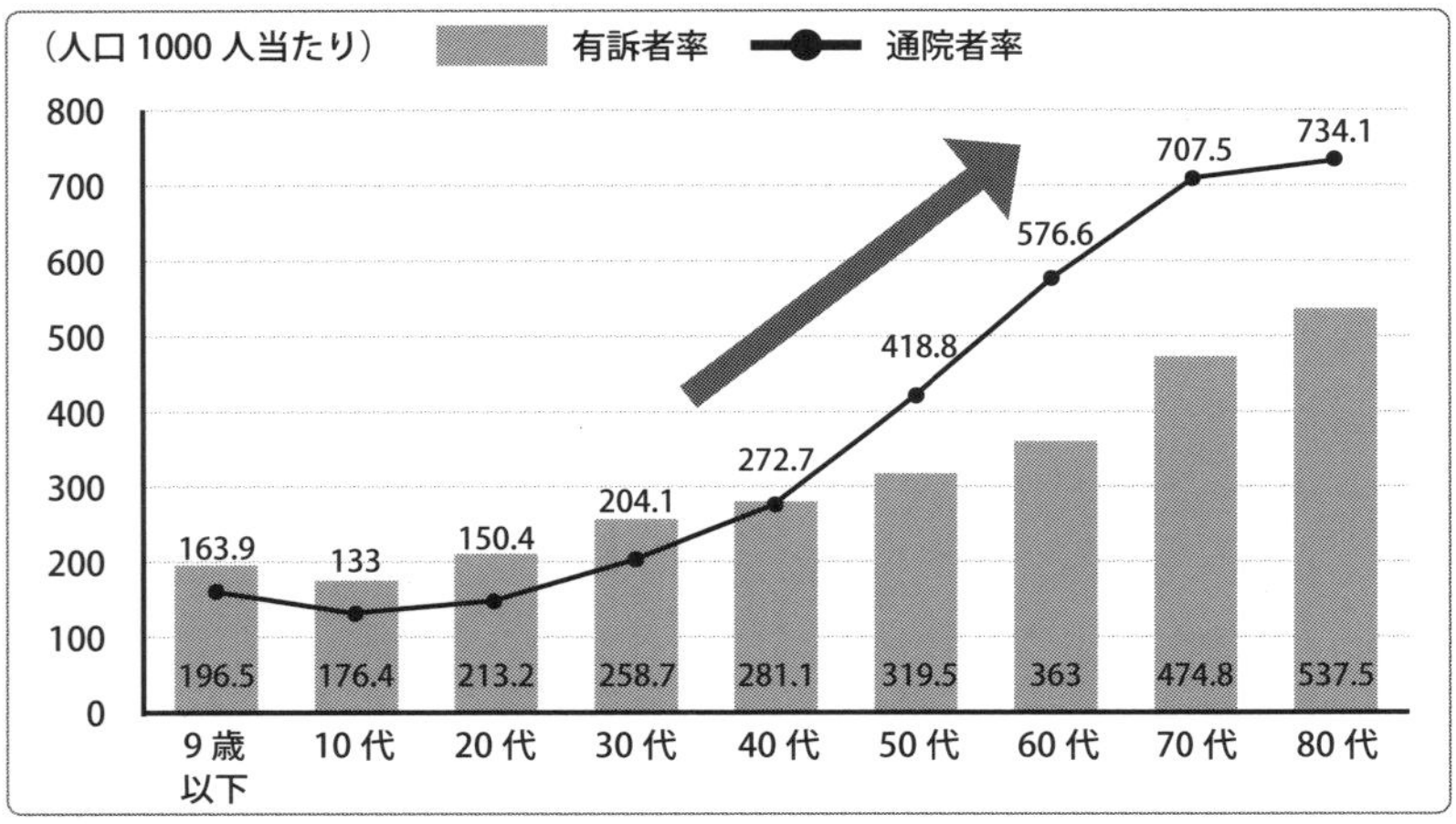

図3-1　何かの訴えや通院が増える（厚生労働省『平成28（2016）年国民生活基礎調査』）

うか。他の病気からの症状ではない頭痛のうち、激しい痛みを伴う片頭痛や群発性頭痛よりもずっと多いのが、緊張性頭痛と言われています。これは、同じ姿勢を長時間続けたりしたことによる身体へのストレスと、悩み事を抱えての精神的なストレスによって、筋の緊張がとれずに引き起こされると言われています。したがって、頭、首、肩の筋肉をほぐすことで症状が緩和するのです。

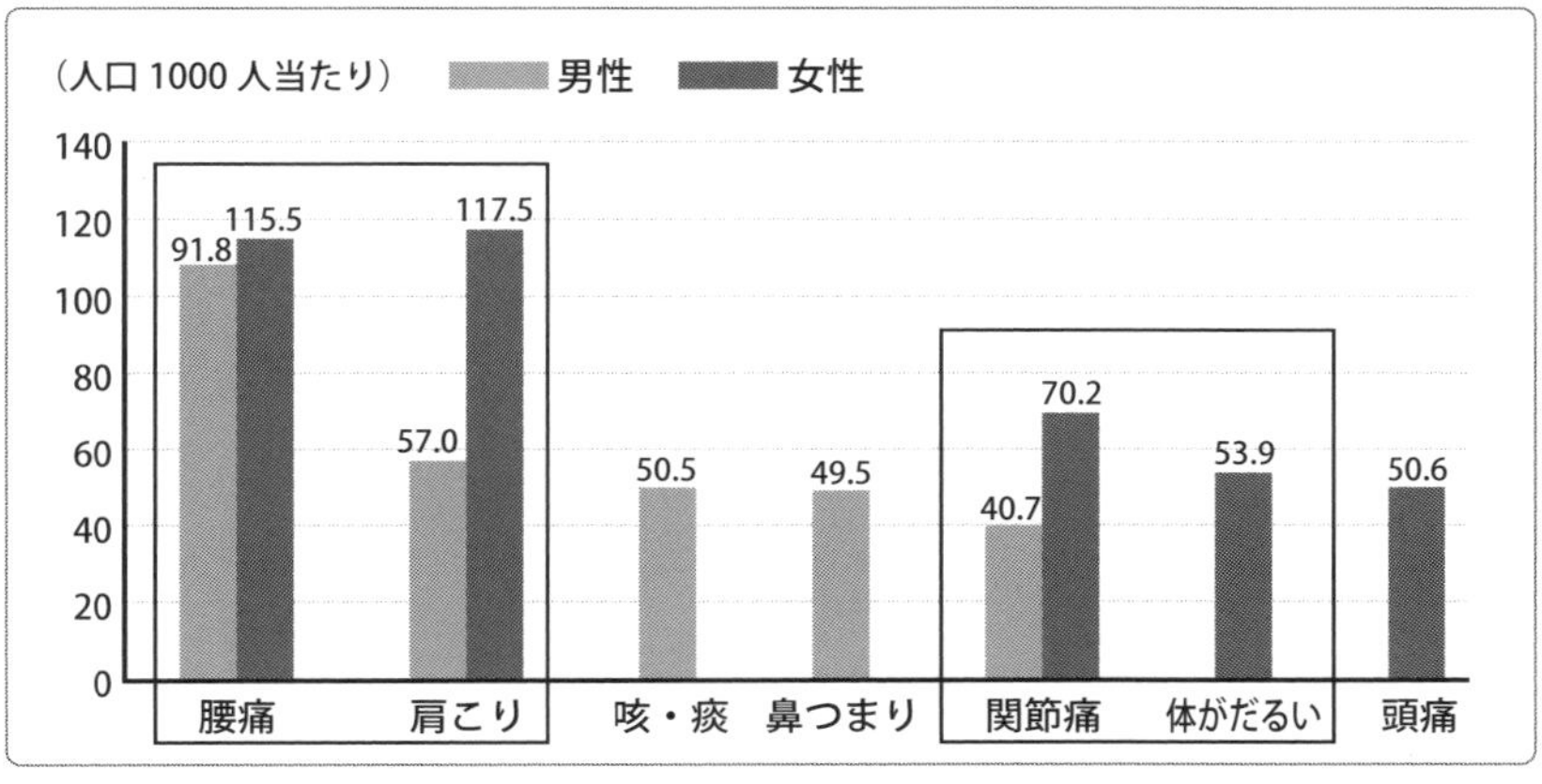

図 3-2　訴えの内容（トップ5）（厚生労働省『平成 28（2016）年国民生活基礎調査』）

■筋肉の衰えによるもの

訴えとして頻度の高い腰痛や肩こりも、同じく筋肉による症状です。関節痛はどうでしょうか。年齢とともに、膝や股関節などの体重がかかる関節では軟骨がすり減ることで症状が出るという説明があります。しかし、実際には、軟骨が傷んできていても痛みのない方はたくさんおられるので、私は、これも関節を防護するしくみが弱ってきたためという理屈で説明できると思います。人間はもともと身体にかかる負担をうまく受け止め生活してきました。昨日まで平気だったことが、今日つらくなるのは、負担は同じでもそれを受け止める身体の方が変化してきたからと考えるのです。つまり身体が固くなったり弱ったりすると、同じ使い方でも身体が耐えられなくなってくるというわけです。

もっとも、身体の変調は筋肉の弱化だけが原因というわけではありません。頭痛は他の病気と関連して起こるものもあり、軽視できないものもあります。ただ、比率としては筋肉に原因があるものがかなり多いということです。

■通院理由トップ5

図３-３は、実際に、通院している人の通院理由のベスト5を、男女別に並べたものです。

男女ともに、高血圧での通院が飛び抜けて

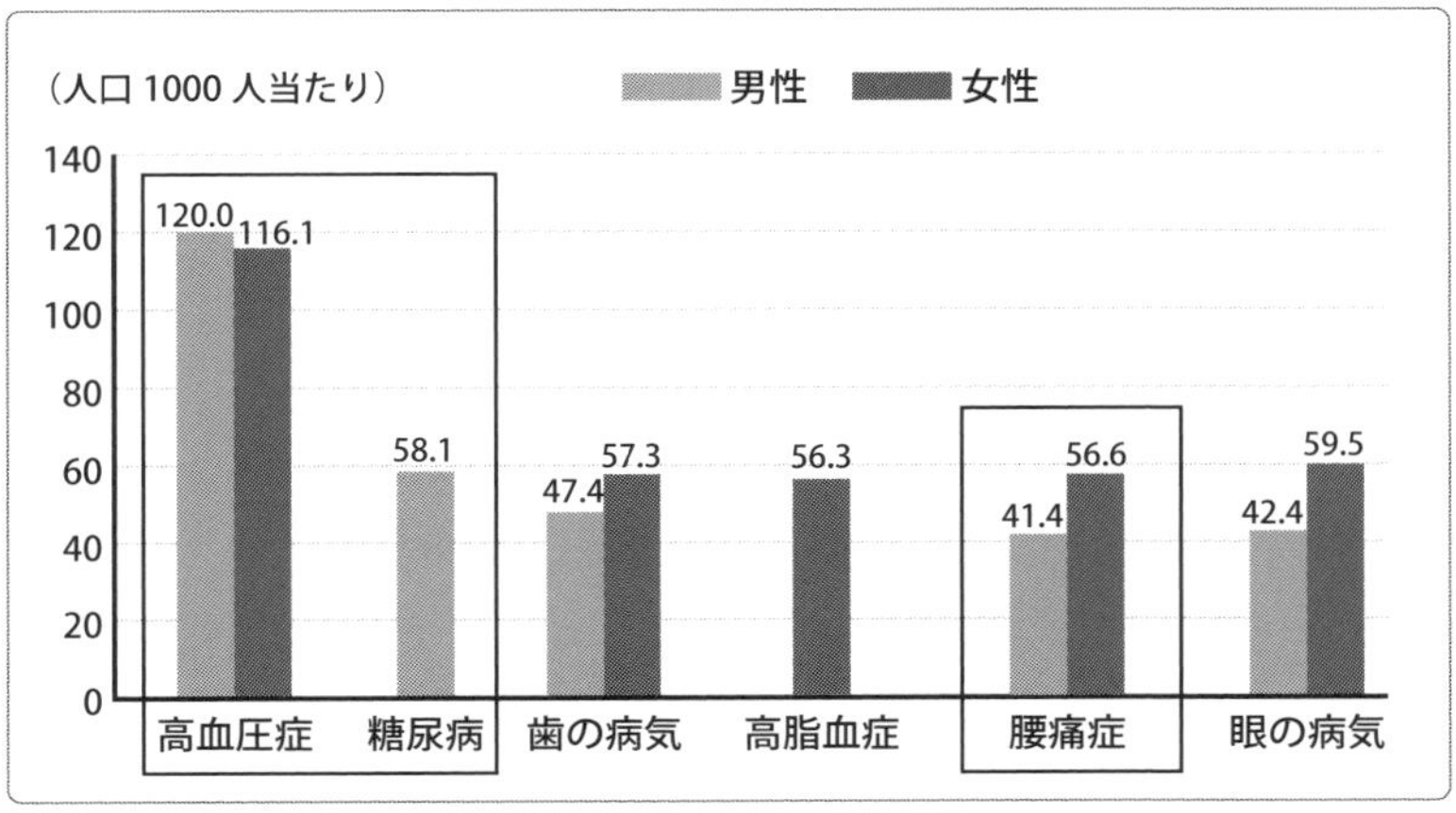

図 3-3　通院理由（トップ5）（厚生労働省『平成 28(2016) 年国民生活基礎調査』）

多いのがわかります。男性では糖尿病、女性では高脂血症が、歯科診療と並んで上位にきます。そして、腰痛症です。

訴えとしては「腰痛」であって、通院の診断名としては「腰痛症」ということになるのですが、この用語の違いは重要です。

腰に痛みを感じて整形外科を受診すれば、ほとんどの場合レントゲンを撮影することになると思います。むしろ、レントゲンを撮られなければ、何となく不安を感じる方も多いのではないでしょうか。そして、レントゲンに異常がなければ、医師も「たいしたことはない」として、安静にすること、湿布や痛み止めの処方、場合により電気治療などを指示します。病名は「腰痛症」です。

年齢とともに生じる身体のレントゲンでの変化

また、レントゲンで異常があることが判明したとします。骨と骨の間の椎間板の高さが低くなり、くっついてきていることや、骨の並びにズレがあったり曲がたりしていること、骨の端に骨の棘のように出っ張った箇所（骨棘）ができていること、骨同士をつなぐ椎間関節という部分に変化があることなどです。

そうすると、医師はどう説明するでしょう。「治す医療」の立場に立っている医師は、「レントゲンの所見に変化はあるが、たいしたことはないから手術の必要はない」と説明するかもしれません。そして、治療法は同じです。無理をせず安静にして、湿布や痛み止めで痛みがおさまればよしとするでしょう。

そして、この場合は、それぞれのレントゲンの変化に応じた病名がつきます。「腰椎椎間板症」「腰椎すべり症」「変形性脊椎症」「腰椎椎間関節症」などといった具合です。

ノルウェーのベルゲン大学のラスタッド（Raastad）教授は２０１４年までに公開されたレントゲンの異常所見と腰痛の関連を検討した研究を検索し、一定の基準を満たした28の研究における18歳以上の成人２万６１０７人の結果をまとめています。28の研究報告は、22編の「一般人口」を対象にした研究と6編「労働人口」を対象にした研究に分けて、別々に検討されています。

■腰痛の原因

その報告では、腰痛との関連があった異常所見として、椎間板が狭くなっている状態を挙げています。この場合、一般集団で約1・5倍、労働集団で約1・8倍の確率で腰痛を感じる可能性が高いというのです。背骨の並びがずれている辷《すべ》り（**図３-４①**）があっても、一般集団で約1・1倍、労働集団で約2・2倍の確率で腰痛を感じる可能性があるとしています。

その一方で、背骨の変性（**図３-４②**）や骨の一部が棘状に突出した骨棘、椎間関節の

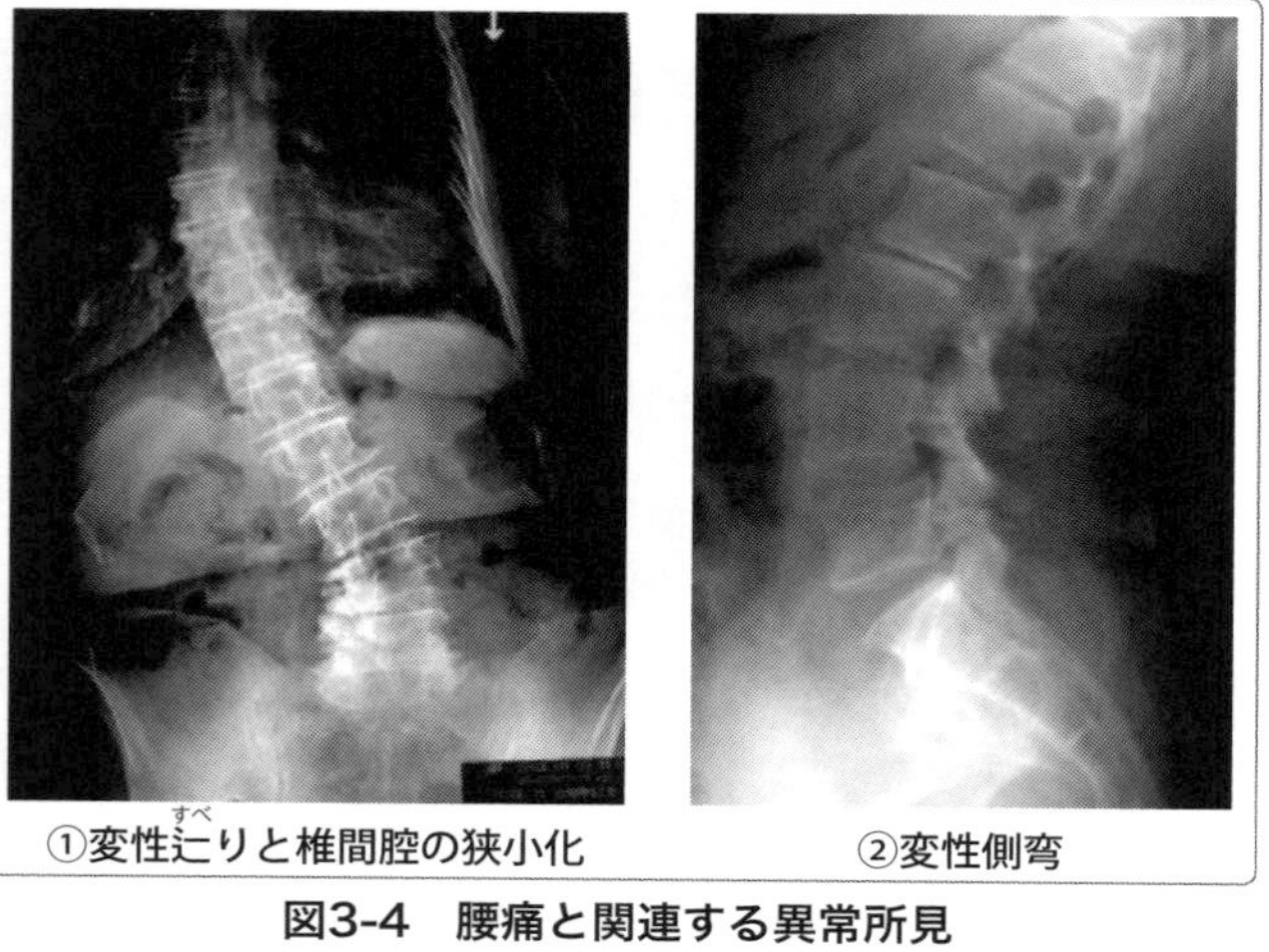

①変性辷《すべ》りと椎間腔の狭小化　②変性側弯

図3-4　腰痛と関連する異常所見

異常では、腰痛との関連がほとんどなかったとされています。

　誰でも加齢に伴って背骨のレントゲンでは何らかの変化が多く見られるようになります。この研究結果からすれば、加齢に伴ってレントゲンに変化があっても、それが必ずしも腰痛と直接関係しているとは限らないという解釈になります。

　そうすると、「では、なぜ痛みが出るのか」という疑問が残るでしょう。私は、その原因は筋肉など骨や関節の周囲の領域に由来していることが多いと推測しています。もしそうだとすると、その人達に安静を指示することは正しいことでしょうか。

年齢とともに生じる症状の考え方と対処

　「治す医療」のやり方は、原因を調べて対策を考えることでした。その論理をあてはめて、中高年の腰痛に対してレントゲン検査、さらにCTやMRIといった画像検査を行えば、かなりの頻度で「異常所見」が見つかります。問題は、その変化と症状が関連しているかどうかについての考察が不足していることではないかと考えています。

　図3-5は、中高年に腰や首・肩周辺、また関節に多くの訴えや痛みなどの症状が生じる要因を、私なりに推測したものです。

　縦軸は体力の強さ・大きさ、横軸は年齢、矢印が体力の推移、そして点線が活動量（仕事などの負荷）の変化です。青壮年期までは体力が活動量に比べて十分余裕があります。しかし、中高年を過ぎると、体力は年々低下します。それとともに活動量が同等に低下しているなら問題はないと思われます。

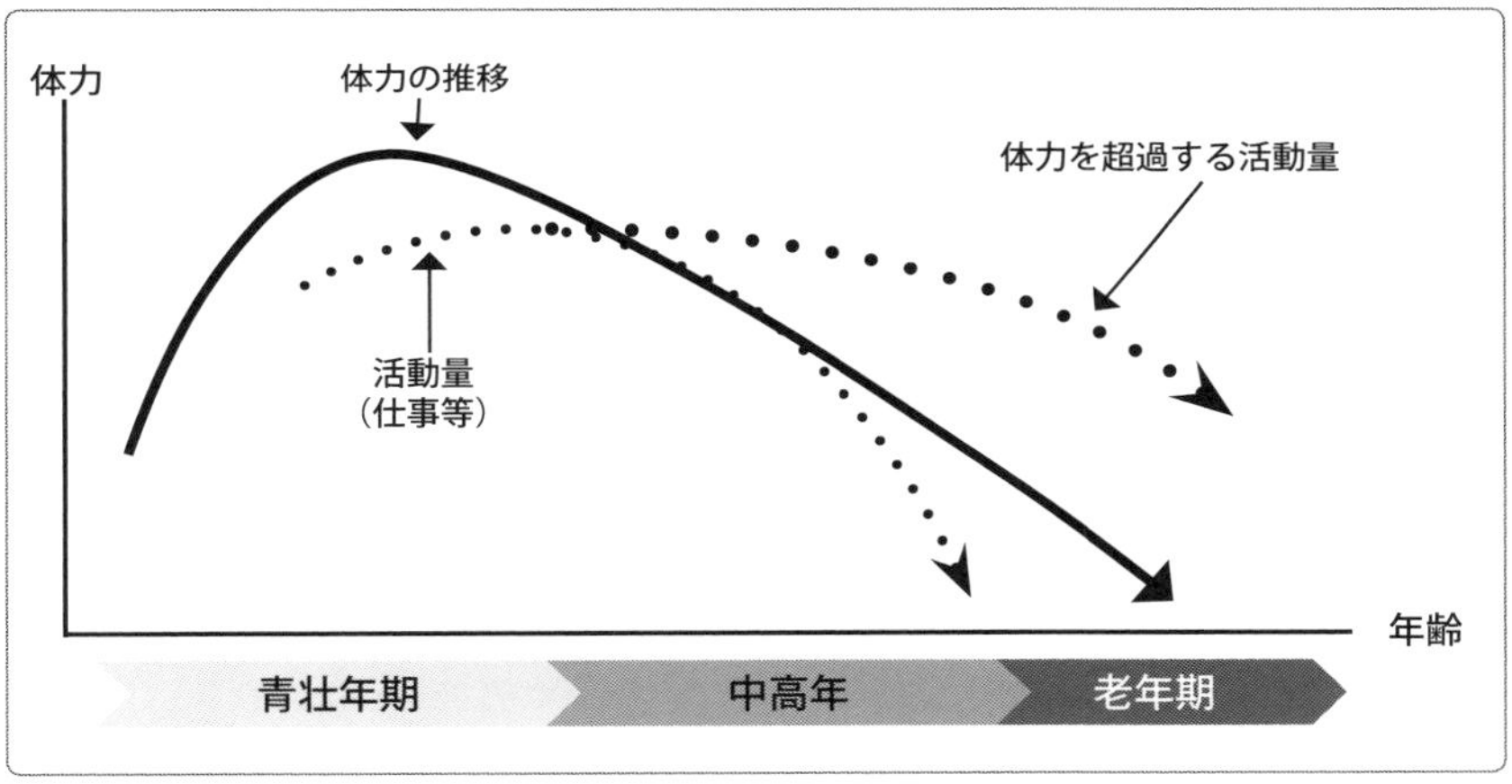

図3-5　加齢と体力、仕事量の推移

　しかし、体力は低下しているのに、活動量は変わらないとすればどうでしょう。いずれかのタイミングで、体力の低下と仕事などの負荷は交差します。つまり、身体にかかる負担を吸収して、跳ね返す体力がない状態になってしまうのです。そうなると、身体が悲鳴を上げるように疲れが蓄積し、だるさやこり、さらには痛みが出るのではないかということです。

　このようなまとめ方をすると、「歳はとりたくないもんだねぇ」という嘆きが聞こえてくるようです。

　たしかに、一般的に「老化」にはマイナスイメージがつきものです。典型的な高齢者のイメージはこのようなものかもしれません。外観は弱々しく、地味でだらしなく、動きは遅く、反応も鈍くなります。「意地悪ばあさん」という漫画に代表されるように、性格は強情で厳しく、いばって憎らしいのです。人

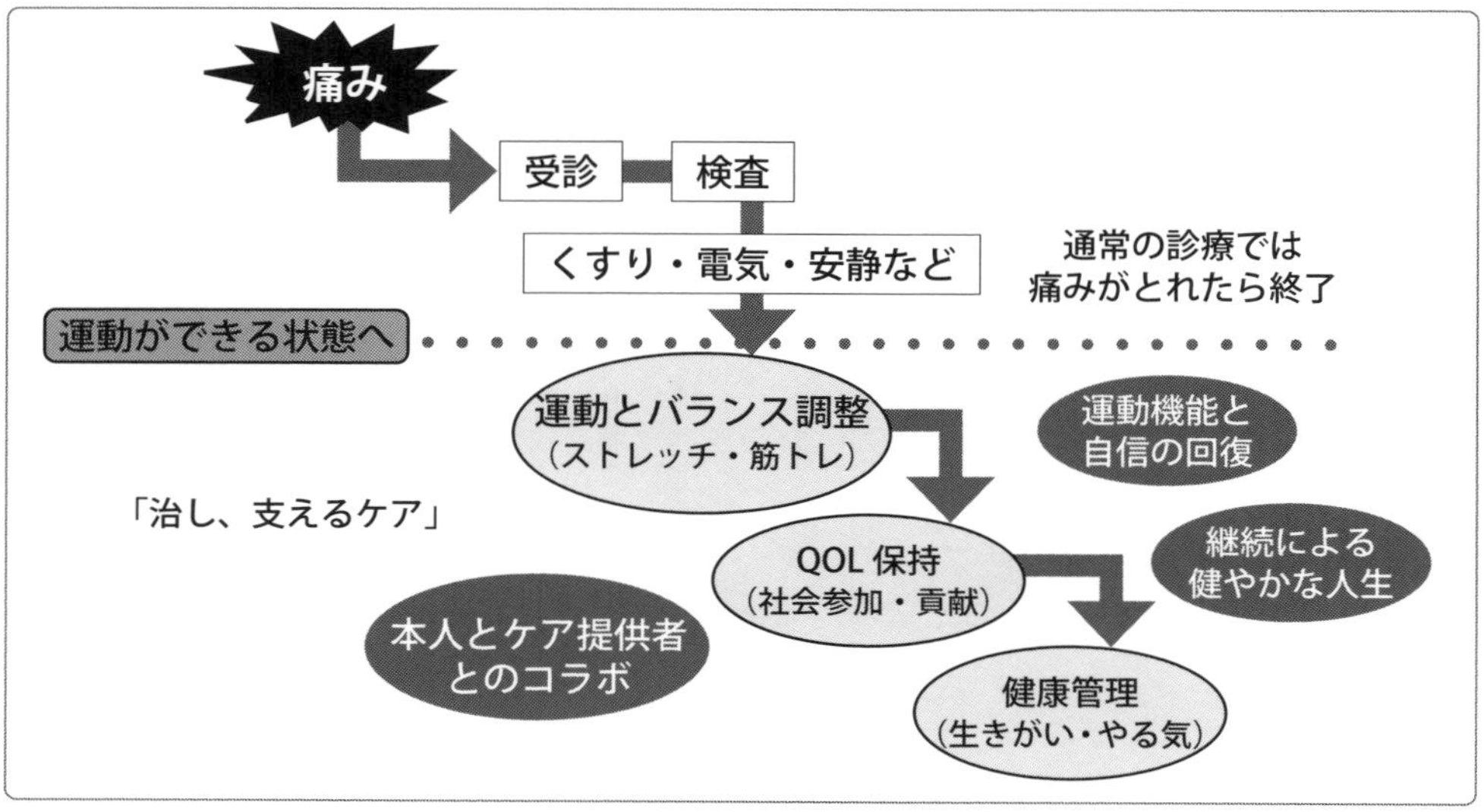

図3-6　痛みの対処

との関係は疎遠で孤立して、反発する反面依存的となる。自分勝手なところが目立ちます。

こうしたネガティブなイメージを嫌ってだと思うのですが、世の中では「アンチ・エイジング」が流行しています。顔の外見にこだわり、高価な化粧品を購入して、エステに頻繁に通い、時には怪しげな臍帯血ビジネスにも関わることになってしまうのは、歳をとることに対するマイナスイメージへの抵抗と思えてなりません。

しかし、実際はとても魅力的で、力強く、知恵に富み、年輩の配慮を感じさせ、決して表で派手な活動をしているワケではないにもかかわらず、存在感のある高齢者は身近にもおられるはずです。老化をポジティブにとらえようと、東北大学加齢医学研究所川島隆太教授は、賢く歳をとりましょうということで「スマート・エイジング」を提唱されています。また、世界保健機関（ＷＨＯ）は２０２１年から10年間をHealthy Aging（健康な老化）の10年と呼び、その考えの普及を行っています。元気を保って年を取るということですね。

とすると、対応はどうすればよいのでしょうか。急に歳をとるのではないことはたしかです。今できることがあるはずです。方策を考えねばなりません。私はそれを「戦略的老化」とよんでいます。

少なくとも、安静は大きな問題です。なぜなら、加齢とともに低下してきた体力が症状の出る背景にあるとするなら、安静はそれをさらに弱らせることになるからです。

図３-６は、痛みが出たときの対処をまとめたものです。痛みのために受診します。検査が行われ、それをもとに対応が指示されて、痛みがとれたとします。通常は、それで診療は終了です。「治す医療」の視点では、痛みをとることが治療の目標になるからです。

しかし、その時点では、患者さんの体力や機能は痛みが出たときよりも低下しているのが一般的です。私は、この「痛みがとれた」という段階を「運動ができる状態となった」と解釈すべきだと思うのです。

実は、最近の研究では、「疾患の治療途中からでも身体を動かすことがとても大切」だと科学的根拠を持って主張する論文も出てきています。しかしまだまだ、医療者にもまた国民の間にも、動かすのは病気が落ち着いてからという考え方が根強いのも事実です。また、動かすことによるリスクも管理しながら、そのような積極的な対処を実際に行う専門職種が不足していることもあり、限られた施設で試みられているにすぎず、普及するまでには至っていません。

ともかく、動かさない身体はダメになっていくということは事実です。できるだけ早い時期から適切な内容で、運動を始めねばなりません。

安静は敵だ！

図３-７は、３週間前から左膝が痛んで歩くことも辛いといって受診されてきた68歳の女性の脚の写真です。

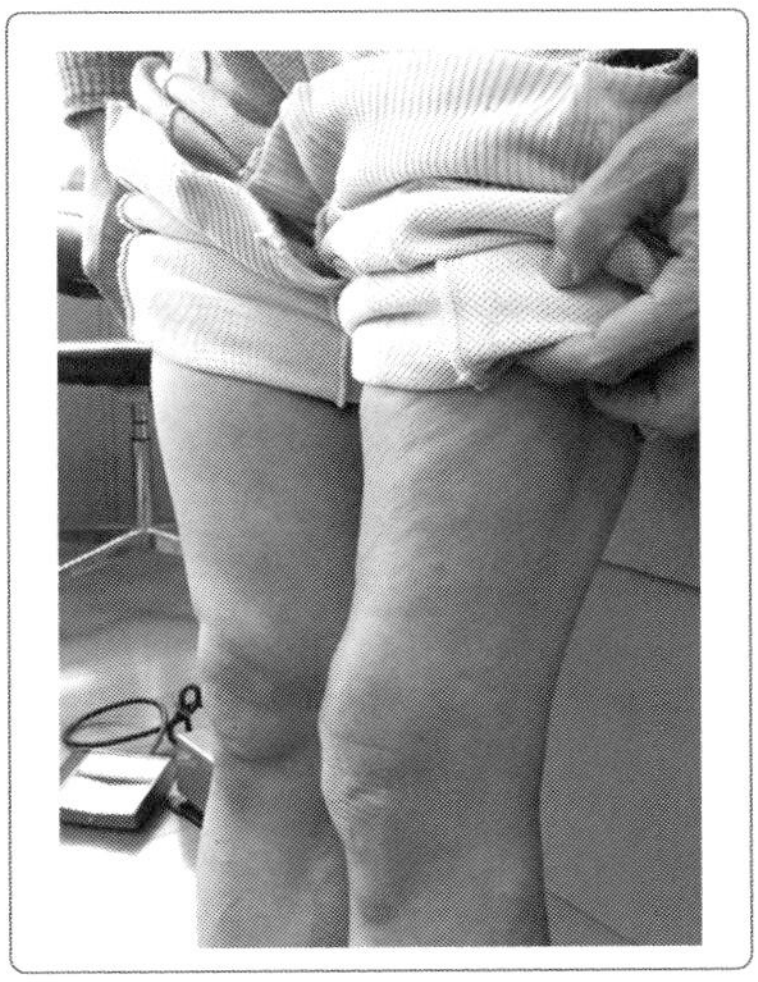

図 3-7　使わなかったために筋肉が落ちた左脚

左右を比較してください。痛みのために使っていなかった左の太ももはげっそりと筋肉が落ちているのがわかると思います。たった３週間でもこんな変化が出てきます。これが、いくら痛み止めを使っても、同じ痛みを生む要因の一つになっているのです。

そういう悪循環は、大げさに言えば、寝たきりへの道とも言えるでしょう。**図３-８**はこれを模式化したものです。

過度に安静にしすぎたり、長期にわたってベッドで安静にしていると、筋肉がやせて「寝たきり」の状態になってしまう「廃用症候群」を起こします。それが機能を低下させ、さらに同じ症状が起こりやすくなり、それでまた安静にするとますます弱くなり、最終的には起き上がることもできなくなるという悪循環を起こしてしまいます。

中高年に起こるさまざまな訴えや症状は、「治す医療」の視点だけでは解決できないことをお示ししました。これがさらに高齢者ともなれば、その対処には、ますます「支えるケア」の観点を取り入れていかねばならないと考えています。

その際には、「栄養補給」の問題があります。口から食べ物を摂ることができなくなっ

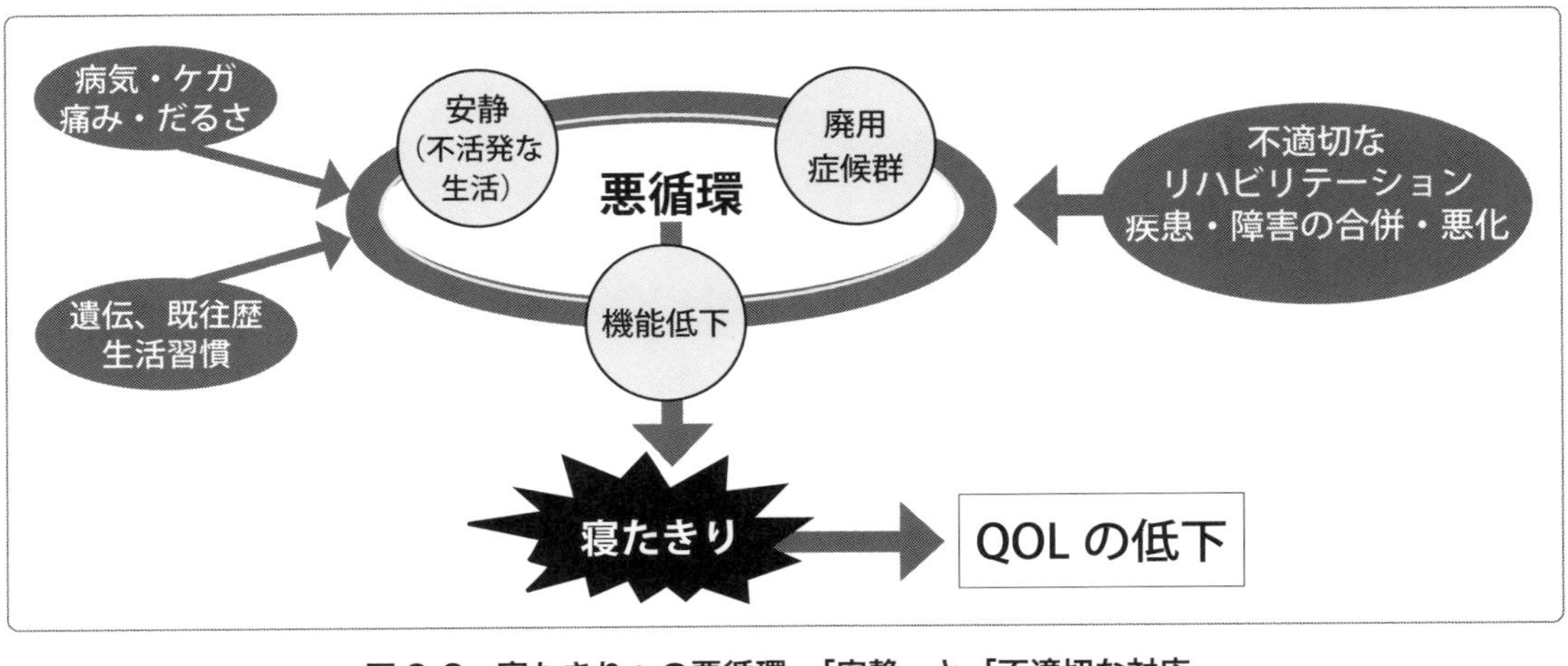

図 3-8　寝たきりへの悪循環　「安静」と「不適切な対応」

た場合、鼻から胃にチューブを入れて、その管を通して栄養分を送り込む方法や、点滴をして栄養補給をする方法が行われています。鼻を通すのは、本人が不快だし、管理が難しいために、最近ではお腹に管を入れて胃の中に送り込めるようにする胃瘻《いろう》という方法をすることも多くなっています。

口の中や食道などの治療のために、一時的にそのような対処が必要となる場合は、治れば普通の口からの摂取が可能となるので、仕方ない面があると我慢されるでしょう。それが高齢者ではどうでしょうか。

次第に元気がなくなり、口からものを食べないようになってきたとき、そのうえさらに、本人の意思もはっきりとしていないとすると、果たしてその対処は正しいのでしょうか。当然のように胃瘻を行っていることが問題視されるようになっています。

「治す医療」と「支えるケア」の視点、どちらにも理屈はあります。救える命は何としてでも助けなければならない。幸いにも、さまざまな延命のための技術は進歩してきました。人の命に年齢は関係ないし、ともかくできることは何でもするべきだというのが、「治す医療」の視点でしょう。

一方、「支えるケア」では、本人の尊厳を守るという意味では、「口から食べないのはもうこれでいい」という本人の意思表示のひとつととらえて、無理に他の方法で栄養補給をする方が、本人の尊厳を傷つけることになるという意見も出ます。また、延命の処置が本当に望まれるものなのでしょうか。家族が本人の年金受給が途絶えることを嫌って延命を希望したと知って、ヘルスケア従事者としての熱意が冷めてしまったという体験を語る介護者もいました。

まったく背景の異なる一例一例で、議論をしながら、あくまで本人にとって最善の方法を模索していくしかないのではないかと私は考えています。

第4章 患者さんへのお願い

国の医療制度は破綻寸前？

まず、国際的に見たときに、日本の医療制度がどのようにとらえられているか、みてみましょう。日本では国民全員が何らかのしくみの保険に加入しており、何かあったときには、誰でも、どこでも比較的安価にケアを受けることができるシステムとして「国民皆保険制度」が整備されています。これは本当に素晴らしい制度だと思います。

この制度は、1961（昭和36）年に始まりました。当時は農業や自営業者などを中心に、経済的なことが理由で医療を受けることができない無保険者が国民の約3分の1にあたる約3000万人に達していました。これを解決しようと、国民健康保険事業が始まり、確立されました。

保険に加入していない無保険者が相当数いるというアメリカでは、いざというときに、十分なケアを受けることができない例がかなりあることが報道されています。最先端の技術を誇るアメリカの医療ですが、その恩恵を受けるには、お金を持っていなければならないという厳しい条件があるわけです。医療制度における公平性に関しては、貧富の差に関連せず、同等のケアを受けることができるという意味で、日本の「国民皆保険制度」は高い評価を受けています。

これは、当時の力強い経済成長があったからこそ、なり立つものでもありました。

図4-1は、日本の全人口に占める65歳以上人口の割合である高齢化率と経済成長率の戦後の変化と今後の予測を示しています。そこに、医療に関わる制度の変化を書き込んでいます。

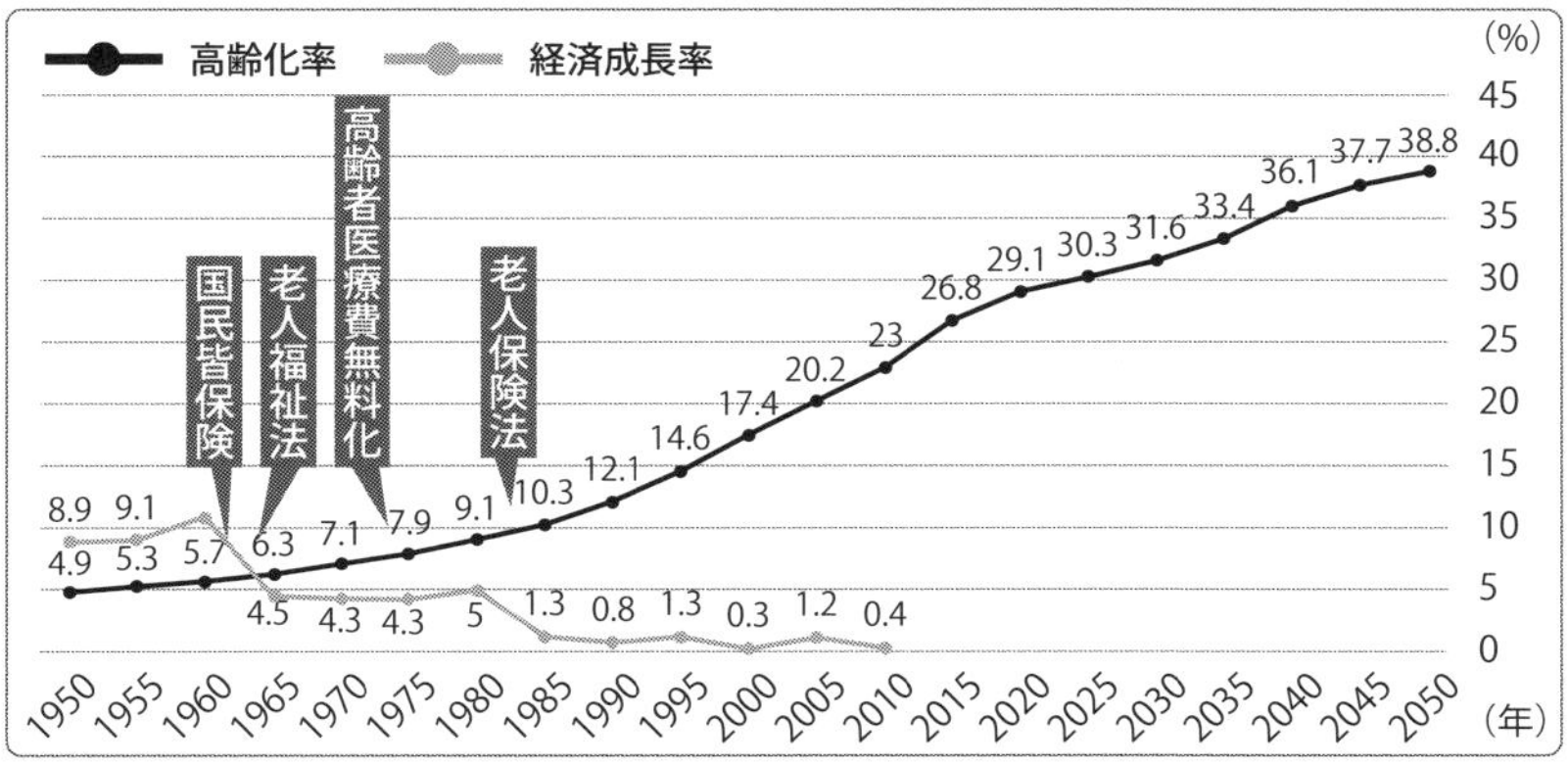

図4-1　高齢化率の推移と制度の変遷（2015年まで/総務省「国勢調査」、2020年以降/国立社会保障・人口問題研究所「日本の将来人口（平成24年1月推計）」の出生中位・死亡中位仮定による推計結果及び内閣府「国民経済計算」）

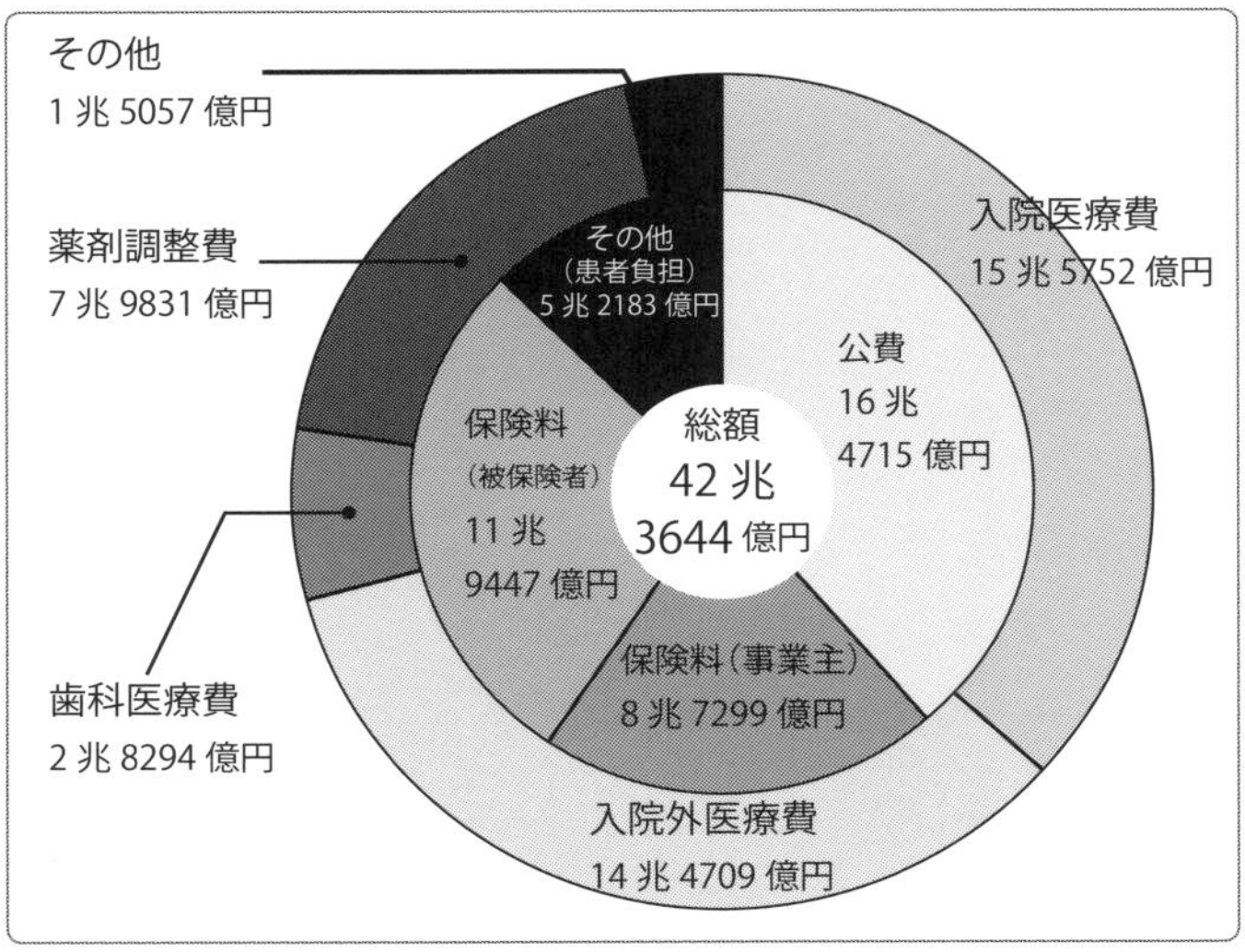

図 4-2　2015（平成 27）年度国民医療費の総額〔厚生労働省「2015（平成 27）年度国民医療費の概況」〕

日本は、豊かな財源をバックに高齢者の医療費が無料であった時期も経験しています。これほどまでに恵まれた経験を持つがゆえに、私たちは、医療はそれほど負担なく受けることができるという、間違った意識を持ってしまったかもしれないと著者は感じています。

入院に関して、特にその傾向が強いです。入院は通院ではカバーできない密度の濃い治療を行うための対処だという前提が、いつの間にか消失したようにすら思えます。それには、それほど負担をせずに入院できるという国民の意識と、入院させておけば経営が成り立つという病院経営者の思惑が、利害のうえで衝突せずに合致していたこともあるでしょう。今では、徐々に差はつまっては来ていますが、海外と比較して異常に長い入院期間が日本の入院医療の特徴の一つとなっています。

医療費は年々1兆円レベルで増加しています。２０１５（平成27）年度の総医療費は42兆３６４４億円に到達しています。その財源と使い道を示した円グラフが次の**図４-２**です。

財源をみると、公費つまり税金が４割、保険料が５割、自己負担（窓口負担）が１割といったところです。保険料は事業主と被保険者がそれぞれ負担しており、21%、28%を占めています（２０１５年度国民医療費総額は42兆３６４４億円）。やや被保険者が多いです」が、折半していると解釈できると思います。

それが、入院や外来の診療、歯科の診療、また薬局調剤などに使われているというしくみです。

さて、こうした事実から、何が言いたいのかと言えば、今後、世界からうらやましがられている日本の医療制度の良いところを持続するためにどうしたらいいのかということです。制度上の工夫は内閣府の指示のもと、具体的な方策は厚労省を中心に現場に指示されています。もちろん、医療・介護を担うヘルスケア機関が自分たちの運営の方式を見直し、制度の存続に向けての協力を惜しんではならないと覚悟を決めてはいます。私はそれとともに、患者さん・国民の皆さまにもムダの排除に関する理解とご協力をいただきたいのです。

なかには、日が悪いから退院しないと主張される方もおられます。加入している民間保険の規定から、一定の日数以上は入院したいと要求される方もおられます。

早期の退院をすすめると追い出しだと大声でクレームをつけられる交通事故の患者さんもおられます。

こういうとき、保険診療の財源を思い出してください。国庫からの負担は税金であり、これは国民が支払ったものです。保険料も、会社とご自身が支払っています。つまり、９

割は公的なお金からの支払いなのです。みんなから集めたお金を、医学的な理由以外の個人の都合で使っていいのでしょうか。

このような厳しい時代、次の世代にツケを回すのではなく、しかも、世界に誇る医療制度を保持するために、国民全体の協力が必要なのです。

「原因」を知る必要のない場合

原因が分かれば、治療できるというのは、因果関係がはっきりした病気やケガに限ります。画像の変化と症状が必ずしも一致しない中高年の四肢・体幹の症状を同様に考えるのは、ムダを生むもとになります。つまり、多くの検査をして異常を探す前に、画像では証拠をつかむことが難しい筋肉などの機能上の問題だとすれば、うまく動かすことで機能を整え、症状の軽快につながる可能性が高いのです。

高齢者の方は**図４－３**のように、背中の丸くなった高齢者の方は（最近では少なくなりましたが）痛いとはおっしゃりません。

また**図４－４**は膝の変形です。正座はできなくても皆さん、元気で歩いておられます。

血管が詰まったり破裂したりするような脳卒中や、心筋 梗塞といった病気、あるいはがんでは、検査の価値は極めて高いものがあります。検査の異常と病気とが直接つながっているからです。しかし、運動器の問題は調べればわかるというものではないということを理解していただきたいです。

外来への受診の動機を伺うと、「原因を知りたい」という答えが返ってくることがあります。自分の身体に何が起こっているかを知りたいからＭＲＩを撮影して欲しいというような要望もあります。今困っておられることを解決するのが自分たちの仕事だと思っている私たちは、知りたいから検査して欲しいという希望には釈然としない気持ちになります。

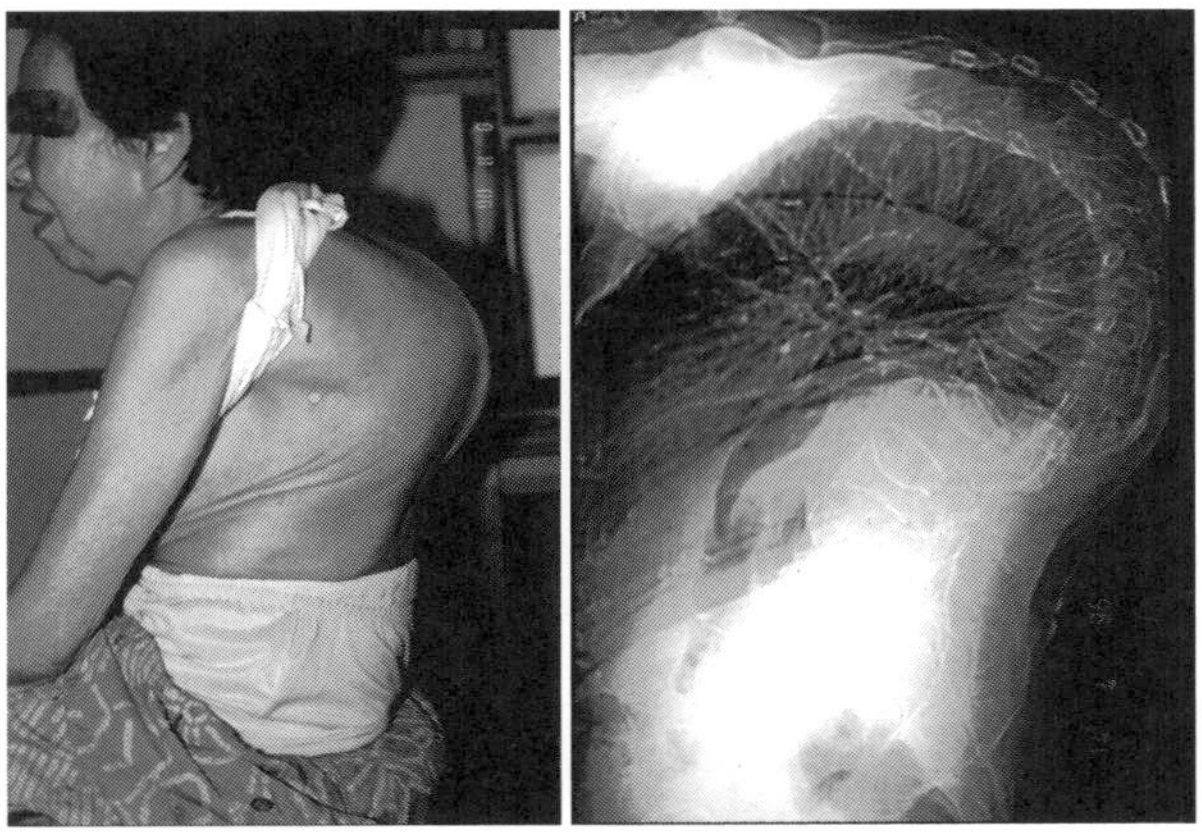

図 4-3　円背変形

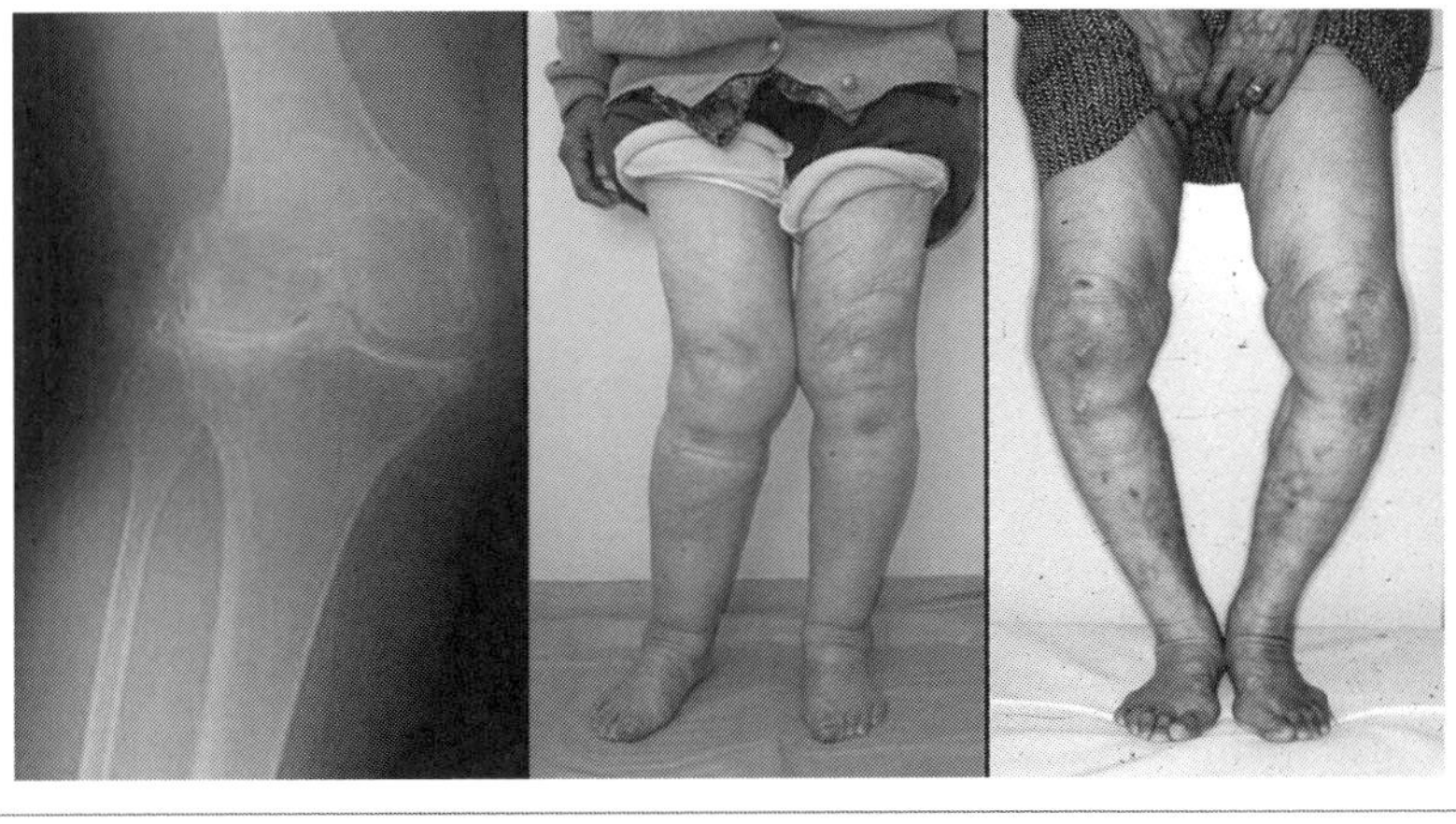

図 4-4　変形性膝関節症

しかも、その変化は、何を意味しているのでしょうか。症状や診察して確認をしていくのが私たちの診察の手順ですから、症状がなかったり、あってもきわめて曖昧で軽いものだったり、検査の意義はあまりないと考えています。

私の友人の、診療所を経営している整形外科医にそう話をしたら、彼はこう言いました。「検査が要らないことを説明し納得してもらうには、少なくとも30分近くかかるんだよ。医師として不要だと思っても、そこはハイハイと検査の指示を出せば3分で終了するからね。私はそうした希望には逆らわないことにしているよ」。

なるほどと、一生懸命説明している自分自身が馬鹿馬鹿しくなりました。しかし、先ほどの、医療費を考えるとムダな検査はしたくないと思うのです。

画像などの情報は徹底活用

画像に関しては、異なる医療機関を受診されるときなど、ご持参いただくとありがたいのですが、浸透していない面もあります。一度ケガした場所の近くの病院で診てもらってから、希望して自宅に近い医療機関に転院してこられる場合などがこれに当たります。それ以外にも、あまり改善しないので医者を変えたいという場合もあるでしょう。

私の経験では、患者さんに前医で撮影した画像を次回お持ちいただくようにお願いしても、なかなか簡単にはいきません。「そんなん、何も言わんと来てんねんから、言われへんわ」と正直におっしゃる方もいますし、「わざわざ行くのは面倒くさいわ。ここでもう一回撮ったらアカンのん？」と再撮影を要望される方もおられます。

これもムダの一つです。しかし、医師側にも問題はあります。骨折の小学生の画像の貸し出しをご家族が要望したところ、「ちゃんと治療しているのに、何で別のところに行くのか」と叱りつけ、貸し出しを拒否されたとご家族が残念そうに訴えて来られた例もありました。

「治し、支えるケア」を実践するために

臓器の修理だけに終わらない包括的で全人的なケアは、きめ細かい聞き取りから始まります（図4-5）。ただ、情報を集めるという事務的な姿勢では、本人の心の奥にある思いまで引き出すことは不可能です。お互いの間の距離を縮め、「つながり」ができ上がらねばなりません。それには、両者が相手を理解し尊敬することで、信頼のある人間関係に近づくと思います。ケア提供者が冷たい態度ではもちろんダメで、共感的な理解をしようとする態度が求められます。

また、患者さんやご家族も、言葉で自分の気持ちを表現しようとする姿勢が必要です。ケア提供者には、傾聴という方法論より、人間としての相手に対する関心や興味を持つことが必要だと思います。また、さまざまな立場の人が触れあうなかで知った情報は、ケアに関わるすべての職種の人が、個人情報であることを十分認識したうえで共有することが大切です。そのためにＩＣＴは有効なツールになると感じています。

あくまで、本人の価値観を尊重し、尊厳を守ることがケアの本質であるとすると、ケアを受ける本人のケアへの積極的な参加は、ケアの質を大きく作用するのです。

治す医療では、ある意味、治療の主体となる医師が全面的にケアの結果についての責任

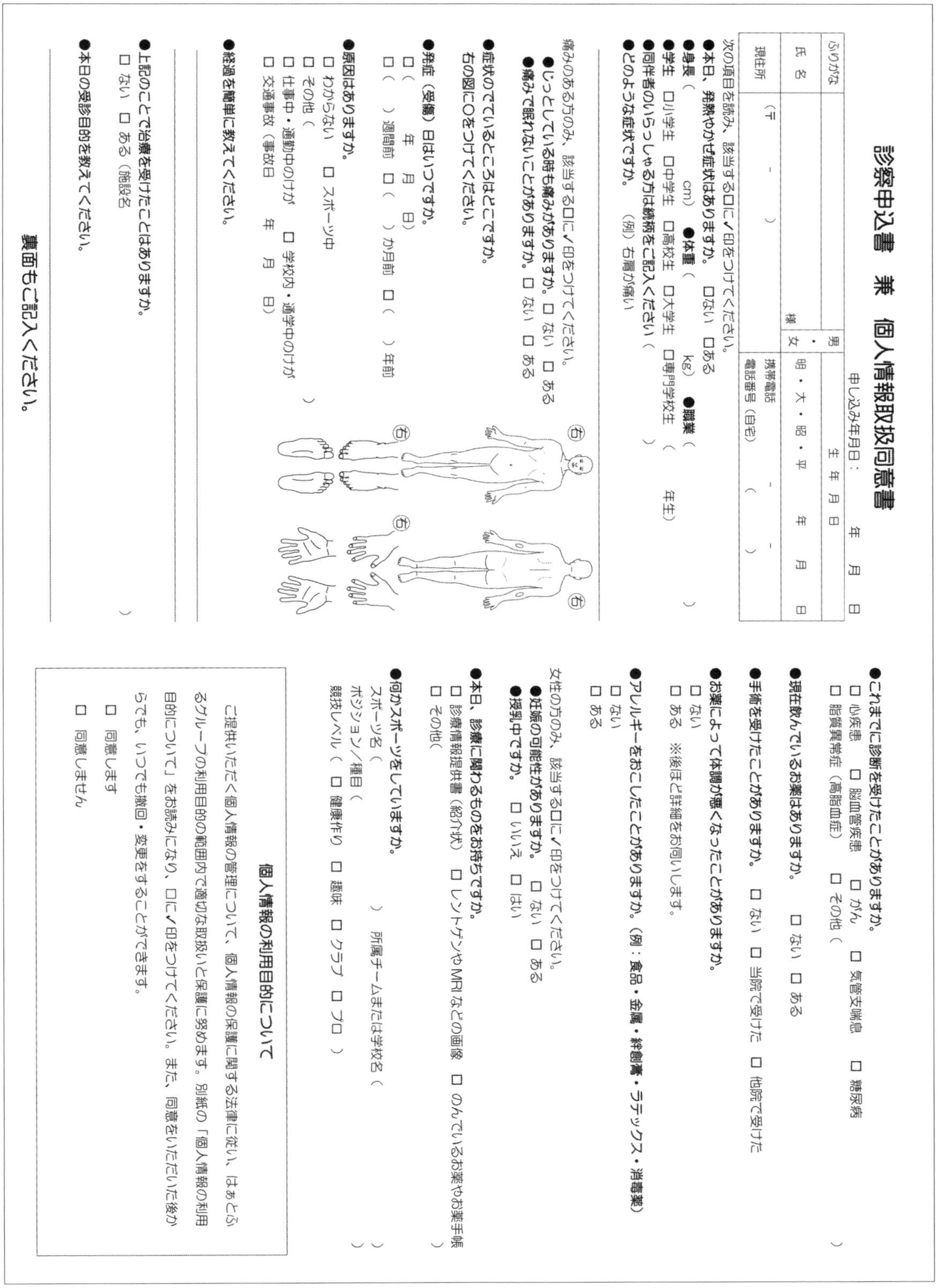

診察申込書　兼　個人情報取扱同意書

申し込み年月日：　　年　月　日

ふりがな		男・女	生 年 月 日
氏　名	様		明・大・昭・平　　年　月　日
現住所	（〒　　－　　）		携帯電話　　－　　－ 電話番号（自宅）　（　　）

次の項目を読み、該当する□に✓印をつけてください。
●本日、発熱やかぜ症状はありますか。　□ない　□ある
●身長（　　cm）　●体重（　　kg）　●職業（　　）
●学生　□小学生　□中学生　□高校生　□大学生　□専門学校生　（　　年生）
●同伴者のいらっしゃる方は続柄をご記入ください（　　）
●どのような症状ですか。　（例）右肩が痛い

痛みのある方のみ、該当する□に✓印をつけてください。
●じっとしている時も痛みがありますか。□ ない　□ ある
●痛みで眠れないことがありますか。□ ない　□ ある

●症状のでているところはどこですか。
右の図に○をつけてください。

●発症（受傷）日はいつですか。
□（　　年　月　日）
□（　）週間前　□（　）か月前　□（　）年前

●原因はありますか。
□ わからない　□ スポーツ中
□ その他（　　）
□ 仕事中・通勤中のけが　□ 学校内・通学中のけが
□ 交通事故（事故日　　年　月　日）

●経過を簡単に教えてください。

●上記のことで治療を受けたことはありますか。
□ ない　□ ある（施設名　　）

●本日の受診目的を教えてください。

裏面もご記入ください。

●これまでに診断を受けたことがありますか。
□ 心疾患　□ 脳血管疾患　□ がん　□ 気管支喘息　□ 糖尿病
□ 脂質異常症（高脂血症）　□ その他（　　）

●現在飲んでいるお薬はありますか。　□ ない　□ ある

●手術を受けたことがありますか。　□ ない　□ 当院で受けた　□ 他院で受けた

●お薬によって体調が悪くなったことがありますか。
□ ない
□ ある　※後ほど詳細をお伺いします。

●アレルギーをおこしたことがありますか。（例：食品・金属・絆創膏・ラテックス・消毒薬）
□ ない
□ ある

女性の方のみ、該当する□に✓印をつけてください。
●妊娠の可能性がありますか。　□ ない　□ ある
●授乳中ですか。　□ いいえ　□ はい

●本日、診療に関わるものをお持ちですか。
□ 診療情報提供書（紹介状）　□ レントゲンやMRIなどの画像　□ のんでいるお薬やお薬手帳
□ その他(　　）

●何かスポーツをしていますか。
スポーツ名（　　）　所属チームまたは学校名（　　）
ポジション／種目（　　）
競技レベル（ □ 健康作り　□ 趣味　□ クラブ　□ プロ ）

個人情報の利用目的について

ご提供いただく個人情報の管理について、個人情報の保護に関する法律に従い、はぁとふるグループの利用目的の範囲内で適切な取扱いと保護に努めます。別紙の「個人情報の利用目的について」をお読みになり、□に✓印をつけてください。また、同意をいただいた後からでも、いつでも撤回・変更をすることができます。

□ 同意します
□ 同意しません

図 4-5　診察申込書の例

を負っています。結果が期待したものでない場合、治療を受けた患者さんやご家族がクレームをつけることは、この構図からすればよく理解できます。一方、本人と一緒に方向性を決め、全人的なケアを行った場合、その成果については、両者が関連することになります。ケア提供者に一方的な批判が加えられることはあまりないと思われます。

どうなることを目標としているのか。お互いがその目標について十分理解し、納得してケアが行われたとすると、その過程で起こる問題や、また最終的な結果についても了解が得られやすいと思います。

とはいえ、ご本人とご家族、そして、ケア提供者の努力を重ねても、その効果には限界がある場合は残念ながらあります。そのときに、それならと方向転換をする話し合いがまた可能になると思うのです。

予防の重要性

ケアを受ける場合のムダの排除に先立ち、重要なのはケアを受けなくてもすむようにすることでしょう。医療や介護とまったく縁のない一生というのは想像がつきませんが、できるだけそのように努力することは可能だと思います。

老化がおよぼす生活や人生への影響は、三つの状態に集約されると思います（**図4-6**）。

一つめは、高血圧、過体重、糖尿病、高脂血症から血管の異常が起こり、脳や心臓に病気を起こす生活習慣病です。

二つめは、移動など身体機能に影響を及ぼすもので、四肢・体幹の機能低下によるロコモです。

三つめには、認知症が加わります。

これらが進行すると、自分らしい人生を送ることが難しくなります。そして、上手に適切に動くことは、これら全部の要因の予防となるのです。動けなくなる前に、「少しの困難」を感じたら、動くことを意識するようにしましょう（**図4-7**）。

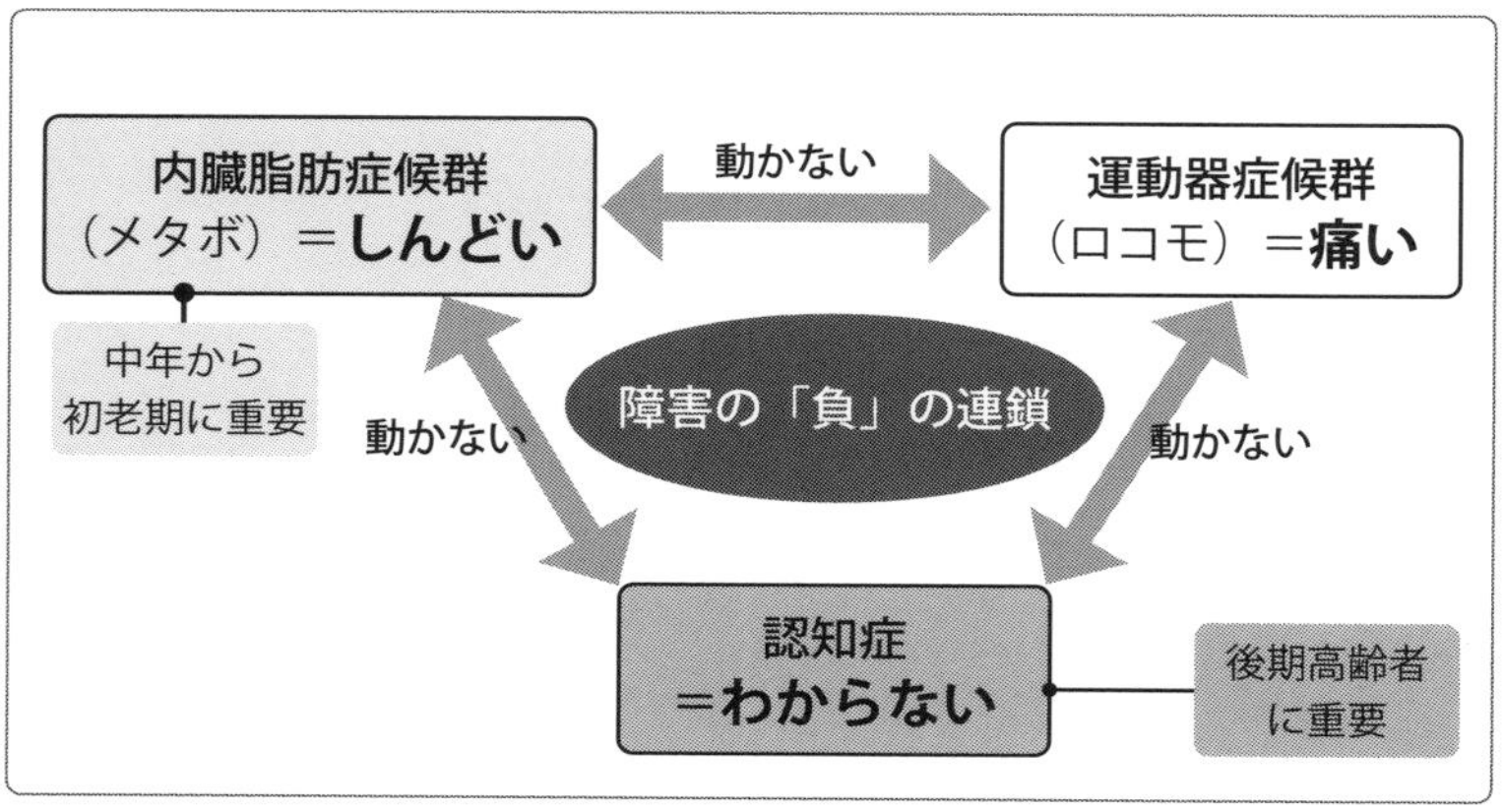

図 4-6　健康寿命・介護予防の阻害要因

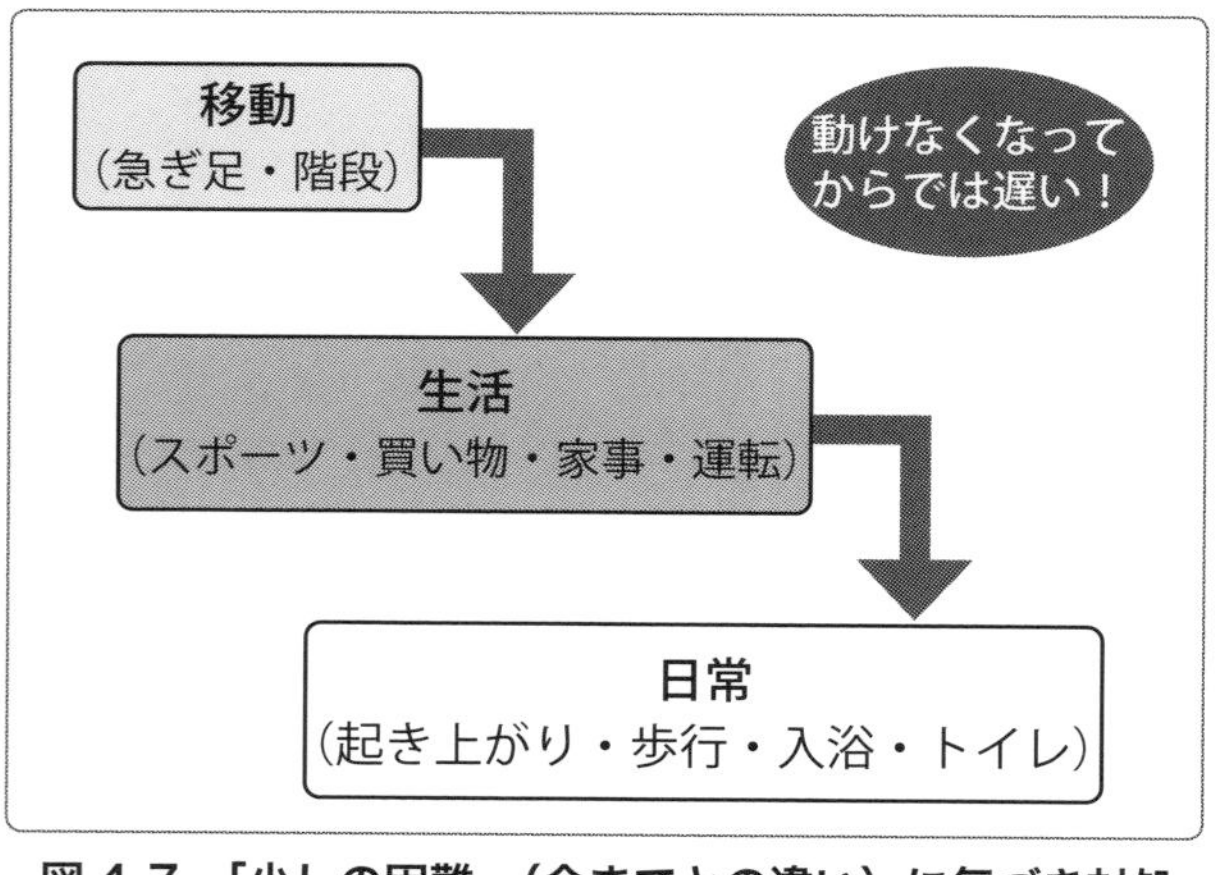

図 4-7　「少しの困難」（今までとの違い）に気づき対処

第５章 患者さんと医療者との信頼関係が、すべての出発点

歳をとって動かなければ、もっと動けなくなる

人として生きていて、間違いなく訪れることがいくつかあります。

一つめは「歳をとること」です。若いときはそれほど感じないものでしょうが、一定の年代を超えるとこれは実感として感じられるようになります。昔は数え年でしたから、実年齢よりもさらに一つ歳がかさみました。そのため、お正月を迎えると、また一つ年を重ねたと嘆くお年寄りもおられました。近年なら、誕生日を家族全員で祝ってくれるのを複雑な思いで迎えているという高齢者の方もおられます。歳を重ねるということは誰も避けることができません。一瞬一瞬、一秒一秒、老いていきます。今の瞬間が一番若い自分ということです。

二つめは「歳とともに、身体は弱っていくこと」です。中高年期になると、今まで当たり前にできていたことが当たり前ではなくなるという体験をします。

階段を3階まで上がると息が上がってすぐに話ができません。徹夜しても平気だったのに、一日でも睡眠不足になるとその疲れが抜けにくくなっています。人の名前や地名などの固有名詞がなかなか出てこなくなります。明るさの足りないところで小さい文字はホントに見えにくくて困ります。こういったことは、時期についてはさまざまでしょうが、みんな体験することでしょう。

三つめは、「じっとすれば、余計に弱ること」です。安静は恐ろしいということを忘れてはなりません。いつの間にか弱ってしまった身体を、さらに弱くします。

四つめ、「身体の調子は気持ちに左右されること」です。このことは「孤独」「孤立」にもつながり、老化を早めます。仲間がいて、話す機会のある方、打ち込める趣味のある方は、老化の進行が遅い気がします。

そして最後は、『死に方』は『生き方』を映すこと」です。ここではあまり人生の終盤の話をしませんでしたが、これは実感です。

皆さん、いい死に方って何だと思いますか。自分でイメージした自分の最期は、自分自身ではどうにもなりません。ただ、希望を言い置くことは可能です。また、話し合うことも可能です。人生の終盤に来たときに、この最期のことだけではなく、これからをどのように過ごしたいのか、また過ごすためにはどうしたらいいのか。計画を立てて、関係する方々と話し合う機会を作ることは本当に大切なことだと思っています。

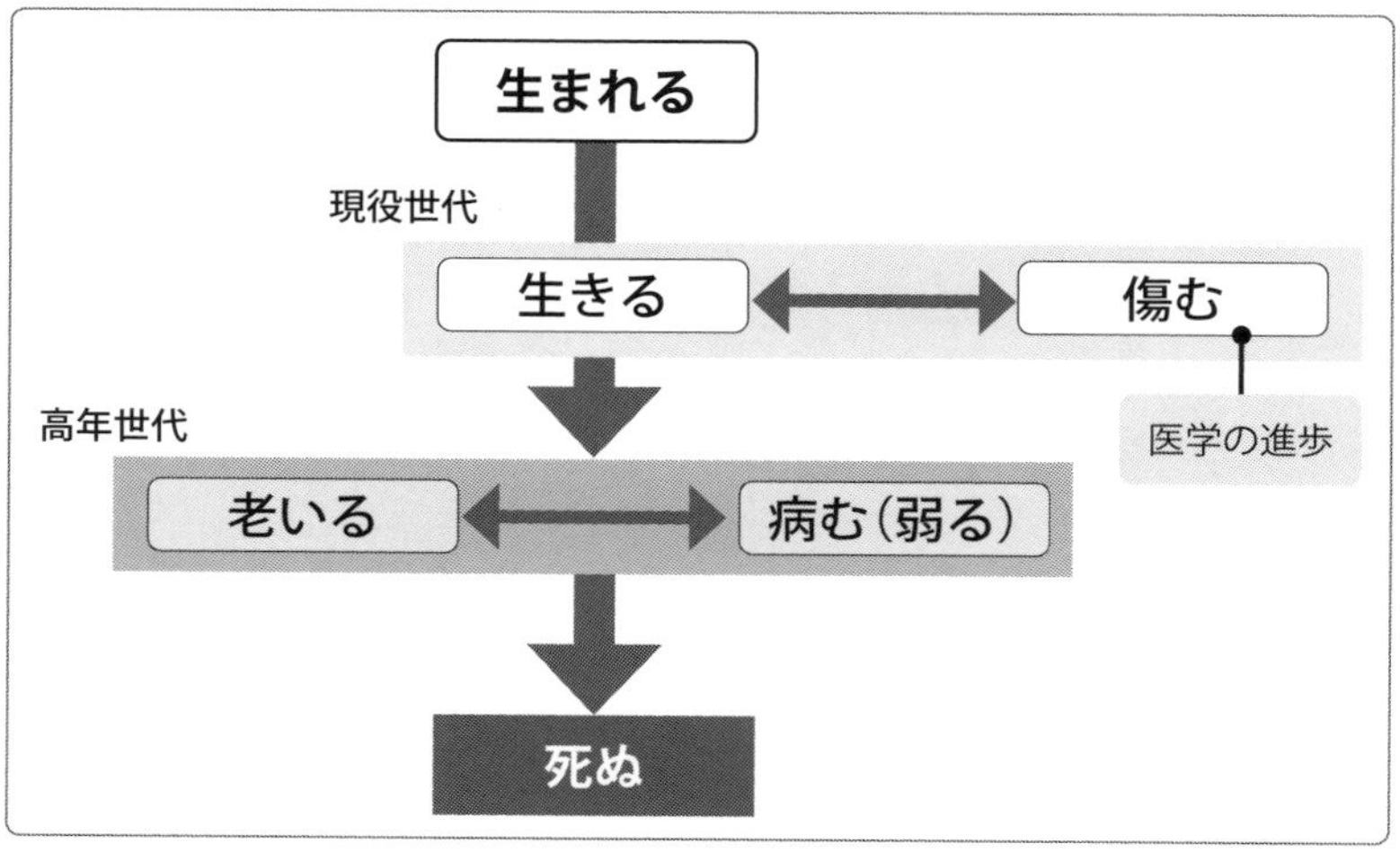

図 5-1　生・老・病・死の流れ

図5-1は人が生まれてから死ぬまでの流れ、生・老・病・死の流れを模式化したものです。

人生の終盤におけるケアに関する話し合いについては「アドバンス・ケア・プランニング」という言葉が最近使われるようになっています。「人生会議」と呼ばれることもあります。しかし、私はもう少し幅広く、人生の計画をあらかじめ話し合うという意味で、「アドバンス・ライフ・プランニング」をおすすめしています。

生まれて死ぬまで、いろいろなことがあります。若い時分の身体の不調は、「治す医療」が最大限の力を発揮すれば良いと思います。しかし、中高年以降になると、同じやり方は時にうまく合わないことが出てくると思います。

とはいえ、現実のケアの現場では、なかなか「治し、支えるケア」が適用されていないのも事実です。まだまだ、老いたときの不調に対する対応について、国民全体のコンセンサスは形作られていません。ケアを担当する専門職種の間でも、必ずしもこの考え方が浸透しているとは言えない状況にあると思っています。

治療方針を決めるのは誰か

ひと昔前までは、日本の医療においては、治療方針を決めるのは医師でした。悪いようにはしないからと、しっかりと患者に説明することなどはさほどありませんでした。また、生命を脅かすがんなどの病気については、本人に病名を告げないのが一般的でした。医師から、本人はおろか家族ですら、残された時間が短いという事実を告げることは控えられていました。

それは、伝えることで本人や家族が受けるダメージが大きいと思われたからです。が、その理由に加え、医療者側の〈恐れ〉もあったのではないかとも思います。事実に直面した本人や家族の悲嘆を自分たちでは埋められないのではないか、という〈恐れ〉です。また、真実を伝えたとしても、訪れるのは悲嘆です。

患者さんや家族が真実を知ることで得られるものはあまりないと判断されていたという事情もあるのでしょう。

現場では、いわば悟りを開くように、本人が気づき、理解し、受け止める瞬間を、固唾をのんで待っていたような記憶があります。

しかし現在は、インフォームド・コンセントという概念も導入され、医療現場もずいぶんと変化しています。この概念は、アメリカの消費者運動に由来して起こったようです。

自分の身体に関することを「知る権利」は、誰よりもまずは自分自身にある、という考え方です。

それはやがて、医療倫理のなかで「自己決定権」として語られるようになります。患者さん自身がよく勉強することを前提にして、医療者には、患者さんが自身の身体に起こっていることを理解できるように「説明責任(accountability)」が課せられます。そのうえで、治療しないという選択肢も含め、いくつかの治療法のなかからもっとも自分の考え方にあった、生き方に適合した治療法を選ぶのです。

本当にそれが可能であれば、もっともいい形なのかもしれません。

しかし、これは簡単なことではありません。知識を学び、たくさんの事例を通して経験を積んだ医療者の持つ情報と同じだけの質の情報を、患者さん自身が消化吸収して身につけることは不可能に近いと思われるからです。

したがって、新たな議論が起きます。医療者は、いくつかの治療の選択肢を提示した後は、何も言わずに患者さんの判断を待つ。そうした姿勢で、果たして医療者が責任を果たしたと言えるのかという議論です。

「患者や家族が、医師の話をどの程度理解しているのか。その理解度は10%くらい」というアメリカの調査報告もあるそうです。正しい判断に必要となる情報が届いていないなかで、患者さん側に治療法を決めさせるのは、むしろ医師の怠慢。そう言われれば、反論はできません。

本人の身体状況を正確に把握するとともに、生きることに対する価値観や、今後の人生の計画や夢なども十分にお聞きすることが大切です。そのうえで、プロフェッショナルとしての経験とそこで蓄積した知識をもってアドバイスし、話し合い、最終的な治療計画を作っていくのが、これからのあるべき姿ではないかと思います。

地域包括ケア

近年、医療と介護をできるだけ統合して提供できるように「地域包括ケア」という概念が語られるようになっています。

そもそもケアの対象となるのは、病気だけではありません。

(1)運動機能や加齢に関連する「疾病(臓器)」

(2)それを持つ、また持つ可能性のある「人(患者・家族)」

(3)その人が住み、私たちが関わる「地域」

これらの健康に関わる複合したものが対象となります。

この対象に対して、次のような方法論が想定されるでしょう。

■「疾病」については従来の治す医療を

この点に関しては、従来の狭い意味での「医療」が担ってきたことと何も変わりはありません。迅速に必要な検査を行い、的確な判断により診断し、ベストと思われる治療法を提示し、合意のうえで実行するという流れです。この段階がうまくいけば役目を果たしたと考えていたのが「治す医療」です。しかし次以降のステップも忘れてはならないと思います。

■「人（患者・家族）」に対するケア

それは、「疾病と診療行為による全人的影響」の排除、または最小化だと考えています。ここは、とても大切なところです。整形外科を例にとれば、骨折をした方がいるとします。それに対して、ギプスを巻いて骨がくっつくのを待ちました。そして、1カ月ほどで再度レントゲンを撮ると、骨折した部分の周囲に新しい骨（化骨と言います）ができてきて安定してきた、つまり治ってきたとします。

そこで、「よし、骨折部は治ってきたよ」と、診療の終了を告げるのが従来の医療です。患者は、ともかく骨が治ったと聞いて安心するのですが、もとのように動けるはずもありません。「でも、もう来なくてもいいと言われた……」と、途方に暮れながら、リハビリテーションを行う患者さんを、たくさん見てきました。

固定によって失われた機能を取り戻さなければ、治ってはいないと考えるべきなのだと思います。固まって動かない関節は徐々に動かして、痩せて衰えた筋肉はトレーニングにより回復させていかねばなりません。これがリハビリテーションです。

また、こうした局所の機能回復だけでなく、社会的な復帰もめざさなければなりません。学生は学校へ、スポーツ選手ならスポーツの現場に、社会人は職場に、主婦は家事のできる身体に、高齢者はもとの生活の場へ……。それぞれ戻っていくためには、その立場に特有の身体的な条件があるはずです。それをかなえる努力も一緒に行う必要があるでしょう。

時には、傷ついたのは身体だけではないこともあります。精神的なダメージも受け止めながら、本当の意味での回復へサポートをするのがケアだと考えています。

■「地域」では、ケアがうまくつながる体制が必要

これは一つの医療機関が声を上げただけでできるものではありません。行政と複数の医療機関が協力し合う形が生まれてくればと思っています。

そのために医師会活動などを介して地域のケアを語る場での発言や行動は重要と考えています。

「運動器ケア」という発想

ここで、運動器ケアについて、改めてお話ししたいと思います。

人は、生まれてから、生きていくなかでは、身体を使って自分らしさを表現しています。何も、四肢の動きだけではありません。乳幼児が泣き声で自分を主張するように、あるいは、眼や顔面のわずかな動きだけでも意思を表出することもできます。

どのようにして、それができているかを模式的に表わしたのが**図5-2**です。まずは、生命がなければなりません。これは大前提です。そして、外からの情報を受け止めて、脳で考え判断して行動に移ります。その指示を身体の隅々にまで伝えるのが神経のネットワークです。この電気的な信号が筋肉に届けられると実際の動きになるのです。

表情や仕草をはじめ、身体を使った表現は〈その人らしさ〉をつくります。その運動器を使った身体活動がいつもと同じようにできるよう、メンテナンスを行うのが「運動器ケア」です。それによって、年齢やその他の身体状況に応じてのその人らしさを維

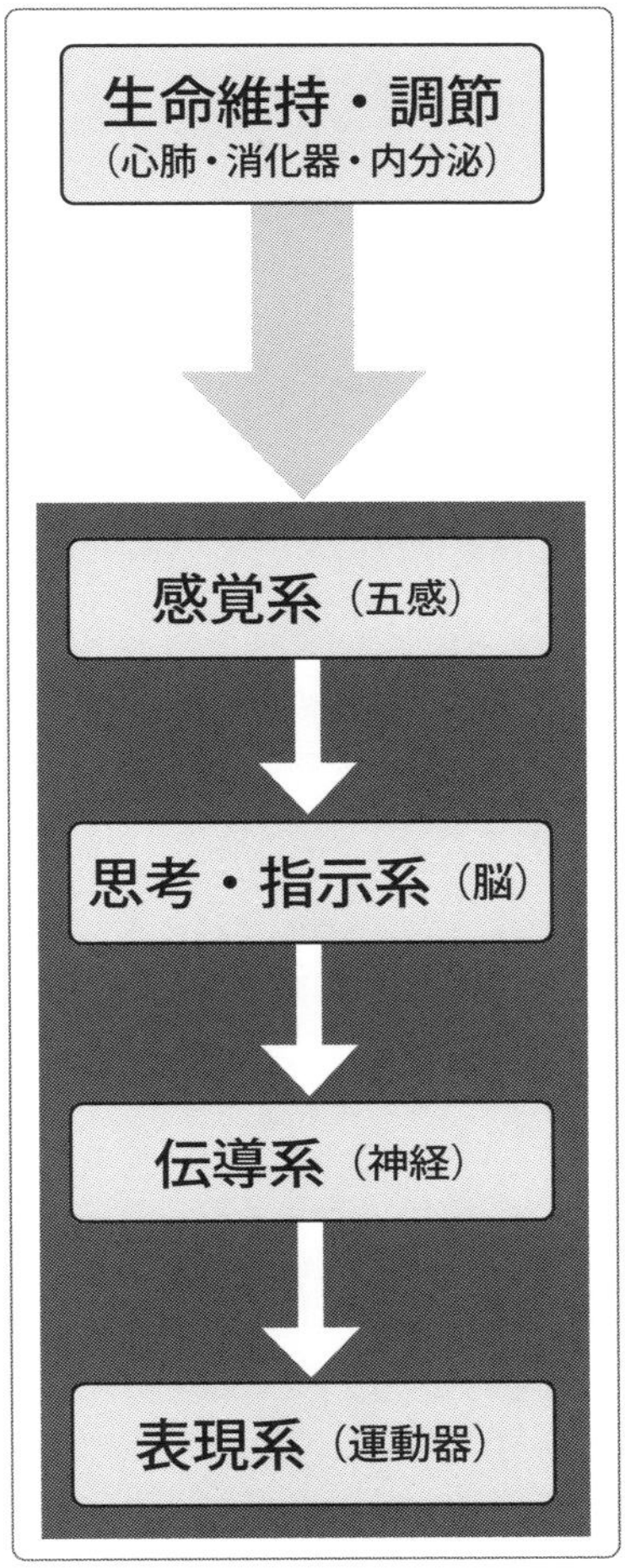

図5-2　身体を使って自分らしさを表現

持し、生きる目的を持ち続けてもらえるようにします。

■運動器ケア
——症状へのアプローチ

運動器の不具合が起こっているとき、対処の第一歩は、なぜそれが起こったのかを考えることです。そのために大切なことは、どのようにして起こったか、を聞き取ること。いわゆる「問診」です。いつからどんなふうに症状が起こったかを知ることで、状況を推察して診断できる場合が少なくありません。

たとえば、こけたとか、捻った、ぶつけられた、当たったなどというはっきりしたきっかけがあるなら、その瞬間から痛みが起こったのだろうということは想像がつきます。しかし、仕事中や運動の練習中は特に痛みは感じなかったけれど、帰る頃になって痛みが出てきたという状態だったら、少し事情は違います。

ケガは、一回の強い力が作用して正常の組織が傷み、発症したものです。しかし、いつの間にか痛みを感じるようになってきたというのは、ケガではありません。それは障害と呼ばれ、炎症が起こって症状が出ている場合が多いです。

そのことを頭に置いて、レントゲンなどの検査の結果を解釈する必要があります。話を聞かず、レントゲンだけで判断することは誤った診断になる可能性があるのです。

ケガでなく障害による症状であるなら、なぜ、その炎症が起きたのか。その要因を分析することが必要になります。

それには、次の三つの要因に分けて考えるとわかりやすいと思います。

（1）使用要因——やりすぎ、誤った使い方（誤用）

（2）身体要因（局所・全体）——体力要素、構造、バランス（姿勢）

（3）環境要因（物理的、社会的、心理的）——用具、サーフェス、指導者、ルール、メディアなど

丁寧に起こった原因を探り、二度と起こらないための方法を検討するのです。

しかし、このように痛みの原因を特定して、的確な治療によって痛みがとれればそれで終了、と考えてよいのでしょうか。痛みさえとれればよいという診療では、痛みに対しては処置できていますが、障害（炎症）が起こる原因に対しては何も対策ができていないのですから、結局、同じことを繰り返すことになります。

したがって、痛みがとれた段階というのは、運動ができるようになったと解釈し、そこから、再発防止に向けた積極的な対策を講

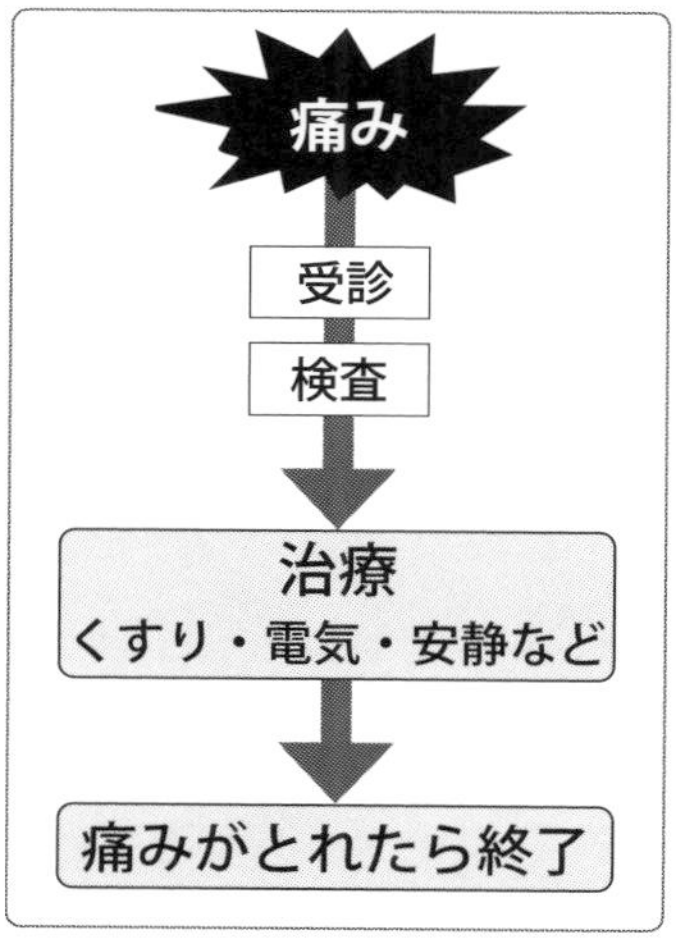

図5-3　痛みをとるだけの治療

じなければなりません。

　こういう努力をするからこそ、本人らしい人生が継続できるのです。

　しかし、このように痛みの原因を特定して、的確な治療によって痛みがとれればそれで終了、と考えてよいのでしょうか。**図5-3**のように痛みさえとれればよいという診療では、痛みに対しては処置できていますが、障害（炎症）が起こる原因に対しては何も対策ができていないのですから、結局、同じことを繰り返すことになります。

運動器ケアとスポーツの現場

　スポーツの現場で起こる痛みは大きく、外傷（ケガ）と障害に分けられます（39頁参照）。足は地面に付いているのに横からタックルされて膝が横に向いてブチッとなって動けないとか、ジャンプの着地でバランスを崩し足首をひねったとか、走ってくる相手を止めようとして腕を出したら勢いに負けて肩が外れたとか、ともかく、一回の大きな力によって起こるのがケガです。これはなかなか予防することが難しいです。

　一方、投手が投げているうちに肩や肘が痛んできたとか、ランナーが走行距離20キロメートルを過えるとすねが痛んでくるといったような悩みは、一回のケガではありませんね。負担が積み重なって起こるものです。このような起こり方をしたものを安静で対処すれば、もちろん、痛みは取れます。投げないピッチャーが肩・肘を痛いと言わないし、走らないランナーがすねに痛みを訴えることはないでしょう。しかし、彼らが、本来やりたいこと、つまり投げることや走ることを休んだから良くなったと判断して再開したらどうなるでしょうか。痛みを感じた同じ身体が痛みの原因となった同じ動作、つまり投げることや走ることを再開したら……。そうですよね。また同じことが起こるに決まっています。多くのスポーツ選手たちは、こうした悩みを抱えているのです。そこで、スポーツ医学の立場からは、同じことを再開しても痛みが出ないように対処する方法を考えます。そのときに、次に示す三つの要因から総合的な対策を考え、アドバイスするよう心がけています。でなければ、同じことが起こるのは間違いないからです。

　一つ目は、身体の使い方に関することです。そこでは、使う量と質を検討します。量は、やり過ぎていないかということです。そして、質は投げ方やランニングフォームに関することになります。私たちは競技の専門家ではありませんから、速い球を投げる方法は指導できませんが、安全な投げ方、つまり投球動作の中で、どこかに負担が集中するのではなく、身体全体をうまく使って投げるという視点では、指導することができます。

　二つ目は身体の要因です。全体を使って投げようとしても、たとえば、肩甲骨が自由に動かない状態になっていれば、その投げ方はできません。まず、固まっている部分を普通に動くようにすることから始めなければならないのです。

　三つ目が環境です。たとえば、少年野球の

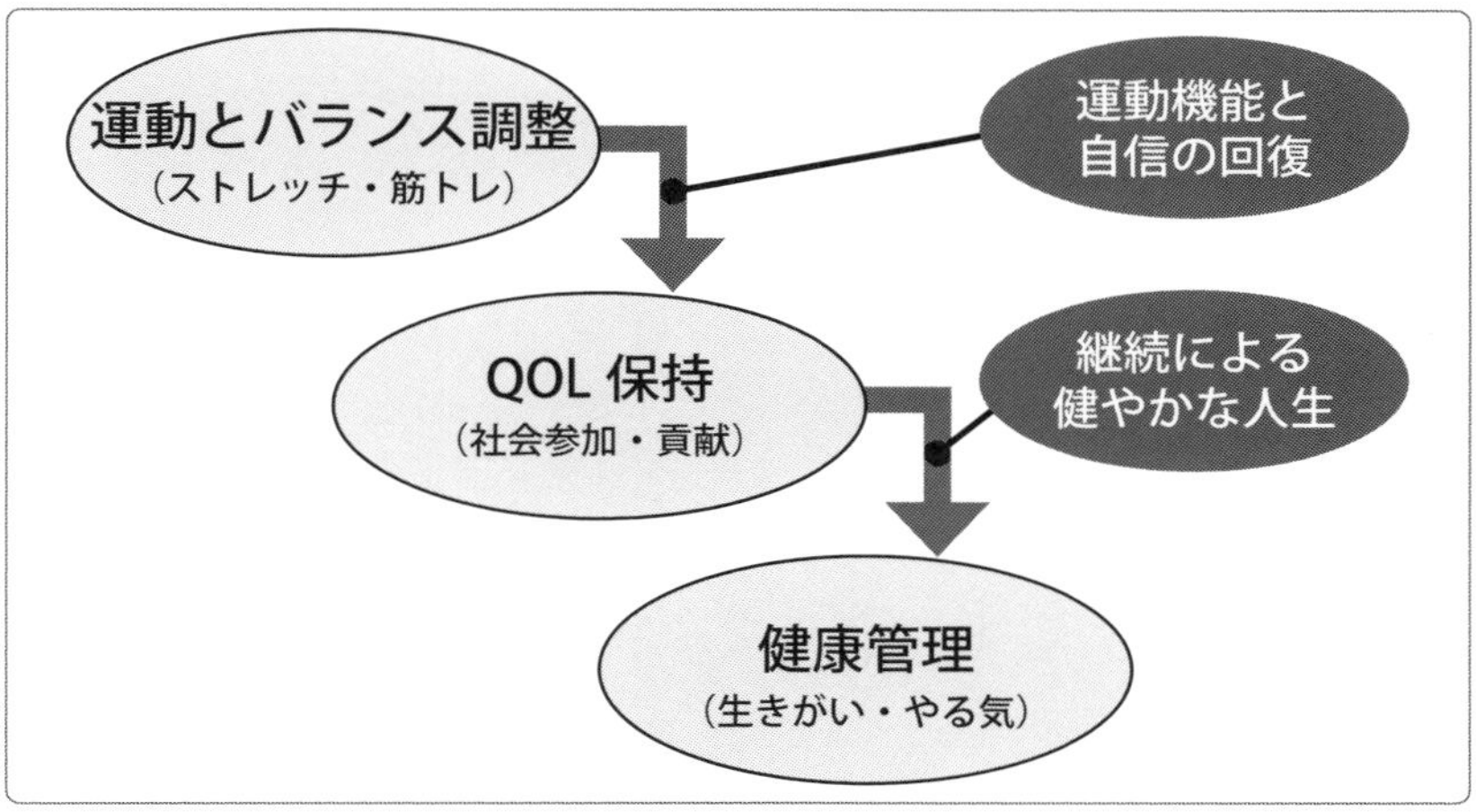

図 5-4　健やかな人生のために

投手にプロのコーチが言うように「投げ込み」といって、たくさんの球数を投げさせるのは、弊害が大きいことになります。成長期の身体の特性を知った指導でなければ、障害を生むことになるわけです。用具や人工芝や体育館の合成樹脂の床などといったサーフェスも身体の負担に関わります。

■健やかな人生のために

痛みがある場合、障害の要因を分析した上で、総合的な対応を実施していかなければ、本人だけではなく同じことで悩む他の選手での発症も予防することはできません。ここまで、スポーツ現場における障害を例に、総合的な対応の必要性をお話ししました。こうした取り組みは、実はスポーツ選手だけに関連したものではありません。**図５-４**は**図３-６**（26頁参照）からの抜粋です。健やかな人生を維持するには、運動・QOL保持・健康管理を連関させたサイクルが必要になります。また勤労者の腰痛でも、中高年の関節痛でも、高齢者の機能低下においても、対応は一つの方向からだけではなく、複合的に、そして包括的に行わなければ、本当の意味での問題解決にはならないと考えられます。

第II部　整形外科から運動器ケアへ

序章

現在の整形外科診療とその問題点

進化する検査法と手術

私が医師になった40年以上前から、技術革新とともに、整形外科の診療もずいぶん変わりました。後でもう少し詳しくご紹介しますが、その頃は、形を調べる方法としては普通のレントゲンしかありませんでした。そこで、レントゲンにうつらない脊髄や関節の軟骨、半月板、また、靱帯などを調べようとすると、造影剤を使ったり、関節を捻ったり引っ張ってレントゲンを撮るといった工夫を加えて行っていました。それは、患者さんには決して楽ではなく、苦痛を伴った検査でもありました。

関節内を調べる方法としては、関節鏡が開発され、徐々に一般化していきました。私は、この関節鏡という技術に若いときから取り組んだのですが、始めた頃は、中が見えたといって興奮するという、幼稚なレベルでした。その後、関節内を観察しながら、別のところから道具を入れて、削ったり、縫い付けたりするようになりましたし、直接のぞくという不自由な姿勢が光学機器の導入により、関節鏡に取り付けたカメラを通して、モニターを見ながらするという方法に進化していったのです。

そして、CT、さらにはMRIが開発され、患者さんに苦痛を与えることなく、内部が観察できるようになったのは、本当に技術の恩恵だと思います。

もちろん、そうした検査の方法の進歩とともに、治療も変わりました。すでに、当時一般的になっていた人工関節という手術方法ですが、より洗練され、そして、安全で長持ちするように改良が積み重ねられています。脊椎の分野では、顕微鏡を使った手術から、さらに内視鏡を使うようになりました。それにより、手術後の痛みがましになり、安静期間が短くなって、患者さんにとっての苦しみが減ったのです。

技術革新が抱える問題点

たかだか、40年なのですが、その間の変化は誠に大きなものだと感慨があります。では、そうした技術革新がすべて、恩恵として喜んで受け入れられているかといえば、私には、いくつかの問題点もあるように感じられます。

簡単に列挙すると、次のようになります。

（1）形態と症状発現との因果関係への執着
形態の異常が見つかれば、それが症状

の原因と考え、説明し、対処する治療

（2）筋肉など軟部組織由来の症状への低い関心

　骨・軟骨の異常が見つかると、他の原因を検討しようとしない

（3）全体の中での局所と考えず、局所に集中

　局所が他の部位とつながって果たしている役割や姿勢など全体との関連を考慮しない

（4）手術以外の方法について、その方法が限られている

　運動療法を重視せず、また補完・代替医療を科学的でないと導入しようとしない

（5）手術した場合、術後の患者さんの感想より、画像の評価を重視する

　医師の評価と患者の感想がすれ違うことがある

（6）時に商業主義と診療報酬に治療方針が左右される

　報酬制度に振り回され、薬品会社や機械メーカーの言いなりになる場合も

（7）急性に起こる痛みには強いが、慢性の痛みに対処するすべがない

　痛み止めと湿布以外にできることがない

　これらの問題点のうち、本書では、特に、画像検査に頼りすぎになっている現在の整形外科診療について、特に掘り下げて考えたいと思っています。つまり、どうして、画像の結果にこれほどこだわるようになったのか、その背景や経過を振り返り、この弊害を分析して、できれば、これからの望ましい体制を提案したいと思っています。

第1章　運動器ケアの実際

腰、首、手足の関節に痛みを自覚すると、日本人はどうするでしょうか。その選択肢を並べ上げてみます。

①そのまま経過を見る
②薬局で痛み止を飲み、湿布を貼る
③温泉やサウナに行く
④マッサージや整体を受ける
⑤整骨院・鍼灸院に行って施術を受ける
⑥整形外科診療所を受診する
⑦大きな病院の整形外科を受診する

このように、思いつくだけでもこれだけの手段があります。

そして、⑥、⑦という整形外科受診するというのは、健康保険が適用されることもあり、一般的かもしれません。ただ、待ち時間や、診療に伴う煩わしさがあるため、軽い症状の場合は①から⑤の手段を選ばれるように思います。

さて、それで、整形外科を受診すると、どのような診療が行われるでしょうか。現行の一般的な流れをまとめてみましょう。

(1) 画像検査を受ける
(2) 異常がなければ、「大丈夫。大したことはない。無理しないように」と説明され、痛み止めと湿布を処方される
(3) 異常があれば、「そのために痛みが起こっている」と診断され、「経過により手術が必要」と説明される。時には、「今のうちの手術」が薦められるが、通常は、「無理をせず、痛み止めと湿布で経過を見る」よう言われる

そして、しばらく様子を見て、良くなれば、それでいったんは終了ですが、人によると、何度も同じことを繰り返すかもしれませんし、場合によっては、程度の差はあっても、いつまで経っても痛みが引かないことも起こる可能性があります。

この流れは、現在の医学的見地からすれば、妥当であり、間違ったところは何もないことになります。真面目でしっかり勉強している医師であればあるほど、こうした説明になるようにも思います。

ただ、山に登ったり、ゴルフやテニスといった活動がしたいと患者さんが希望すると、医師は困った表情を浮かべるかもしれませんが、おそらくはっきりと「それはダメ」とおっしゃるはずです。さらに付け加えて、「無理に活動すれば、痛みは強くなり、関節の変形は進み、手術をしなければならなくなる時期が早まる」と言われると思うのです。

こうした対応とは違う方法を採用している施設もあります。それは、安静ではなく、動いて治していくという考えを診療に組み入れていくということです。

リハビリテーションは、戦後、アメリカから輸入された概念です。ピッタリとはまる日本語がなく、そのまま用いられて、今に至っていますが、そのrehabilitationという言葉の語源はラテン語の「再び」を意味する"re"と「人間らしい」「できる」という意味の"habilis"が合わさってできた語で、「再び人間らしく生きる」とか、「再びできるようにする」という意味になります。

二度の世界大戦を契機として、戦争の犠牲になった多くの障害を持つ方が生まれ、その対応が求められる中、障害者に対する機能回復、能力向上、社会復帰が目標となります。

そして、１９６０年代後半になって、リハビリテーションの目標が職業再訓練だけではなく、個人の生活においてのすべての機能を対象とするよう拡大され、治療体制の中に取り入れられるようになり、急速に広まっていきました。１９８０年代になると先進国の高齢化に伴い高齢者の問題が取り上げられ、機能だけではなく、「生活・人生の質（quality of life：QOL）」の視点が重視されるようになります。

現在、日本でのリハビリテーションは、職場復帰や経済的自立の支援だけではなく、疾病の予防や治療のためにも実践されるようになっています。加齢による退行変性に伴う各種の機能低下に対する予防や機能維持、疾病自体による身体機能への影響のみならず、治療そのものによってダメージを受けた体調を病前の状態に可能な限り近づけることも目標となります。そこで、生活指導や予防のためのリハビリテーションも含まれるようになり、導入当初、リハビリテーションが機能訓練と同じように用いられていた時代とはまったく違う様相を呈してきています。

運動器においても、たとえば、電気などの物理療法がリハビリテーションだと認識されていた時代もありましたが、今では、理学療法士などの専門職種によるマンツーマンの指導による対処がリハビリテーションであるという認識が広まってきています。

この考え方による運動器の診療では、その方が望む姿をしっかり聞き取り、それに応じて、治療の目標を設定します。痛みがなくなることが目標となるのではありません。むしろ、痛みがなくなることは、治療の出発点となります。痛みのない身体となって、一体何がしたいのか、その中身に合わせて一緒に目標を設定し、それに向けて実現の具体的方法を考え、実践していくのです。たとえば、スポーツ選手であれば、当然、目標はその方が取り組んでいるレベルでの競技復帰となります。そこで、それが可能となるよう、必要な身体的条件を満たすようリハビリテーションを行います。さらに、スポーツ活動に復帰しても、同様の症状が再発しないような配慮も重要で、そのための運動プログラムを作成し、ともに実践していくのです。

その具体的な治療の経過と成果を次の章で詳しくご紹介しましょう。

第2章

膝・股の変形性関節症の患者さんが登山できるまで

症例1　女性（1947年生まれ）初回診察時51歳

（注：ご本人の許可をいただき、レントゲンを含め、経過をご紹介いたします。）

右の股の付け根のところが体重を乗せると痛むということで、1998（平成10）年1月に、初めて診察に来られました。お話を伺っているうちに、彼女の楽しみが登山であることが分りました。近くにある金剛山にしょっちゅう登っているというのです。仲間に誘われ、何回も登る人たちの会に入会しているといいます。調べてみると、金剛山に登る有志の方の会である「金剛登山会」が、1962年に発展的に発足した「金剛錬成会」という金剛山葛木《かつらぎ》神社の崇敬団体のことでした。活動の主体は回数登山で、2020年3月現在4千人以上の会員がおられるそうです。会では、毎年5月3日のさくら祭りの日に、登山百回毎の会員表彰が行われます。

1991年から始められて、初めて受診されたとき、約7年が経過しており、すでに1000回を超えておられました。そして、目標は3000回ということも伺いました。

■右変形性股関節症

この最初の診察のときに撮影したレントゲンが、**図2-1**です。

写真の左側がご本人の右足になります。反対側と比べてください。丸いのが脚の骨（大腿骨）の頭の部分（大腿骨頭《だいたいこっとう》）ですが、それと骨盤の間の隙間が違いますね。この骨と骨の間が狭くなっているというのは、軟骨がすり減った状態と解釈されます。診断としては「右変形性股関節症《みぎへんけいせいこかんせつしょう》」となります。そして、右では、大腿骨頭が大きくて、外側に半分位はみ出ているように見えます。つまり、大腿骨頭が骨盤の骨にすっぽりはまっていないのですね。いわば亜脱臼の状態です。大腿

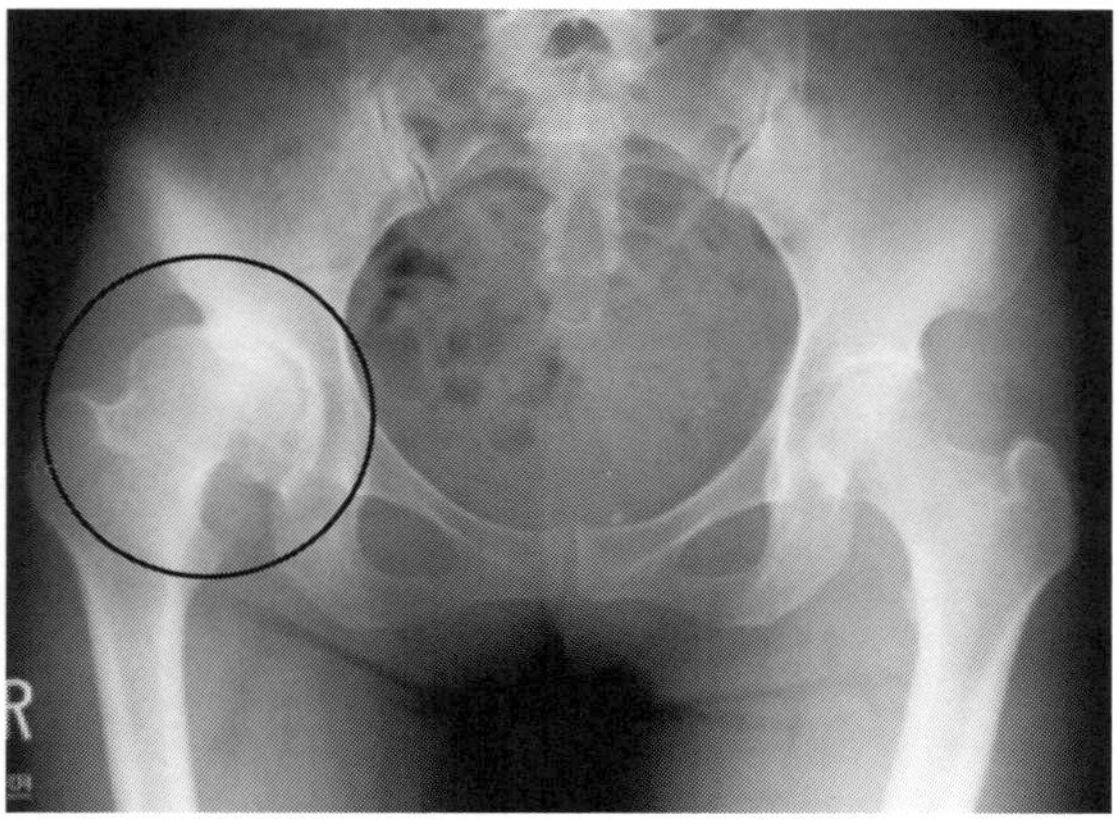

図2-1　右変形性股関節症《みぎへんけいせいこかんせつしょう》（1991年）

骨頭のかぶりが浅く、体重を受ける部分が小さくなっているため、軟骨が早く傷むことになります。つまり、加齢による軟骨の目減り（すり減り）が早めに起こってしまうのです。

こういうタイプは、関節の構造に不備があるという原因がはっきりしているので、「二次性」の変形性股関節症と呼ばれています。これは、男性に比べ、圧倒的に女性に起こりやすいのです。

日本は、こういう二次性のものが多いのですが、欧米では、形の不備がないのに起こる「一次性」の変形性関節症が大半を占めると言われています。二次性の場合のように、力学的な弱点によって傷むのではなくて、関節軟骨自体が、加齢によって傷んでくるためと考えられています。最近では、日本でも一次性のものが多くなってきました。

さて、どう対処するか

整形外科医がこうした変形性股関節症の患者さんを診察したら、どんなアドバイスをするでしょうか。ほとんどの医師は、無理しないようにと指導し、減量を勧め、あまり無理に動かないようにアドバイスすると思います。こうした対処は、傷んでいる股関節への負担を減らすという治療法です。この考え方からすれば、登山など、もってのほかということになります。

ここで、この変形性股関節症について、一般的な概説を紹介しましょう。

「変形性股関節症は、股関節に対する力学的過剰負荷による関節軟骨の変性や損傷から軟骨の摩耗《まもう》、軟骨下骨の浸食や嚢腫形成へと股関節の変形が徐々に進行し、疼痛や可動域制限、歩行能力低下などを生じる。わが国では、発育性股関節形成不全（発育性股関節脱臼、亜脱臼など）による股関節の接触圧増加と不安定性が原因で起こる二次性股関節症が大半を占めており、発症年齢が欧米よりも低い。一方、欧米では、関節形態に異常のない一次性股関節症が多いとされていたが、股関節の形成不全ではない形態異常による大腿骨と寛骨臼縁《かんこつきゅうえん》が衝突して関節の障害を起こす大腿骨寛骨臼インピンジメント（femoroacetabular impingement：FAI）という病態も、股関節症に関与している可能性が指摘されている。わが国でも、平均寿命の伸びと超高齢社会により、関節形態に異常のない一次性股関節症も増えている。

●診断のポイント

症状は、股関節から大腿部にかけての疼痛、可動域制限（拘縮《こうしゅく》）、跛行《はこう》である。米国リウマチ学会の診断基準では、股関節痛があり、かつ①赤血球沈降速度20ミリメートル／時未満、②大腿骨頭あるいは寛骨臼の骨棘形成、③関節裂隙の狭小化、の三つのうち二つを満たすものとなっている。

エックス線学的評価は、両股関節正面像（臥位《がい》）で通常行うが、初期の軽微な関節裂隙狭小化《かんせつれつげききょうしょうか》や亜脱臼は立位のほうが顕著となることがあり、立位で骨盤後傾変化などもとらえられるので、立位正面エックス線撮影は早期診断に有用である。また、股関節の関節裂隙狭小化は、大腿骨頭頂部より前方から始まることが多く、false profile view も早期診断に有用である。

関節症の病期は重症度評価の一つで、治療方針決定に重要である。関節裂隙の軽度狭小化や骨棘形成《こつきょくけいせい》のみ認める初期、明らかな関節裂隙狭小化と嚢腫《のうしゅ》形成を認める進行期、関節裂隙の消失する末期に分けられる。また、股関節形成不全の診断には、CE角が最も信頼性の高い指標で、20度未満が明らかな形成不全、20度以上25度未満が境界領域とされている。

発症初期は、鎮痛薬や安静、その後の運動療法などの保存治療が有効である。症状の緩和と軟骨変性摩耗の進行防止が治療の目標となる。股関節形成不全で関節症が初期までの青壮年患者では、3カ月以上症状が続く場合は寛骨臼回転骨切り術などの関節温存手術が勧められる。

進行期以降の保存治療は、手術回避または先延ばし目的の対症療法となり、根治的治療はないので、患者の機能やQOLの低下、社会活動性などを鑑みて、人工股関節全置換術が勧められる」

（菅野伸彦（大阪大学大学院医学系研究科運動器医工学治療学寄附講座教授）『日本医事新報』No.5005（2020年3月28日発行）46頁「私の治療」から引用）

重症度を評価するのに、病期の分類が重要とされ、その方法はレントゲンでの所見によるとされています。関節裂隙という、骨（大腿骨骨頭部）と骨（骨盤側）の隙間の狭さや骨嚢腫《こつのうしゅ》という骨の中にできる空洞、そして、骨棘《こつきょく》という骨の出っ張りなどによって、初期から進行期、末期と重症となっていくとされています。つまり、変形の程度で病気の重さを表します。

この方の場合、進行期に分類されます。痛み止めなどの方法で、痛みを改善させることと、変形の進行防止のために、活動を制限し、体重を管理するよう指導されるのが一般的です。

しかし、私はそうしませんでした。その理由は後で詳しくお話ししますが、一つには、これまでの経過です。彼女がすでに１０００回以上山に登っているという実績があること、これは大切な情報だと考えました。というのも、関節の変形はほとんどが、じわじわと少しずつ起こってくるものだからです。つまり、6年ほどかけて１０００回に達しておられるのですが、その後右の股関節が痛いと感じたときに、急にこの変化が起きたとは考えられません。彼女は、自分の股関節が徐々に変形し、傷んできていたにもかかわらず、症状を感じることなく、登山を楽しめていたということになります。とすると、形が急に変わったのではないのですから、何か、プラスアルファの条件があって、痛みが出てきたはずです。それを改善できれば、痛みを自覚する直前の状態に戻すことができるはずだという予測です。

もう一つは、診療の目標設定です。痛みが取れることと引き換えに、せっかくの楽しみを奪ってしまうというのは、もったいないですよね。できれば、痛みも取り、３０００回という目標も諦めずにチャレンジして欲しい、その方法はないだろうかということです。もちろん、かなえられる保証などありませんが、最初から諦めるのはもったいないというのが、私の考えでした。

そこで、痛みが取れてから、頑張って動かしていくことを指導しました。ともかく、できることをきっちりとやって、無理なら仕方ないとその時点で考えましょうということで、リハビリを開始したのです。その内容は後で詳しくご説明します。

なお、そのとき、ご本人は左膝に程度の軽い痛みがあると訴えておられます。そこで膝のレントゲンも撮影しています。右はまったく正常ですが、左では外側の関節の間が少し狭くなっていて、よく見ると、すねの骨（脛骨）の一番上には小さく骨のとげ（骨棘）ができているのが分ります（**図2-2**）。

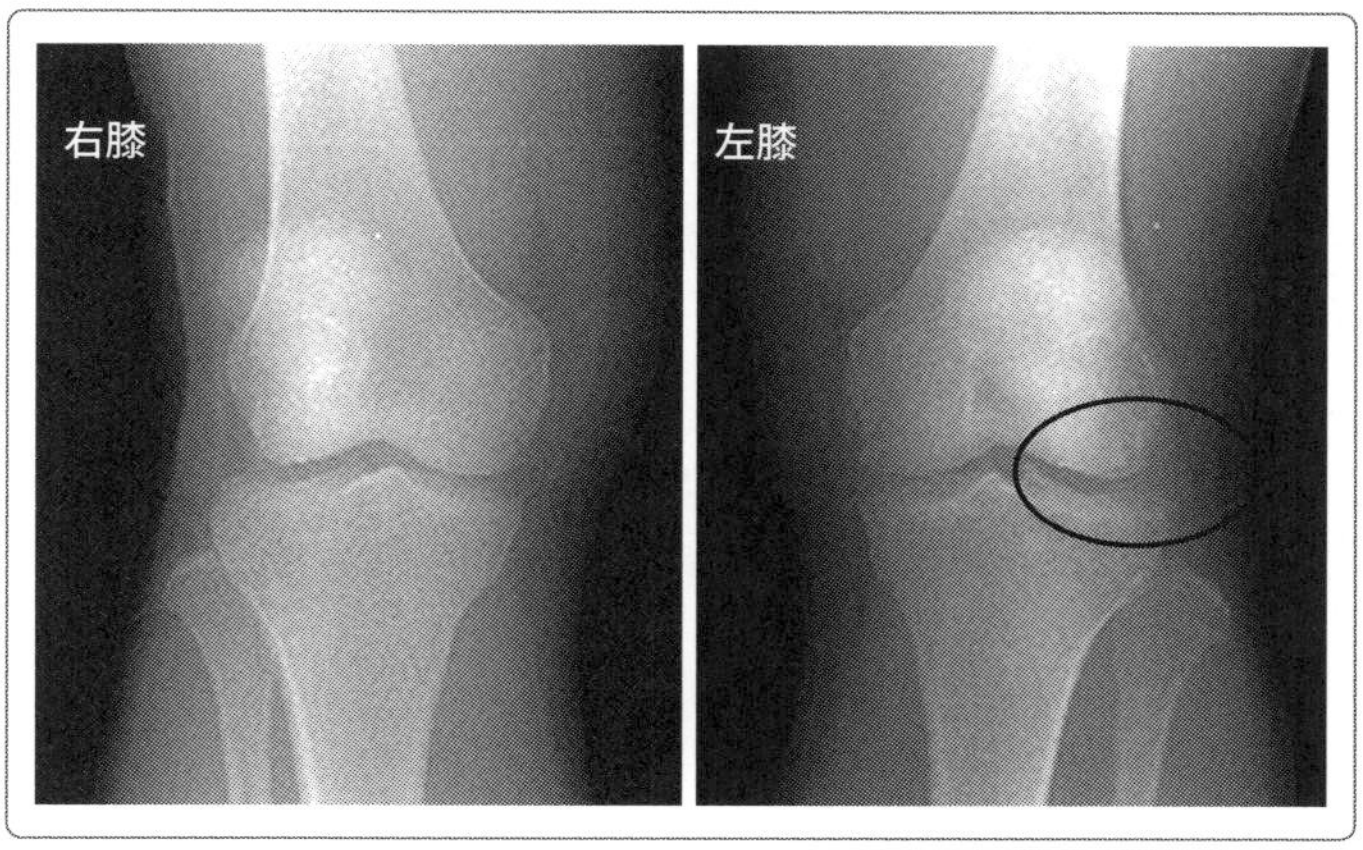

図 2-2　両膝のレントゲン写真

リハビリ（運動療法）プログラム

　強くして治しましょうという方針でリハビリというか、運動器疾患の保存治療である運動療法をスタートするのですが、その前に、自分の状態を理解してもらうことが重要です。レントゲンによる変形の程度で、病気が進行したように見えるし、医師はそう説明しますが、変形の進行と症状とは並行しないことを繰り返し説明します。肝心なことは、痛みです。ご本人にしか分からない痛みがどう変化するのか、そのために、日常生活に、また、自分の趣味の活動に、どんな影響が出るのか、それを、経過を追って受診していただくときに、必ず伝えるようお願いします。

　そして、お互いが決めた方針である、諦めずに３０００回の登山ができるよう頑張るということを、忘れないことを確認します。何よりも、安静にすること、かばうこと、守ることは、目標を遠ざけることであり、痛みの種類や程度との相談ではありますが、基本はできるだけ動かすことであるということをお互いの基本路線として共有するのです。

■痛みのある箇所を丈夫にする

　この方に限りませんが、痛いところがあると、人は必ず痛くないようにします。つまり痛いところを守り、使わないようにします。かばってしまうのです。これはごく自然なことであり、当たり前の反応です。しかし、それがために、痛んだ関節の周囲が弱ってしまうという大きな問題につながってしまうのです。たとえ、30分や1時間トレーニングに励んでも、それ以外の日常生活の時間で、かばい・守る使い方をしているのでは、トレーニングの効果などまったく期待できません。

　患者さんご自身に、痛んでいる関節の周囲をなんとか丈夫にしていくこと、そのために痛くないような方法を工夫し、鍛えていくこと、そして、普段の使い方でもかばう癖が付いていれば、それを正していくことを意識していただけるよう指導します。

　そして、実際の運動です。最初のテーマは、「普通に使えるようにすること」です。触っていくと、痛んだ関節の周囲の筋肉に固いところがあることが見つかります。ムダのない効率的な使い方をしていなかったのですから、これは当然です。それが見つかれば、電気や温熱といった手段も補助的に使いながら、固さを取っていきます。そして、自分自身で動かすように、ストレッチの方法を学んでいただきます。

　自然な動きに近づいてくれば、今度は「周囲の筋肉の強化」のプログラムを指導していきます。これが二番目のステップとなります。

　この頃、当初の訴えであった体重をのせた

ときの痛みというのは、軽くなっているはずです。そして、最後の三番目の段階になります。それは、「体重をのせる感覚を思い出す」ということです。痛んだことのある脚を元通りに使うというのは、実はそうたやすいことではないのです。人間誰でも痛いことは嫌ですし、そして、一度味わった痛みは、なかなか忘れないのですね。そのため、痛みが取れても痛みを感じた動作を避けるように、バランスがおかしい使い方を、ついやってしまうといったことがよく起こります。この仕上げの段階では、その痛かったときの使い方の名残《なごり》が本当に消えているか、また、山に登ったときに悪い癖としてぶり返すことがないか、ご自身のチェックもできるように覚えていただくものです。

具体的な方法は**図2-3**を参照してください。

その後の経過

作戦通り、トレーニングをしながら、山に登るようにしました。そして、うまくいけば、これから1年に1回の診察で、経過を見せていただくようお願いしました。

幸い痛い時期はそれほど長く続かず、山登りを再開でき、それから1年ごとにお目にかかることになりました。持参していただける、登山の回数記録で、グラフを作ってみました（**図2-4**）。

そうして、登山をつづけ2011（平成23）年についに目標の3000回に到達されました。そのとき届いた彼女からのメールです。

島田先生

明けましておめでとうございます。

本日1月8日御蔭さまで金剛登山3000回を達成することが出来ました。

登山を始めて約20年がたちました。1000回ぐらいのとき、股関節に異常をきたし、その後痛みを我慢しながら登山を諦めずに今日に至りました。

この数年は、山に登っていても、全く痛みは出ません。快調です。

今日があるのも先生の御指導のおかげと、感謝申し上げます。

これからも、何回登れるかわかりませんが、頑張っていこうと思います。

1月の診察で、先生とお会いするのを楽しみにしております。

今後とも宜しくご指導の程御願い申し上げます。

〇下

それに対して私からメールを返信しています。

〇下様

本当におめでとうございます。身体の不都合を乗り越えての達成であることを知るだけに、改めて、心からお祝いをお伝えしたいと思います。

目標に向かって努力されるひたむきさとあきらめない心に感服しています。

そして、〇下さんは私に勇気を与えて

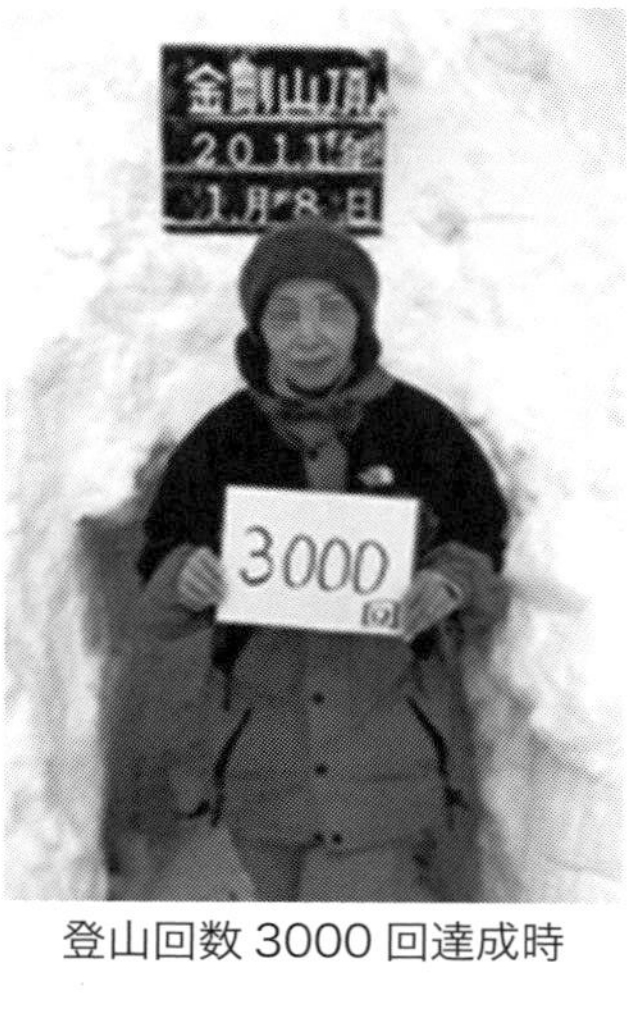

登山回数3000回達成時

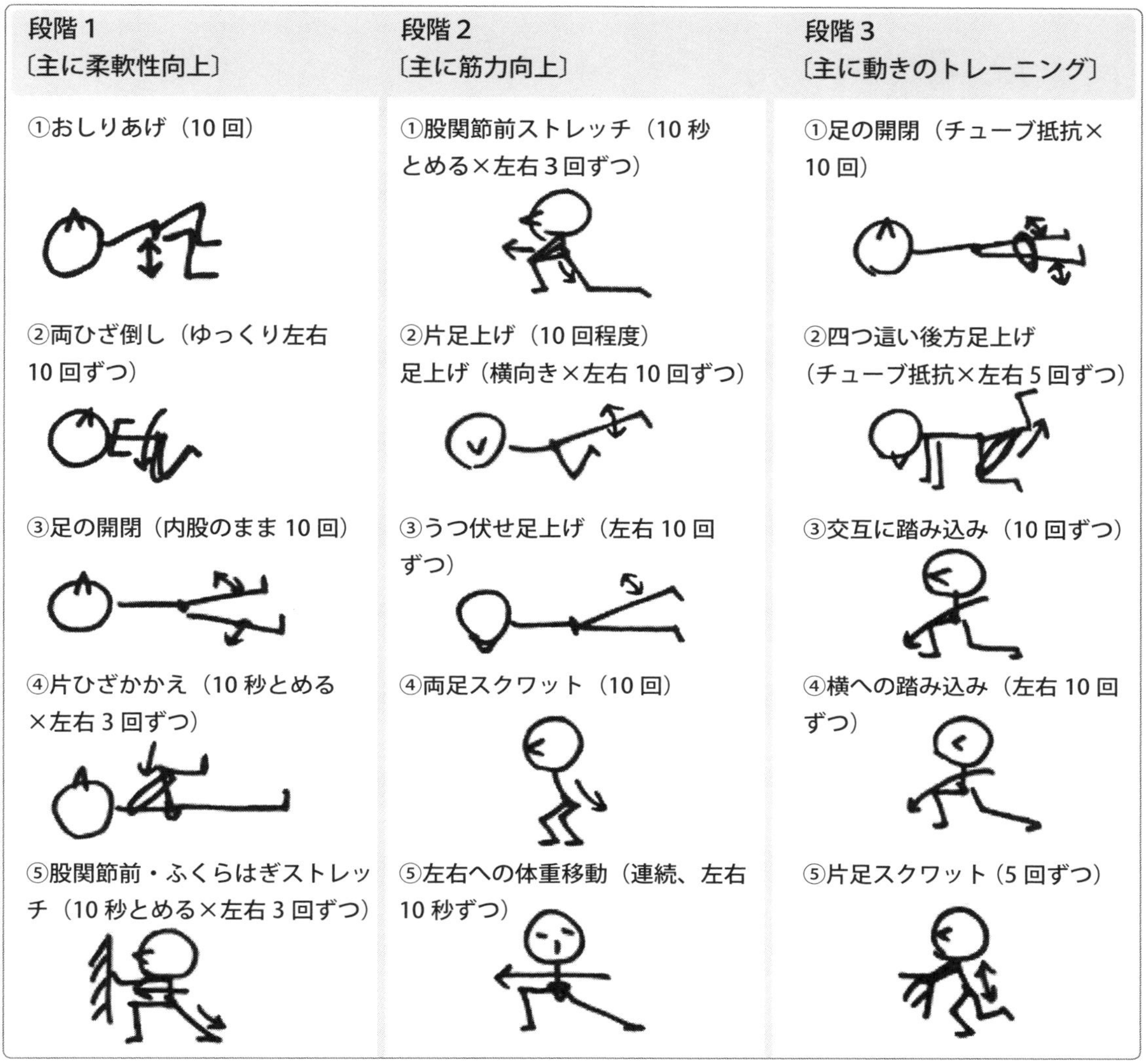

段階1 〔主に柔軟性向上〕	段階2 〔主に筋力向上〕	段階3 〔主に動きのトレーニング〕
①おしりあげ（10回） 	①股関節前ストレッチ（10秒 とめる×左右3回ずつ） 	①足の開閉（チューブ抵抗× 10回）
②両ひざ倒し（ゆっくり左右 10回ずつ） 	②片足上げ（10回程度） 足上げ（横向き×左右10回ずつ） 	②四つ這い後方足上げ （チューブ抵抗×左右5回ずつ）
③足の開閉（内股のまま10回） 	③うつ伏せ足上げ（左右10回 ずつ） 	③交互に踏み込み（10回ずつ）
④片ひざかかえ（10秒とめる ×左右3回ずつ） 	④両足スクワット（10回） 	④横への踏み込み（左右10回 ずつ）
⑤股関節前・ふくらはぎストレッ チ（10秒とめる×左右3回ずつ） 	⑤左右への体重移動（連続、左右 10秒ずつ） 	⑤片足スクワット（5回ずつ）

図 2-3　変形性股関節症　運動療法例

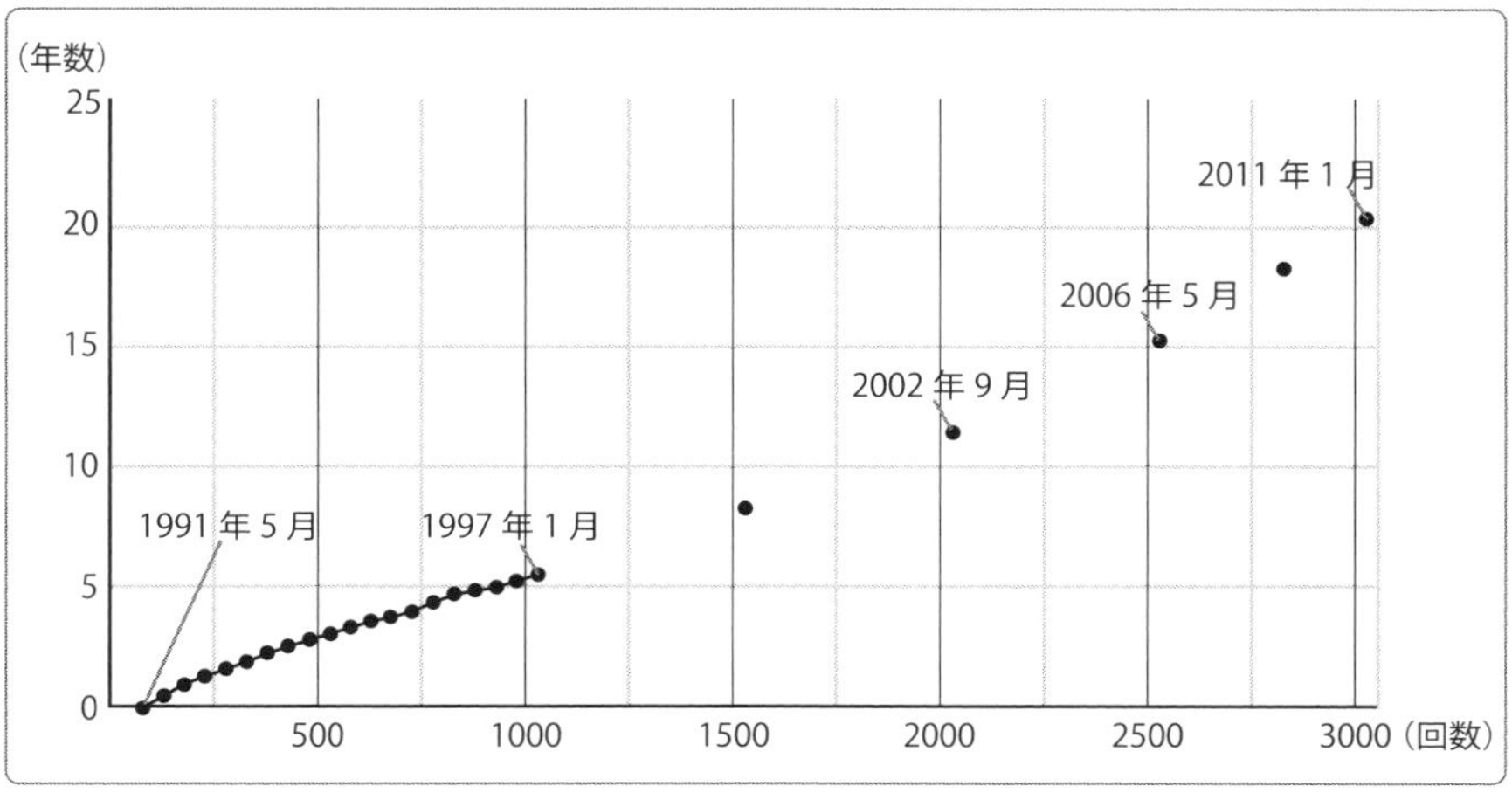

図 2-4　金剛山登山回数の記録

くれました。

整形外科医として私はいわば普通ではない変わった診療スタイルで仕事してきました。同業者から、患者さんの身体を守るという医師の役割を放棄しているとの批判を受けたこともあります。

でも、やり遂げた充実感を満面に浮かべた森下さんの姿は清々しく、また神々しいものに私には映りました。自分のやり方が間違ってはいないと背中をさすっていただけたような気がします。

おそらく、まだまだ山に向かわれると思います。

私も負けずに、同じ診療の方針をこれからも続けたいと思います。

ますます頑張ってください。

そして、この年、彼女にお願いし、私たちの広報誌『はぁとふる』に登場いただきました。

実は、この号の表紙には○下さんとともに、当院のスタッフが嬉しそうに写っています（**図２-５**）。

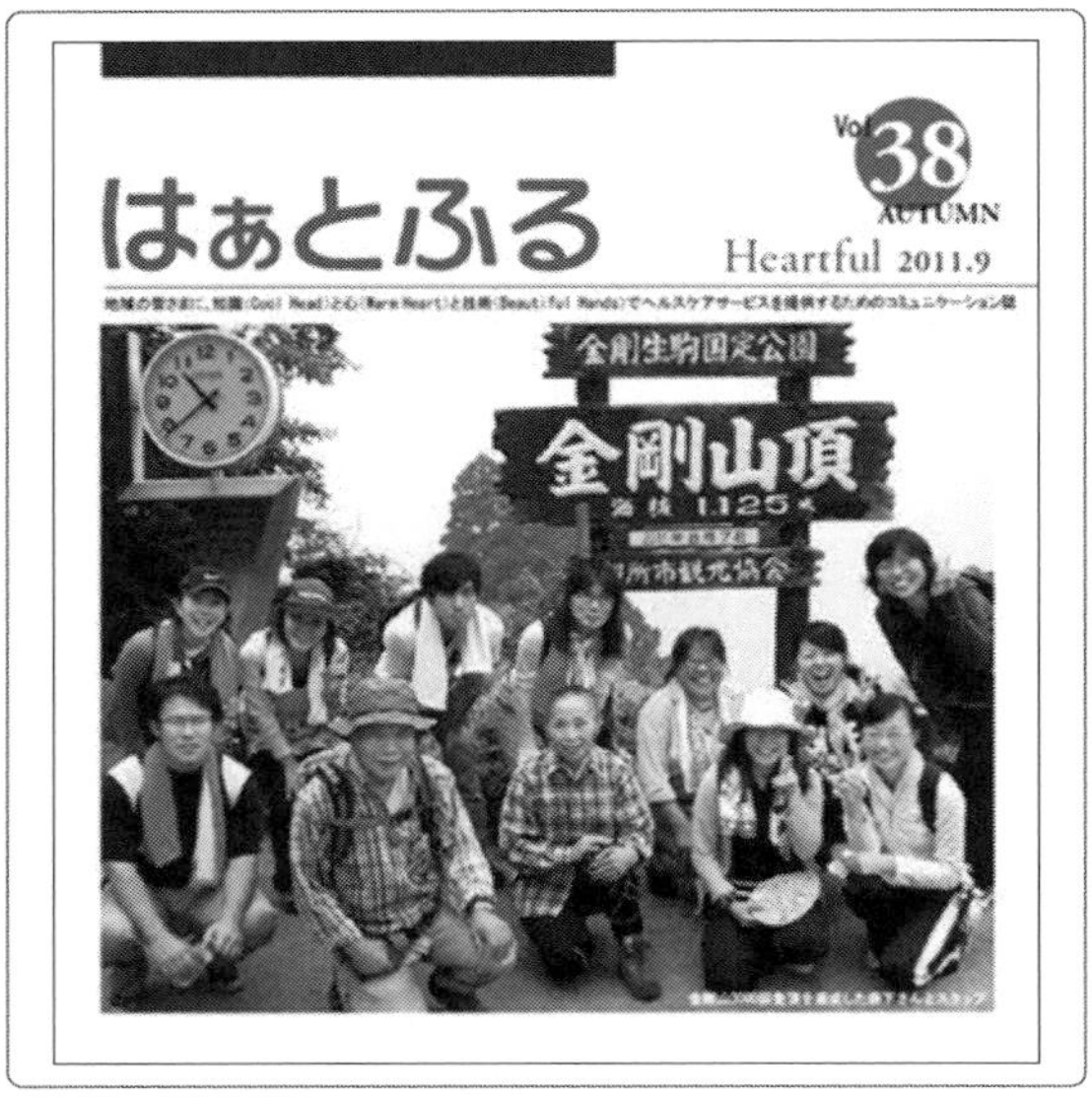

図 2-5 『はぁとふる』表紙

インタビューをしたいと当院のスタッフがお電話したところ、「う～ん。登ってみないと、分らないよ。一緒に登ろ！」とお誘いがあり、ある日曜日に、金剛山に登りながらお話を聞くことができたのでした。

金剛山へは、20年以上前から登っています。今では、その回数も３０００回を超えました。金剛山へ登る理由には、「人とふれあいたい」や「健康のために」など人によって様々ですが、私にとっては、季節によって違う景色を楽しむことができるし、何より、頂上に到達したときの達成感がもたらす、心地よさですね。今では生きがいの一つになっています。

金剛山登山の回数が１０００回くらいになったときです。右の股関節の痛みがひどくなってきて、日常生活もままならなくなってきたころ、友人から先生の病院を教えてもらって、先生の診察をうけたのです。診察では、変形性股関節症と言われ、ひどくなったときには手術する可能性があると説明も受けました。でも、やっぱり手術となると怖いじゃないですか。できるだけ手術はしたくない気持ちと金剛山登山をあきらめたくない気持ちを先生に伝えて、手術は行わず、リハビリテーションの治療を行いながら、金剛山登山を続けるという方法を選びました。痛みがひどくなってきたときに、金剛山登山をやめていたら、３０００回登るという目標を持ち続けることは難しかったと思います。先生が「登山を続けながら治そう」と言ってくれた事に感謝しています。

３０００回という一つの目標は達成しましたが、山の楽しみを多くの人に知ってもらいたいという思いが強くなりました。たくさんの人に金剛山登山の良さを知ってもらいたいですね。これからも、次の目標に向かって、まだまだ登りつづけますよ。

レントゲンの変化

○下さんが３０００回達成された２０１１（平成23）年のレントゲン（**図２-６**）を見てください。最初に受診されたときからすると、13年経過しています。

１９９８（平成10）年の初回のレントゲン（**図２-１**〈48頁参照〉）と比較すると、どうでしょうか。ずいぶん形が変化していますね。この変化から、彼女の変形性股関節症の重症度は「末期」と分類されるものとなります。レントゲンの変化だけで言えば、担当する整形外科医のほとんどが人工関節に取り換える手術を進めるだろうと予測されます。

注目していただきたいのは、天井に当たる部分です。大腿骨の頭の部分に被さるように庇《ひさし》のように骨が伸びているのが分ります。レントゲンの変化のうちで「骨棘《こつきょく》」と呼ばれて、変形の一つとして悪者扱いされているものです。私は、逆に、これはとてもいい徴候と捉えていて、これのおかげで彼女は痛みなしに今も登山が可能になっているのだろうと想像しています。

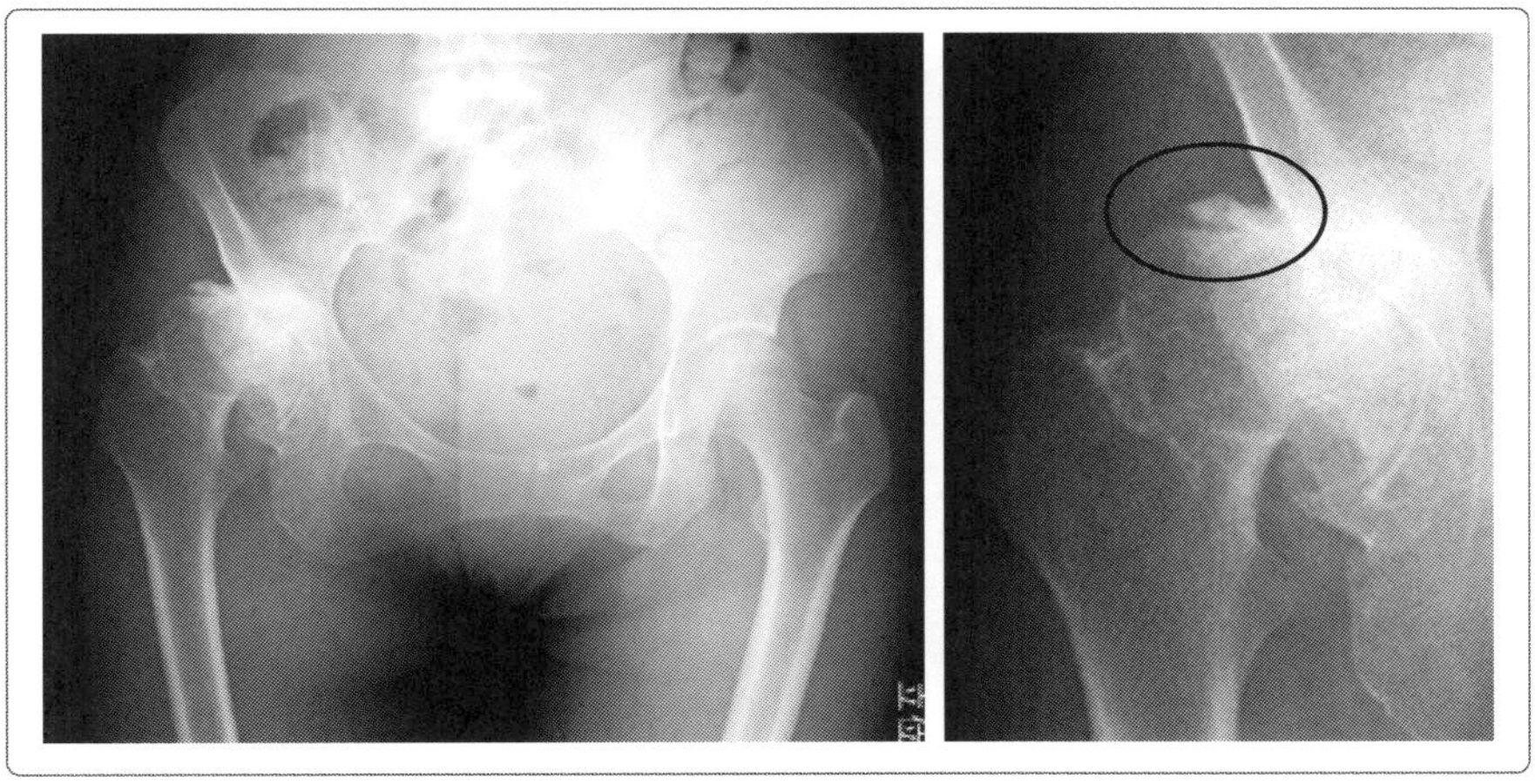

図２-６　レントゲン写真（2011年）

というのも、彼女の関節は足の骨の方が少し外にはみ出している状態であることは、最初のレントゲンの説明で書いたとおりです。ということは、体重を受けるのが、不利になります。すっぽりとはまった関節なら、骨の頭を広い範囲で受け止めることができるのに、その面積が狭くなってしまいます。それが故に、年月が経過するとともに、軟骨がすり減っていく可能性が高くなります。しかし、軟骨がすり減った関節ですが、そこで、使っているうちにこの関節の欠点を補っていこうとして、天井に庇を作っていたのが、この写真だと思うのです。

変形の進行か、それとも身体の適応か

そこで、いつ頃からこの変化が生まれたか、振り返ってみることにしました。すると、２００５年から次のような変化（**図２-７**〈次頁参照〉）が起こっていることが確認できました。

この庇のような突起が、その後、徐々に大きくなり、２０２０年には、大分長くなっています。（**図２-８**〈次頁参照〉）。

かぶりがますます大きくなっていますね。

つまり、彼女が山に登り、脚を使っていることに身体が反応して、徐々にはみ出た部分を覆うようにこの骨が大きくなっていったのではないかというわけです。

また、彼女は２０１９（令和元）年秋に左膝が腫れてきて、少し痛むと、受診されました。そのときのレントゲンを見てください（**図２-９**）。

膝の外側の変形が進行して、脚はＸ脚となってきています。

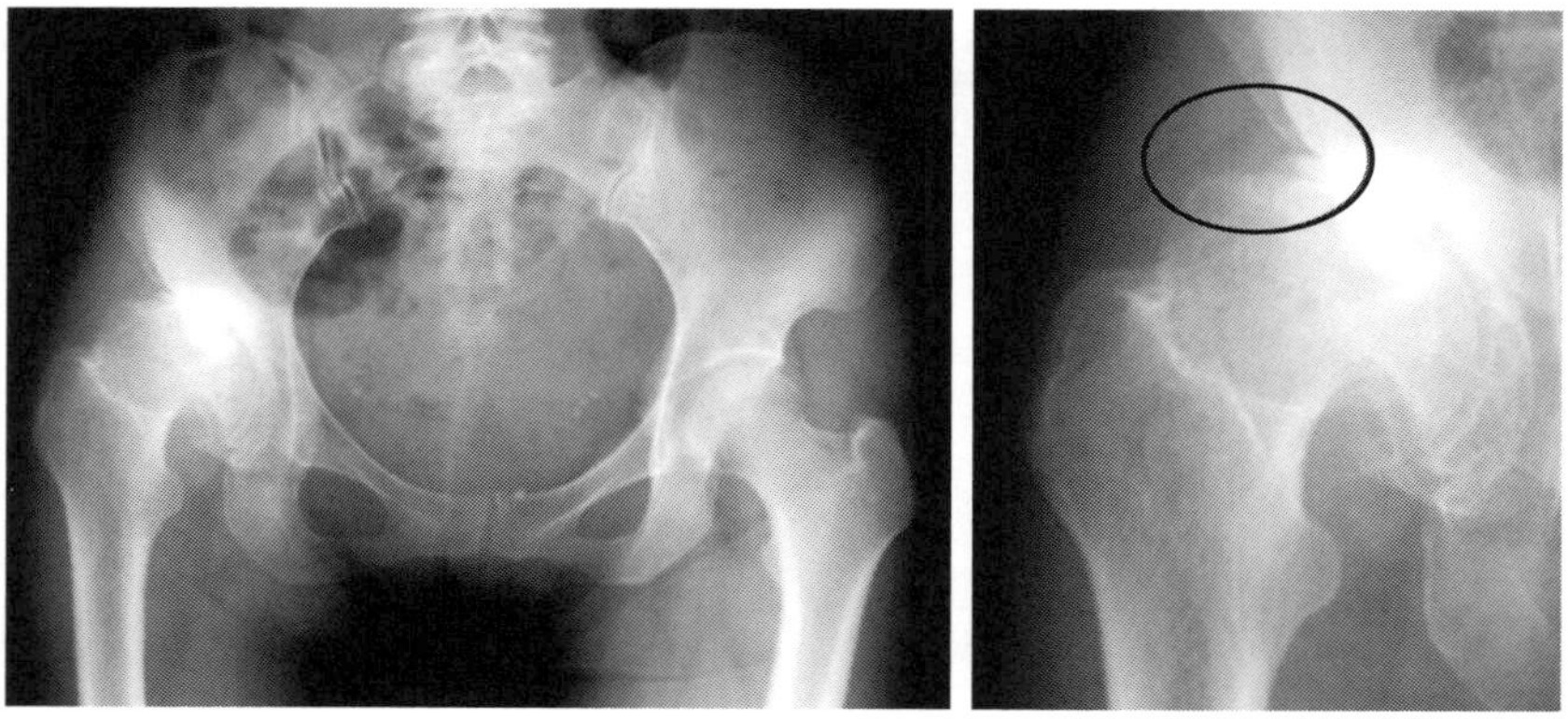

図 2-7　レントゲン写真（2005 年）

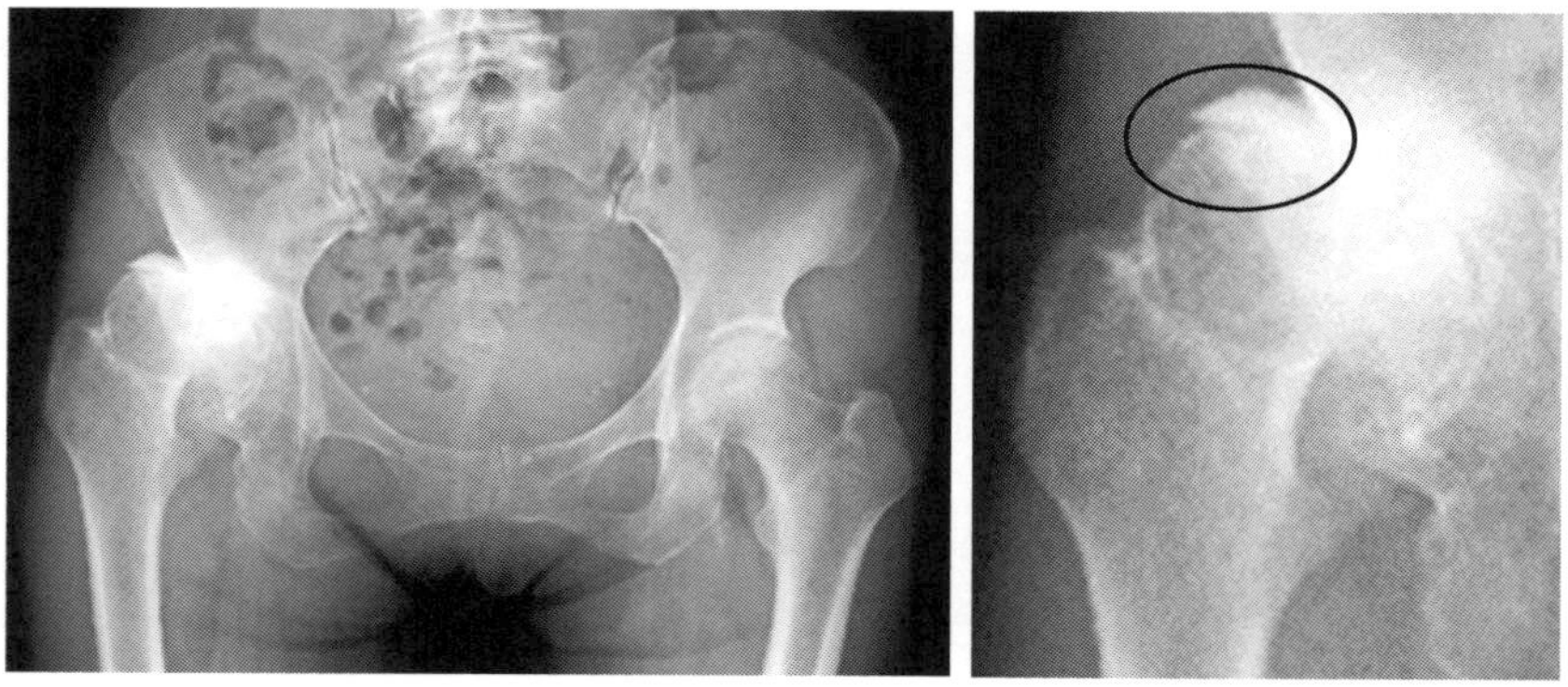

図 2-8　レントゲン写真（2020 年）

それでも、炎症が治まれば、いつものように、山登りに戻られました。

その後も予定通り、山登りを継続されています。そして、２０２０（令和２）年３月15日、私の元に彼女から一通の手紙が届きました。そこには４０００回を達成したと書かれてあり、写真が同封されていました。しばらく手紙の文面を眺めながら、お互いの20数年を思い返し、感慨にふけりました。

見事なものです。初めて診察して以来、すでに22年が経過しました。お互い確かに年を重ねましたが、彼女の肌はピカピカのままです。私の方が情けない身体になってきています。

このような方の診療に携わることができたのは実に幸せだと思うのですが、一方で、現在の整形外科診療に問題点があるとも感じる

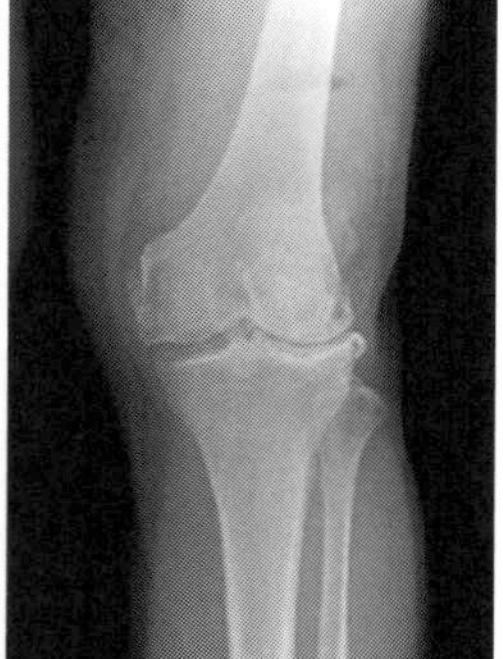

図 2-9　レントゲン写真（2019 年）

のです。

一般的な流れでは、関節が痛くて整形外科を受診すると、

(1) 画像検査を受ける。

(2)「変形がある」と説明される。

(3) その結果、「変形性関節症」と診断される。

(4) 痛み止めの処方を受け、活動の制限、体重管理を指示される。

(5) 疾患は良くなることはないので、最終的には手術と言われる。

ということが予測されます。

この流れは、現在の医学的見地からすれば、妥当であり、間違ったところは何もないことになります。真面目でしっかり勉強している医師であればあるほど、こうした説明になると思います。山登りやテニスといった活動がしたいという患者さんの希望には、困った表情を浮かべるかもしれませんが、厳然と「それはダメ」とおっしゃるはずです。さらに付け加えて、「無理に活動すれば、関節の変形は進み、手術をしなければならなくなる時期が早まる」と言われると思うのです。

なぜ、医師たちは、そのように説明をするのか、それが第Ⅱ部のテーマでもある「形」の話になります。そういう考え方になっていった背景を、第Ⅱ部第4章で、世界の科学、そして医学の歴史から振り返ってみたいと思います。

次章では、なぜそういった一般的な流れに沿った診療をしないのか、そのわけをお話ししたいと思います。

第3章

運動器（骨・関節・筋肉）ケアでの医者の仕事

運動器に起こった問題に対処するのが、整形外科医の仕事です。では、運動器に起こった問題に対して、どのようなケアを求められているのかということから考えたいと思います。

図3-1は、身体のしくみと、生きているときの生活での活動を示しています。

まず、「命あっての物種《ものだね》」ということで、生命がなければ、何も始まりません。その生命を維持するために、心臓や肺、そして胃腸や内分泌器官といった臓器があります。ここが具合悪くなると、緊急に治してもらわなければなりません。死んでしまったら、何もできないのですからね。

そして、ともかく生きているという状態だけでは仕方ありません。そこで、視覚、聴覚、触覚、味覚、嗅覚といった五感を働かせ、身体の外からの情報を取り入れ、それがいわば身体の司令塔である脳に送られ、次の行動のため使われるのです。

一つずつ考えると、「視覚」は、目からの情報で、この情報量は次の聴覚とともに非常に大きい量だと言われています。「聴覚」は、耳からの情報ですね。「嗅覚《きゅうかく》」は、鼻で嗅いだ匂いの情報で、人間より犬や猫など動物の方が優れています。「味覚」は、舌にある細胞を通して、甘い、酸《す》っぱい、しょっぱい、苦い、などの情報が脳に伝わります。「触覚」は、皮膚感覚のことです。何かに触れたときの、柔らかい、硬い、冷たい、熱いなどの感覚が情報となります。それぞれに障害を持つ方もおられるのですが、その方々が、他の感覚が通常より優れていることはよく経験することで、これらの能力は、人によってバラツキがあるということです。

以上のしくみで集められた多くの情報が脳で処理され、人間は考えたり動いたりします。行動を起こすということは、身体のある部分を思い通りに動かすということです。そのためには、その指示が最終的にその行為をするために必要な筋肉に届くまでの経路が大切です。それが、神経系になります。脳からの指示が、脊髄を通り、さらに、末梢神経となって、筋肉に伝えられるのです。

そこで、**図3-1**のように、思考・指示を行う「脳」、それを伝える伝導系としての神経という風に、まとめています。ことに脳については、脳神経内科や脳神経外科といった専門家がいます。脊髄は彼らとともに、整形外科が担当しています。

脳から出され神経系を伝わって届いた指令に従い、筋肉は縮んだり緩めたりして目的の行動をすることになるのですが、そのとき、骨や関節が正常であることが求められます。整形外科医の役割は、この部分が主体になります。この部分のことを私は「表現系」と名付けました。脳の指令を形というか、動きで表わす（表現する）機能を持つという意味です。

そして、この活動が、普段の日常生活となります。毎日の学校や仕事、育児や家事といった活動です。しかし、人間の生活は、こうした生きていくための基本的なものだけで終わるわけではありません。仕事が趣味という人もいますが、普通は、余暇の時間を過ごすのに、何か仕事とは別の楽しみ、趣味の活動といったものを持っておられるのではないでしょうか。人によっていろいろですが、買い物に出かけること、旅行、温泉に入ること、庭いじり、など本当にさまざまです。その一つとして、スポーツ活動もあると思います。

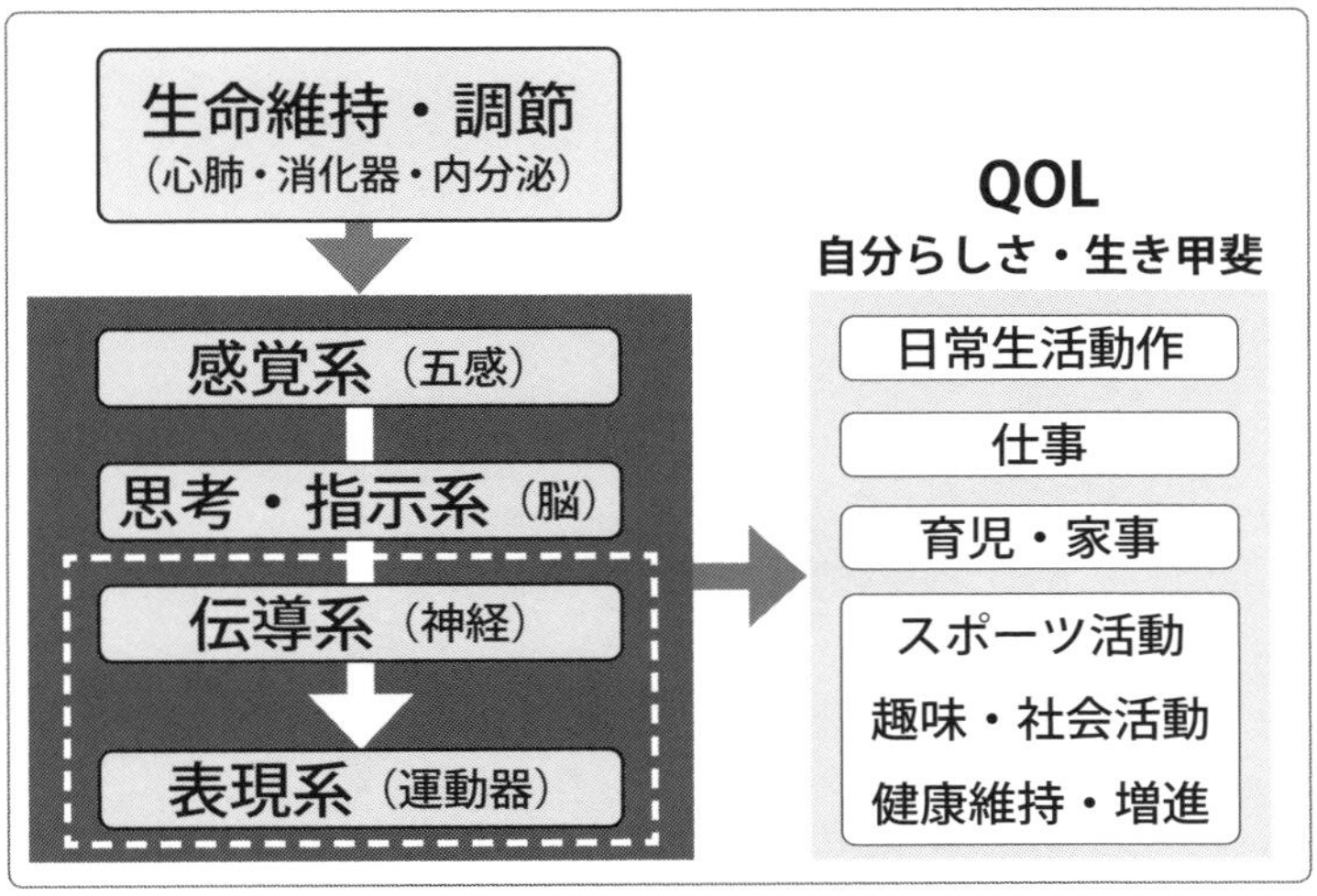

図 3-1　身体を使って自分らしさを表現

スポーツによる故障

身体の活動の激しさの程度からすれば、登山、ジョギング、テニスなどのいわゆるスポーツ活動というものは日常生活よりも強いものとなります。その分、身体にかかる負担は大きいものとなります。ということは、身体に故障が起こる可能性も高くなります。

「スポーツ外傷」と言われるのは、一回の大きな力で起きるけがです。ボールを追いかけていて、足首を捻挫《ねんざ》したとか、膝をひねってしまった、コートが滑って腰を打ちつけたといったものです。よく「スポーツにけがは付き物」と言われるのは、動きが早かったり、相手と交錯したりする機会が多くなることから言われる言葉だと思っています。スポーツ医としては、この言葉をなくしたいと思いますが、現実にはなかなか難しいです。一回の出来事で起こるけがは予防することが簡単にはいかないのです。

一方、スポーツ障害と言われるタイプの故障があります。それは同じ動作を積み重ねたために、繰り返しのストレスが身体にかかり、身体がその負担に負けた形で炎症を起こしたりする事例です。典型的なのは、投球による障害です。ボールを投げすぎたために、肩や肘に痛みが出たりするような場合です。これは、対処の方法があります。それには、どのような要因がその症状に関連しているか、分析する必要があります。

要因を大きく三つに分けて考えるようにしています。一つ目は、使用因子と呼んでいます。使い方の量ややり方（質）の問題です。量については、やりすぎが問題になります。昨今、高校野球での投手の投球数の制限の議論がありました。これなどは投げすぎによる障害をルールで守ろうという試みになります。もう一つのやり方というのは、投球でいえば、フォームの問題です。偏った、バランスの悪い、どこかに頼ったような投げ方をしていては、数がそれほど多くなくても早晩傷んでくることが予測されるので、技術的な指導ができるコーチが、しっかり選手の動作に目を配る必要があります。同時に、練習全体の中身として、準備運動や整理運動が重要視されず、あまり組み込まれていない場合や、その他、身体が動ける状態ではない選手に急に動きを求めるような練習計画も問題となります。

　二つ目は個人の因子と呼んでいるもので、たとえば、年齢、性によって、骨の成長度合いが違いますし、身長・体重といった体格も練習内容と関連します。X脚、O脚といった脚のならびや扁平足のような足アーチの特徴もあります。なかでも、その動作に関連した筋肉や関節についての筋力、筋持久力、柔軟性は障害発生に大きな関係があります。こうした個人の要因は、障害発生を予防する上でとても大切なことですが、スポーツ現場では個人別の配慮が難しいのが実情です。

　三つ目が環境の要因です。天候、気温、湿度といった気象条件に加えて、みんなが使うグラウンドや体育館の床（サーフェス）が原因となる場合もありますし、個人が使うラケットやシューズ、スパイクといったスポーツ用具に問題がある場合もあります。社会的な環境も考慮しなければなりません。競技ルール、試合時期や日程、試合数といった大会運営、スポーツ傷害の管理システム、さらには、チームとして、指導者やトレーナー、チームドクターの配備の有無や彼らの資格・教育・経験・権限なども関連してくるでしょう。社会環境としては、時にマスメディアの報道の在り方が関与する場合も無視できません。

　したがって、スポーツ選手の診療では、選手の身体のことだけではなく、こうした環境に至るまで、スポーツ医としては配慮をする必要があるということになります。

アスレティック・スイミング日本代表選手の足首の靭帯損傷

　2012（平成24）年当時8月にロンドンオリンピックが予定されており、その大会のDuetでの出場は決まっているI選手。ところが、チームとしての出場は、決まっておらず、4月の本番と同じ会場でのプレオリンピックがその予選となる状況で、予選突破を目指した合宿を国立スポーツ科学センター（JISS）にて行っていました。その最中の外傷からの経過をご本人の了承のもと、紹介したいと思います。

　2月12日（日）に、JISS体育館にて、足首に重錘（3kg）を巻いて、高さ30cmの台に上がって下りるを繰り返すStep up with Kneeを実施中、台から下りるとき、足首を内側に捻り、体重が乗るようになり受傷します。日曜日のため、JISSの医療施設は使用できず、日本大学病院の救急を受診しました。レントゲン検査では骨折はないが、左足関節内反捻挫との診断で簡易固定を受け、とりあえず、両松葉杖を付いて体重をのせないよう指導を受けますが、痛みが引いてくれば、徐々に荷重を開始するよう指示されます。

　翌2月13日（月）に日大整形外科にて日本水泳連盟の所属医師の診察を受け、改めて、レントゲン上異常はなく、外側靭帯損傷（II度）と診断され、腫れを引かせるため、注射を受け、鎮痛消炎剤を服用するように指示されます。足関節の固定は継続するのですが、体重をのせない水中では軽く運動してもよいと許可されます。このときの外観です（**図3-2**）。

そこで、２月14日（火）には、テーピングをして水中練習に参加し、腕だけを用いて軽く泳ぎ始めています。

２月17日（金）には、鍼治療を受け、以後も数回実施されています。

２月27日（月）の合宿終了時まで個別メニューとして、陸上のトレーニングや水中練習に参加し、受傷後２Ｗを経過した同日、ＪＩＳＳクリニックの担当医を受診し、靭帯は修復傾向を認めるので、痛みの範囲内での活動を許可されます。

３月２日（金）から３月11日（日）までのグアム合宿では、テーピングを調整しながら個別メニューでの練習参加ですが、予選出場するチームの演技では、チームの練習に加わらず、痛みのない範囲で横で泳いて調整をします。

３月18日（日）受傷後５Ｗを経過し、日本水泳連盟から井村シンクロ（現ＡＳ）へファックスで、Ｉ選手のケガについての経過報告とオリンピック予選では、Duet は出場せず、チームメンバーとして出場させるという方針の連絡が入ります。当時、中国チームのコーチとして北京にて、中国代表チームを指導していた井村コーチに、報告がなされ、彼女から井村シンクロの担当医である私に連絡と相談が入りました。

ナショナルチームとしては、４月４日（水）から合宿に入り、４月７日（土）にドイツに向かい、現地で合宿し、４月14日（土）からのオリンピック予選に参加する予定ということでした。

そこで、まずは直接診る必要があると判断し、４月２日（月）に受診してもらい、診察しました。この時点で、受傷後７Ｗつまり、２カ月弱経過したことになります。

このときの足の状態は、本人によると、平地歩行は何とかなるが、階段昇降はスムースにはいかず、練習では立ち泳ぎはよいが、強くキックすると持って行かれそうな気がするということでした。また、競技では水上に出た足先はピーンと延びきっていることが要求されるのですが、足首の底屈が制限されており、それができないことが一番気になるということでした。

見た目に一番驚いたのは、筋肉の左右差でした（**図３-３**）。

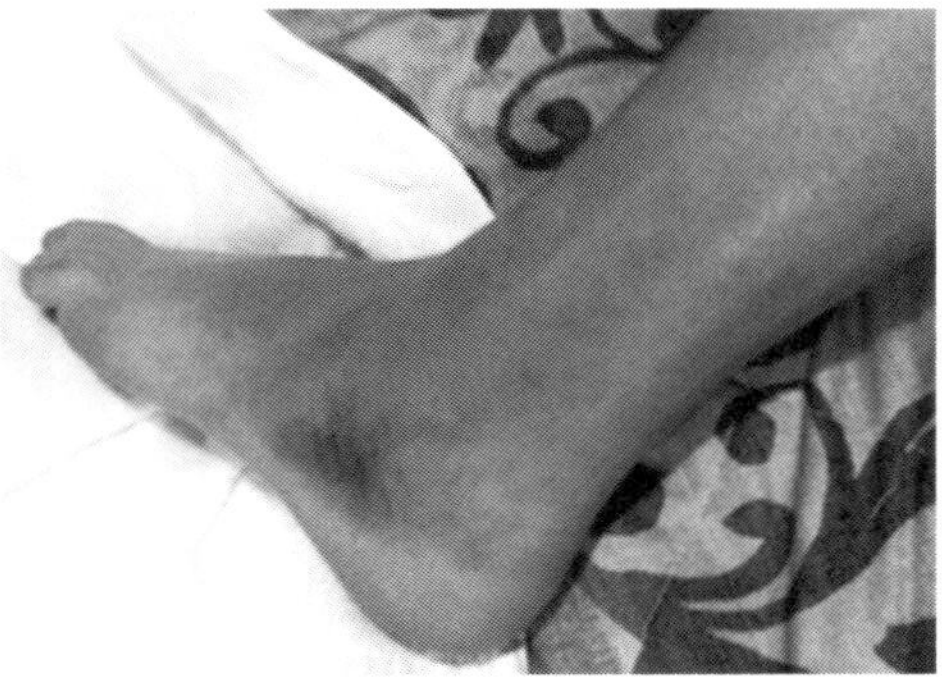

図 3-2　足関節（2 月 13 日）

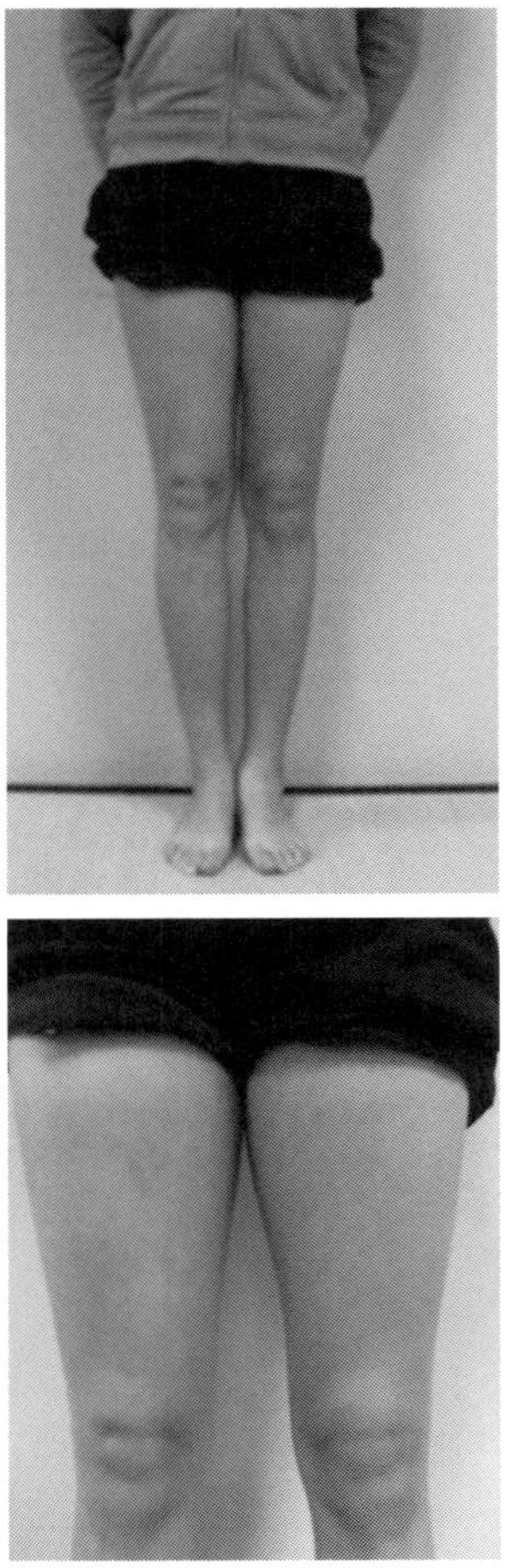

図 3-3　脚の筋肉の左右差

左の脚は大腿・下腿ともに痩せていて、同一人物の脚とは思えないほどです。

そして、足関節は固まっていて、動きが悪くなってしまっています（**図3-4**）。

左足首全体に腫れと熱感があり、炎症が残っていることをうかがわせる状態でした。靭帯は傷むと、関節の安定性がなくなり、いわば、ぐらぐらになってしまうわけですが、彼女の場合、固定を受けていたこともあり、むしろ固くなって正常に動かなくなってしまっていたのです。つまり、きちんと順序だった回復への手順に関しての説明がなく、本人は不安もあり、かばったままが続き、つまりは適切なリハビリテーションが不十分という状態でした。幸いなことに、最も避けたいと思う軟骨損傷を伺わせる所見はありませんでした。

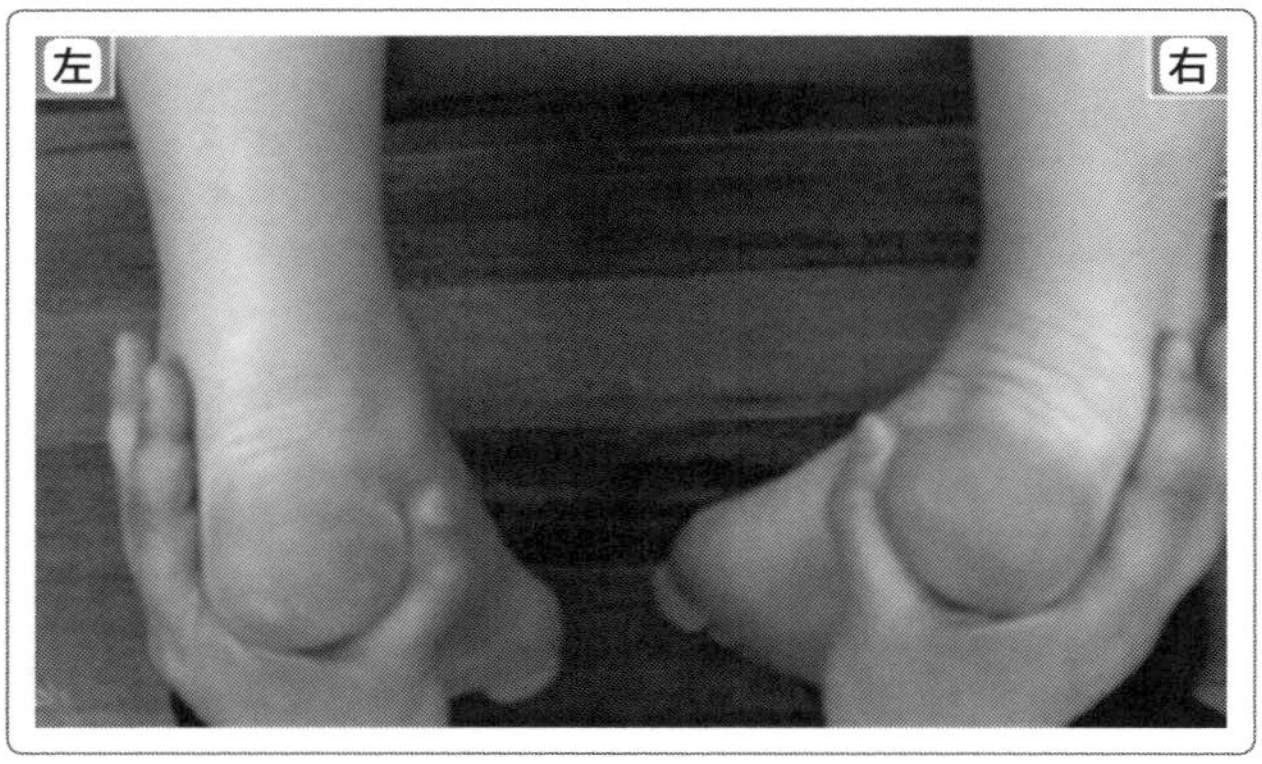

図3-4　足関節（4月2日）

まとめると、外傷そのものによる障害に加えて、その後の対処の不十分さから来た関節の拘縮（動きにくさ）と筋萎縮（痩せ）による機能障害と診断しました。そこで、炎症を抑えつつ、機能回復させて、オリンピックに間に合わせる計画を作らねばなりません。

チームとしての出場権を獲得するため、エースである彼女を使わないわけにはいきません。不十分な体調ではありますが、4月4日からの国内合宿の後、7日からのドイツ合宿、そして、オリンピック予選での19日のチームのテクニカルルーティーン（TR）の出場までは、チームに合流し、自分自身でできることを増やす方針で臨み、予選を通過し出場を果たし、帰国すれば、本番に向けて、本格的に元の身体の機能を取り戻すための対処を行う方針としました。

東京へ戻り、チームへ合流する前に、まずは問題点や課題といった現状と、その解決のためになすべきことをしっかり理解することをテーマに2日間を活用し、その後、4月24日（火）帰国してから、4月25日（水）から5月13日（日）の間、入院して集中的にリハビリテーションを行う方針としました。その間の4月30日（月）〜5月5日（土）に開催される日本選手権／ジャパンオープンには、本人は欠場ということで、水泳連盟の了承も取り付けました。そして、退院後、5月14日（月）から予定されているナショナルチームの合宿に合流するという計画です。

ロンドンでの試合は、無事に通過し、本番の出場権を得て帰国し、翌4月25日（水）から予定通り、入院でのリハビリテーションを開始しています。

入院時の倒立（**図3-5**）を見てください。身体が本人の左・後方に傾いてしまっています。ASは、水中でのバランスが要求されます。基準となるものが限られた環境で、体内にある尺度（感覚）がそのよすがとなるのです。それが狂ってしまうと、自分ではまっすぐと思っている姿勢が歪んだままとなると、競技になりません。

身体は前述したように本人の左、そして後

方に傾いてしまっていますが、本人はこれでまっすぐのつもりなのです。

日本選手の中で最も優れた演技を見せる彼女のこのズレには驚きましたし、足首のケガが体の軸にまで影響するという意味で、ケガの対応の重要性を痛感しました。

そして、入院中は併設の Medical Fitness Gym も利用して、みっちり連日3部制のリハビリテーションとトレーニングのプログラムをこなしました。

では、退院時の倒立（**図3-6**）を見てください。

歪んでいた姿勢が正されています。そして、太ももの張りも戻ってきているのが、お分かりになるかと思います。

また、課題であった、足首の底屈も、退院時には、動くように改善しています（**図3-7**〈64頁参照〉）。上から、初診時の4月2日、そして、4月3日のリハビリテーション後、入院時の4月25日、一番下が、退院時の5月12日です。腫れは残っていますが、角度は改善しています。

入院での集中的に行うリハビリテーションでテーマにしたのは、①足関節の可動域の回復、②二次的な障害（左下肢全体の筋力低下や全身のバランスの乱れなど）の改善、③戦う自信を取り戻すことでした。肉体的な回復だけではなく、ケガは心にも影を落とします。痛みがあれば、さらに、パフォーマンスに影響を及ぼします。本当に回復したというのは、単に関節機能が元に戻るだけではなく、身体についての何の不安もなく、心も体も戦うモードのスイッチがいつでも入れられる状態ということです。極端に言えば、どっちの足を怪我したか忘れてしまった状態にしなければならないと考えています。

このI選手を含め、日本代表選手たちの活動とともに、井村コーチが指導していた中国チームも何度かお手伝いに行き、選手たちと顔なじみとなっていたため、両方を自分の目で確かめようと、オリンピック本番の舞台ロンドンへ向かいました。

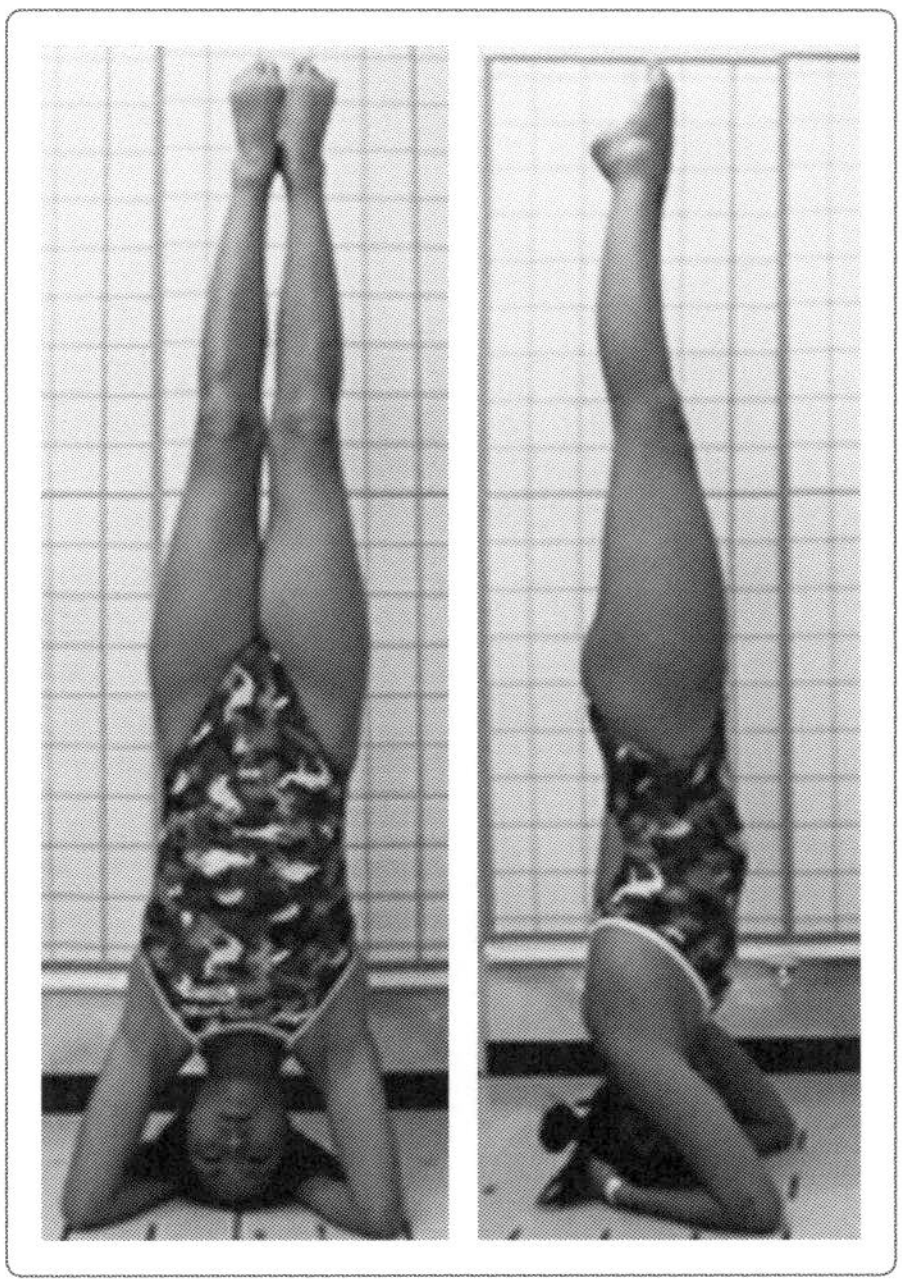

図3-5　入院時の倒立

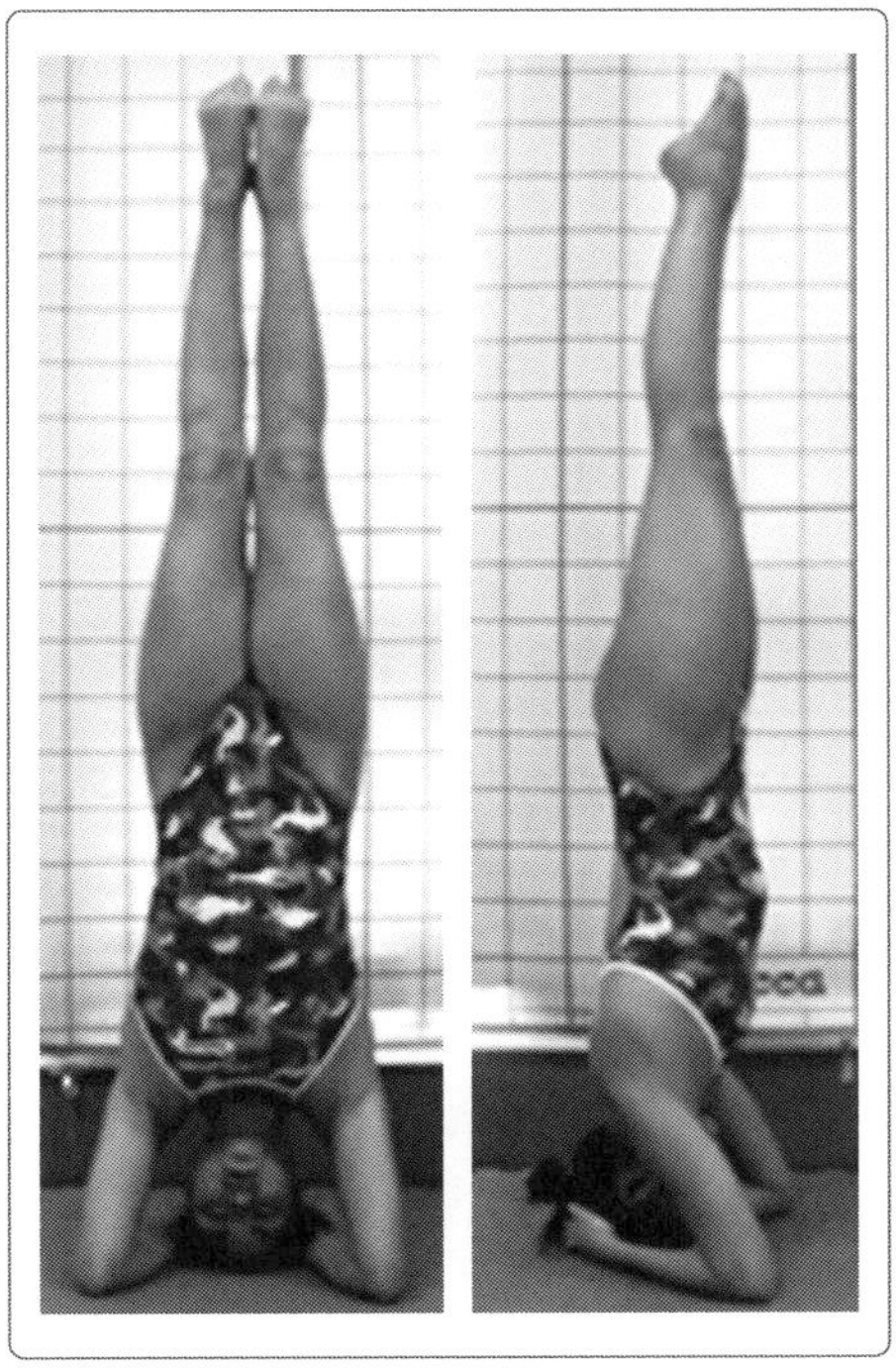

図3-6　退院時の倒立

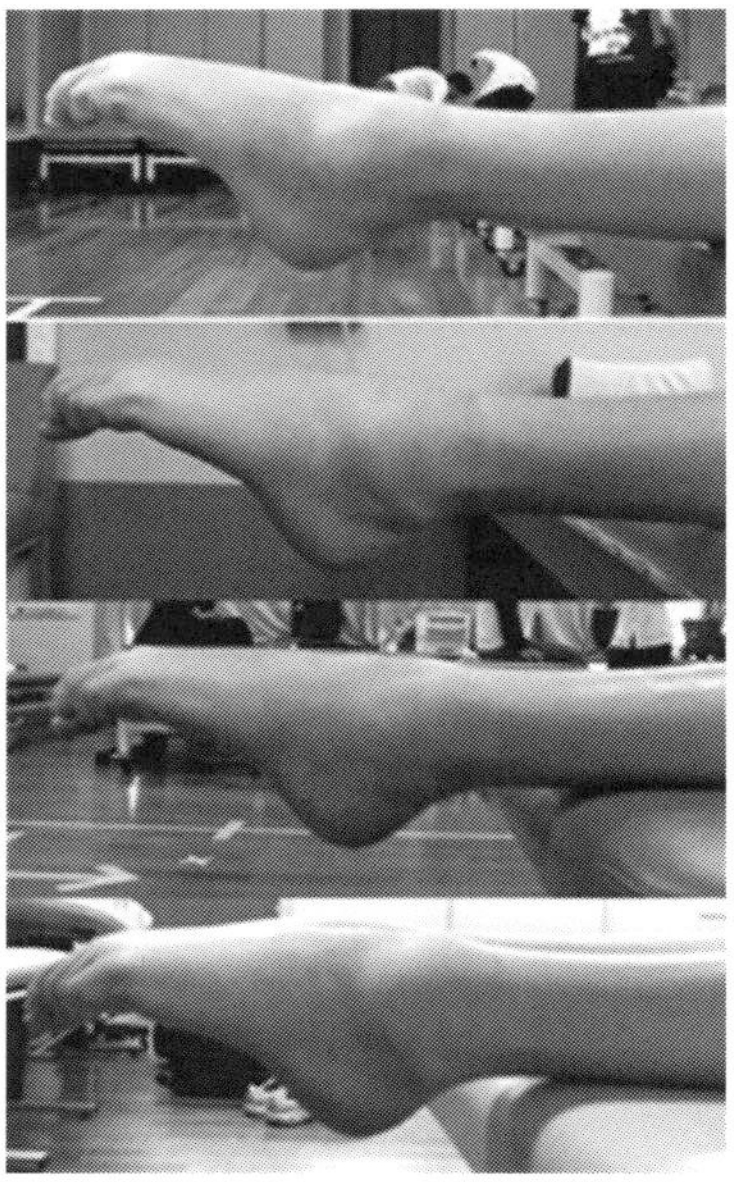
図 3-7　足首の底屈

8月5現地で本番出場直前のI選手と話しました。そして、Duetの演技をしっかり目に焼き付けました。

残念ながらロンドンでは、メダルを手にすることがかないませんでしたが、その次の2016年リオ五輪では、帰ってきた井村雅代コーチの指導の下、チームは銅メダルを獲得しています。そして2020年の大会が東京開催と決まり、井村雅代コーチの就任も発表されました。代表チームのエースとしてI選手の名前があります。コロナ禍の影響で、大会は1年延期となります。井村コーチから、その1年の過ごし方について、個々の選手に十分関われず指導が追いつかないで、足りないと思っていることを埋め合わせるチャンスとポジティブに捉える連絡があり、私の施設も利用してもらいながら、トレーニングを行いました。

2021年夏、精一杯の演技を見せてくれた彼女たち。残念ながら、メダルには届きませんでしたが、すがすがしい表情で、私たちの施設に報告に来てくれました（**写真A**）。

2021年5月には世界水泳選手権が福岡で開催されます。オリンピックの種目にはないソロにI選手は競技生活の締めくくりとして出場を予定し、練習に汗を流しています。井村コーチはオリンピックでの指導は今回が最後であることを表明するとともに、世界レベルの技術を持つようになった愛弟子のI選手に期待を込めて、ソロでの演技の指導を全力で行うと語っています。大きな身体の怪我から、自分の身体の使い方への深い理解が生まれ、演技の成長に寄与したと私は勝手に想像しています。良い演技のために、自分の肉体をどのように使えば良いのか、そのためには普段何をすれば良いのか、人から言われるだけではなく、しっかり自分で計画し実践できるという超一流選手としての能力を育て上げた彼女の晴れ舞台、今から楽しみにしています。

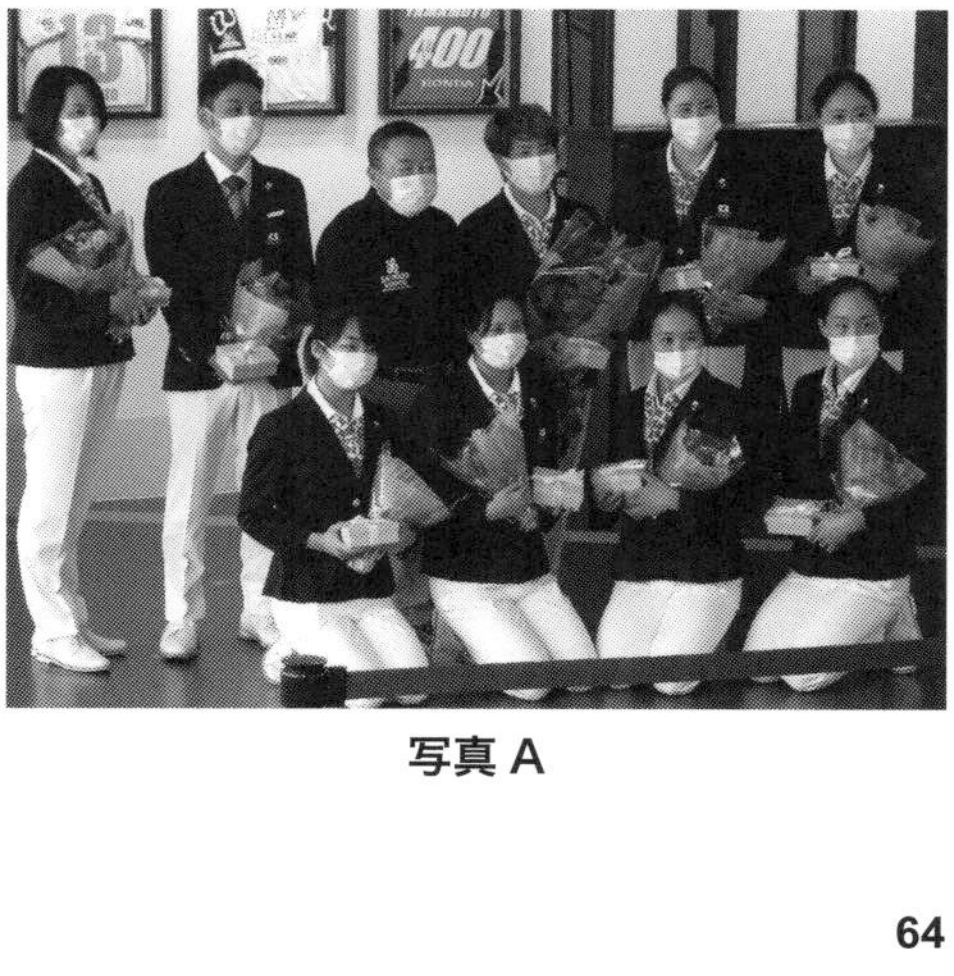
写真 A

こうした配慮はスポーツ選手だけに求められるものか

スポーツ選手に対する診療に対比させるため、普通の方が運動器を傷めた場合の診療を一般整形外科と呼んだりします。先ほども触れましたが、一般整形外科での治療の目標は日常生活となります。歩ければ合格なのです。そこは、スポーツ医学とはまったく違います。オリンピックの陸上百メートル競争の金メダリストが足首を骨折したとします。その人が歩けるようになったということで、治療終了ともし医師が考えたとしたら、周囲から笑われるに決まっています。元通りの練習に戻り、最終的にはレースに復帰し、同等、さらにはより速い記録を出すことができるまで、医学的管理は続くと考えるのがスポーツ医学なのです。

私は、この分野を専攻し、師匠の市川宣恭先生に指導を受け、選手たちのことを考えながら治療に当たっていて、ふと、自分の診療に疑問がわいてきました。このゴールの設定は、スポーツ選手だけのものなのだろうかということです。一般の方であれば、自分の身の回りの世話ができれば良いという考え方でいいのかということです。実は、その方は、レースを目標としているだけではないとしても、走ることが好きで、20年間、走り続けてきた人だとします。この方が、足首を骨折したとき、その目標を日常生活において良いのか、歩けるようになれば、それで医師としての務めを果たしたと考えて良いのか、スポーツ選手の診療と同じように、その人と一緒にゴールを決めるべきではないのかという疑問です。

実は、運動器の病気やケガの後、元通りの機能に戻すことが難しいのが、もともと機能が低下してきている人であることにも気づきました。つまり、高齢者や障害を持った人が運動器を傷めた場合、むしろ元気な若者に対する治療よりも周到な計画を練り、スポーツ選手を現場に戻すのと同様の熱意を持って当たらなければ良い結果は出ないことに気づいたのです。

■その人のＱＯＬを大切にするケア

ご本人の日常生活だけではなく、毎日を過ごす中で大切にされているものを守るという視点での診療が、すべての患者さんに求められるということです。スポーツ選手の場合、分かりやすい目標があります。その人からスポーツを奪ってはスポーツ選手ではなくなるのですから、診療結果として受け入れてもらえません。しかし、一般の方がどのような楽しみ、つまり価値観を持って生きておられるのかは、傷んだ箇所の治療だけの情報交換に終わっては、知る機会がありません。人間同士の、診療関係の情報だけではない情報を受け取るような別のコミュニケーションがあって初めて、気づくことができるということになります。

最初に示した**図３－１**（59頁参照）の右側にＱＯＬ（自分らしさ・生きがい）とあります。ＱＯＬ（Quality of Life：クオリティ・オブ・ライフ）日本語訳としては「生活の質」とよく使われています。これでは、この言葉の意味が伝わらないと私は考えています。もともとLifeの日本語訳としては、生命、生活、人生のいずれもが該当することになっています。Lifeという一言の中に、この三つの意味が含まれているという幅広い概念を示した言葉なのです。そのうちの一つを取り出して、「生命の質」としても、「生活の質」としても、「人生の質」としても、全体の意味を表現することはできません。ここでいう「生命」はまさに命です。動いている心臓がその証拠です。そして、「生活」は日々の暮らしになるでしょう。最後の「人生」は、いろいろな意味を含んでいると思うのですが、私は生き甲斐や社会の役割という風に考えています。そして、ＱＯＬはその全体の質を意味しているのですから、私はこの言葉の日本語訳として、「生命（いのち）とその中身」という風に考えています。

医学と医療、そしてヘルスケアという用語も、個人的には、この考え方と並行して整理すると理解しやすいのではないかと思っています。**図３－８**のように、臓器の異常を修理し、生命を保持するのが「医学」、社会生活を営む人が困っているのを改善し、元通りに戻すのが「医療」、そして自分らしさを保って、人生を過ごすことをサポートするのが「ヘルスケア」ということになります。

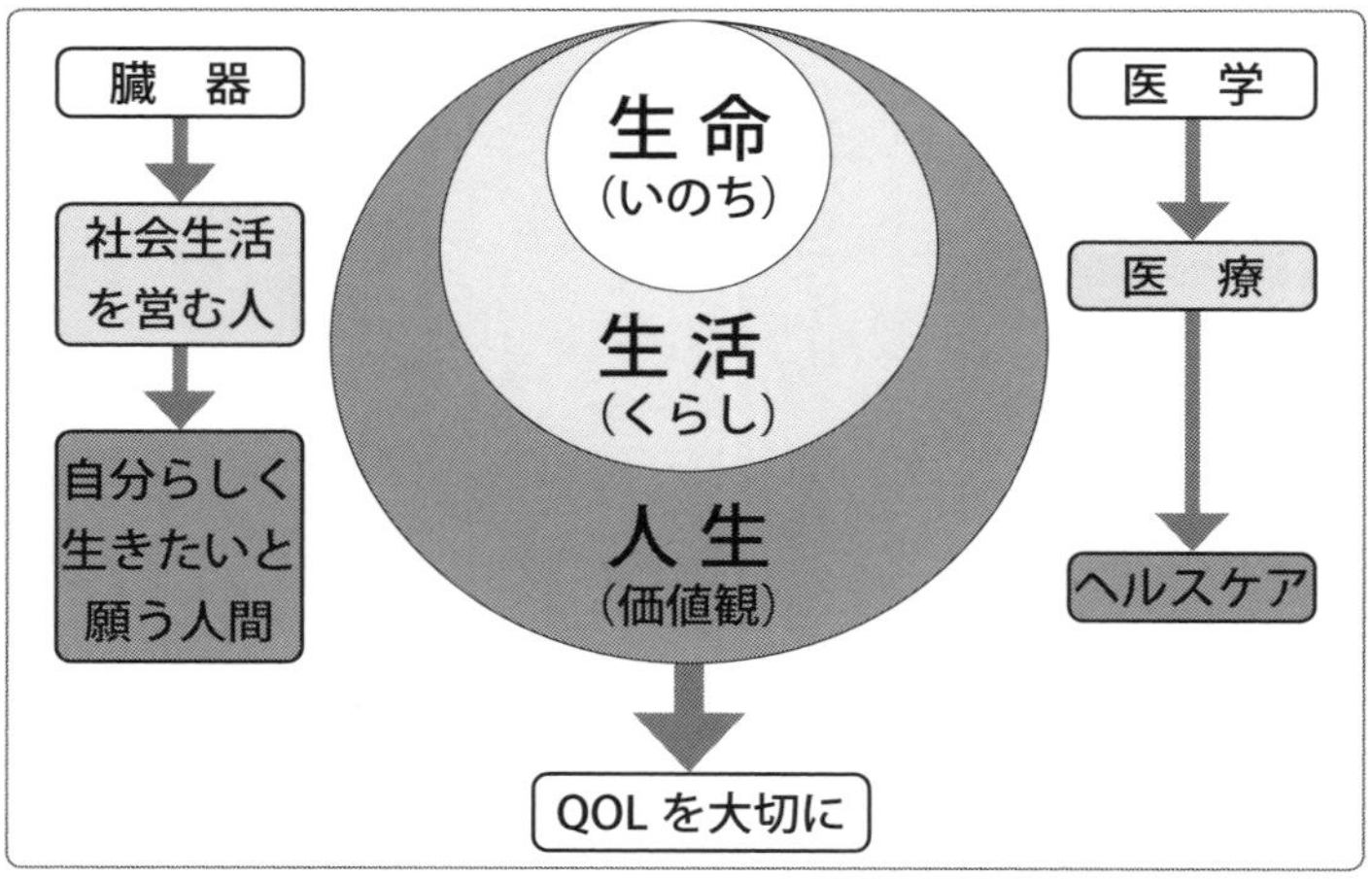

図 3-8　生命・生活・人生にかかわるヘルスケア

つまり、診療では、一般の方、スポーツ選手、高齢者などといった分類にかかわらず、このＱＯＬを守ることを意識しなければならないという原則を持つべきだと自分なりに結論づけました。

ＱＯＬを守る診療の第一歩

インフォームド・コンセントという方式がアメリカから入ってきて、日本医師会はそれを「説明と同意」と訳しました。１９９０年代後半のことです。病状や治療法などについて医師が十分な説明をして、患者がきちんと理解・納得した上で、自らの自由意思で治療方針に合意し、治療が始まるという流れのことです（**図３－９**）。ですが、医師としては分りやすい言葉で説明したつもりでも、患者さんにきちんと届いていない場合もあり、患者さんの不安が残ってしまう状況もあるようです。医師と患者とのコミュニケーションにおいて、お互いのことに関して、食い違いがある可能性があります。

術前の説明では、了解を得る過程として、インフォームド・コンセントが取り入れられていて、「説明をして、同意書にサインをもらう」ことでインフォームド・コンセントができていると解釈している医師もいるようです。あるいは、患者の自己決定権を徹底的に重んじて、中立的立場にこだわり、「最終的に決断・行動するのは患者自身であるべきだ」という態度を崩さない医師も存在しています。患者さんは専門家とは違います。医学的知識は限られていて、いくらたくさんの科

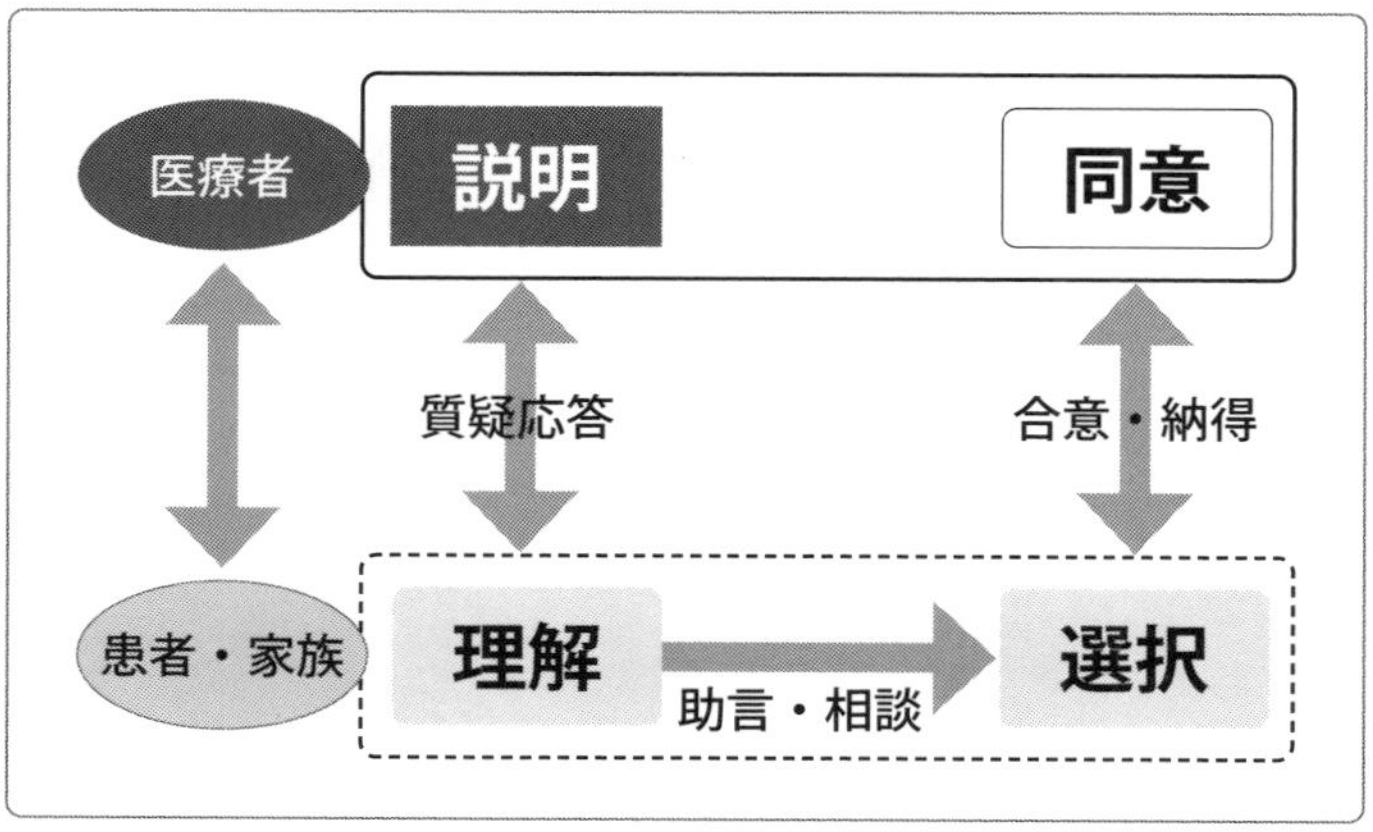

図 3-9　インフォームド・コンセントにおける説明と同意

学的根拠を判断資料として提示されても、それは難解なものです。決断し選択するのは簡単ではありません。まして、その責任は決めたあなたにあると言われたのでは、患者さんのストレスは相当大きなものとなるでしょう。説明を聞いた後、患者さんやご家族の表情が優れないのは、こうした状況によるのかもしれません。

「説明と同意」の主語は医療者です。医師が、「説明をして同意を得る」のですが、患者・家族が主語となると「理解して選択する」となります。インフォームド・コンセントが形式的なことになっている面があるのは残念ですが、説明から理解を確認し、医療者の助言・相談のもと患者（家族）が選択し、そのことをお互いが同意に至るというプロセスが重要だろうと考えています。これはシェアード・デシジョン・メイキングと呼べるかもしれません。

個人的には、その理由を端的に言えば、医学における不確実性というものが鍵ではないかと考えています。したがって解決方法は、その不確実性をどう納得してもらうか、どのような説明ができるかということだと思うのです。つまり、これから医学やその技術がどれだけ進歩しても、「１００パーセント確実に病気が治る」という完璧な治療法が生まれる可能性はないと言い切れると思います。ということは、言いかえると、科学的に有効性が証明された治療法でも、正確に伝えようとすれば、表現は断定的なものから遠ざかる結果となるのです。たとえば、「治療の有効な例は7割ぐらい」だとか、「うまく効いてくれれば、半年生存期間が延びる」というような曖昧な表現になるのです。

そして、こうしたデータは、過去の治療の成績の平均値です。目の前の患者さんが、その治療にどう反応するのか、極端に言えば「やってみなければ分からない」ということになってしまいます。

そもそも医学が不確実性を持っているのですが、そのことを病気やケガで不安になっている人にどう伝えるか、本当に難しいテーマです。でも、「必ず治します」とか、「絶対に良くなる」という表現は科学的にはあり得ないのですから、患者さんやご家族の不安を少しでも小さくするには、お互いの信頼関係しかないと私は考えています。そのためには、まずお互い同士が敬意を持って接することが基本条件になるでしょう。その上で、話をよく聞く姿勢を持ち、お互いが相手を理解しようとすること、そして、どちらかに責任が偏るのではなく、決めたこと、そしてその結果について、お互いが責任を持つことが求められると思います。どちらか一方だけというのではなく、医師と患者がお互いにやるべきことをきちんと果たせば、信頼関係につながるのではないでしょうか。

医師としては、嘘はついてはならないが、できるだけ、患者さんやご家族の気持ちを前に向けるような対応、話を聞いて、しょんぼりと、うつむき加減にならないようにするコミュニケーション技法が求められるのだろうと思っています。自分が専門家として、あなたたちの味方であり、一緒になって、一番の方法を一緒に考え、決め、実行していくのだという気持ちを前面にもって、接することが大切だろうと思います。無責任な約束ではなく、この人は自分たちのことを一生懸命考えてくれているということが、通じるような人間力が求められるということでもあるでしょう。

ＱＯＬを保持するケアのために

先に述べた信頼関係を築くことができれば、ここからの手順はきっとスムーズに進むことだろうと思っています。それは、意思決定の段階を踏んだやり方に関することです。

先ほど、シェアード・デシジョン・メイキング（共同意思決定）について、書きましたが、より詳しく、また、別の観点から意思決定の手順を確認しましょう（**図３-10**）。

まず、医療者が専門的知識や経験をもとに最善と思われる医学的（一般的）判断について説明します。それに対して、患者（家族）からは、自分自身の価値観や人生の計画の視点から、自分の希望や選択しようとする治療手段について話します。その際、医療の不確実性からの科学的な根拠に基づいた説明は理解できていることを確認します。そして、両者で、最終的な選択肢に関し、協議して納得できれば合意して治療が開始されることになるというわけです。つまるところ、患者（家族）は希望を話し、医療者は手段を提供するという図式です。

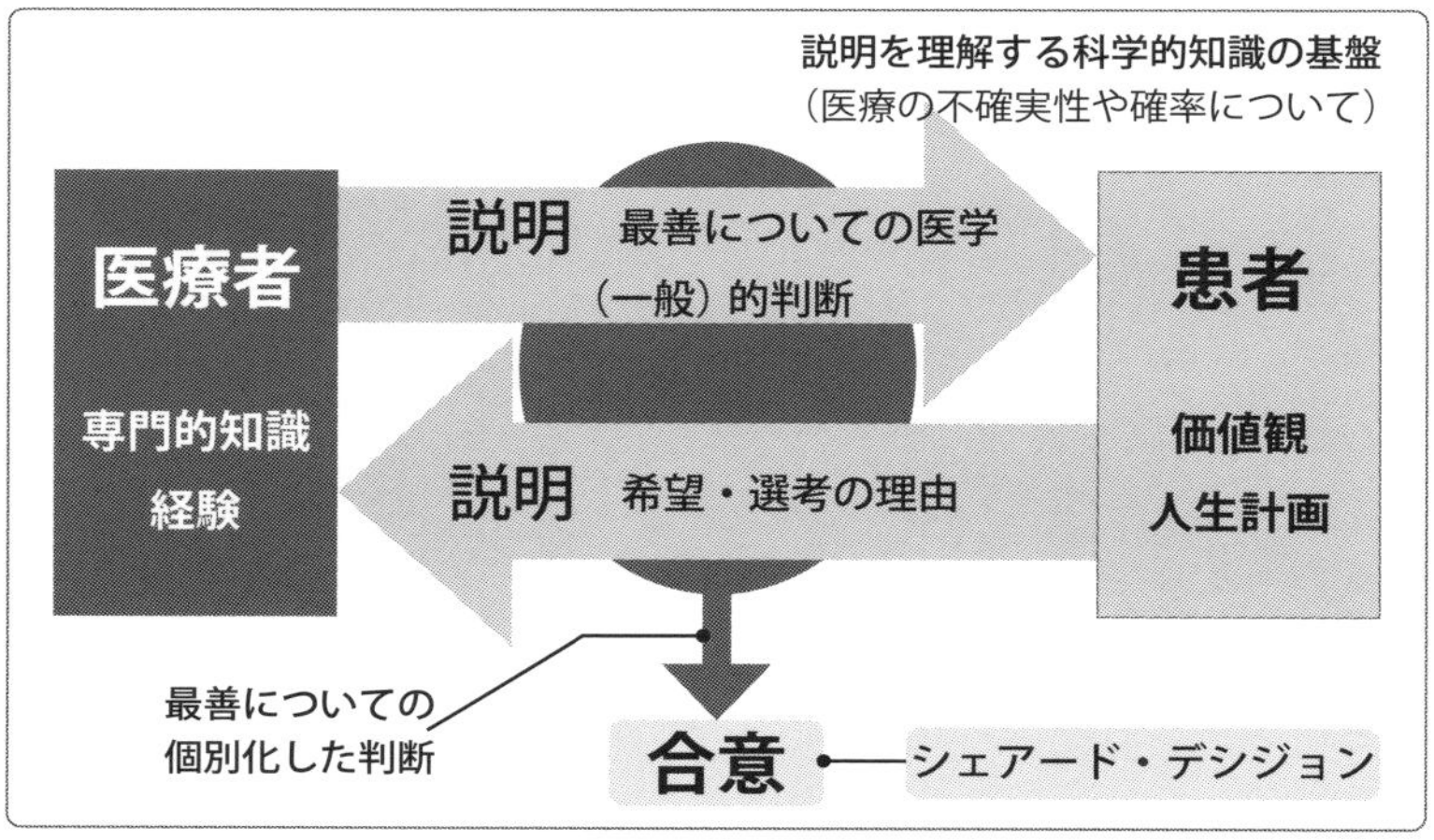

図 3-10　意思決定の手順

症例２　スピードスケート選手の場合

男性（１９７４年生まれ）

（注：ご本人の許可をいただき、レントゲンを含め、経過をご紹介いたします）

私たちが経験したスポーツ選手の治療ですが、その経過をご紹介します。

彼はスピードスケートのショートトラックの選手で、大阪出身のN選手です。私たちはN選手の大学入学時より、身体の調子について相談に乗り、治療を担当していました。１９９８（平成10）年長野で開催された冬季オリンピックの５００メートル走で、金メダルを獲得します。日本選手団としては冬季オリンピック史上最年少のメダリストでした。次の２００２年のソルトレイクでもメダル獲得に期待が集まっていました。その最終選考会のレースで、左足首を骨折するのです。骨折は内・外両方のくるぶしのところで、２００１年12月30日のことでした。そして、本番のレースが２月25日です。２ケ月足らずの期間しかありません。教科書では、骨が本当にくっつくのに、それくらいの期間が必要だと書かれています。レースに向けて練習をしなければなりませんから、万全の調子で臨むことはとても期待できない状況です。

しかし、スケート連盟は、彼の実績から、他の選手を選考するのではなく、彼を出場させるという判断をしました。ともかく、彼を大阪へ運び、大晦日の31日、ずれた骨折の部分を元に戻し、針金やねじで固定する手術を行いました。**図３-11**はその当時のレントゲン写真です。この手術自体は、受傷の翌日にするかどうかは別として、レースに出場するかどうかということにかかわりなく、必要と判断してのものでした。

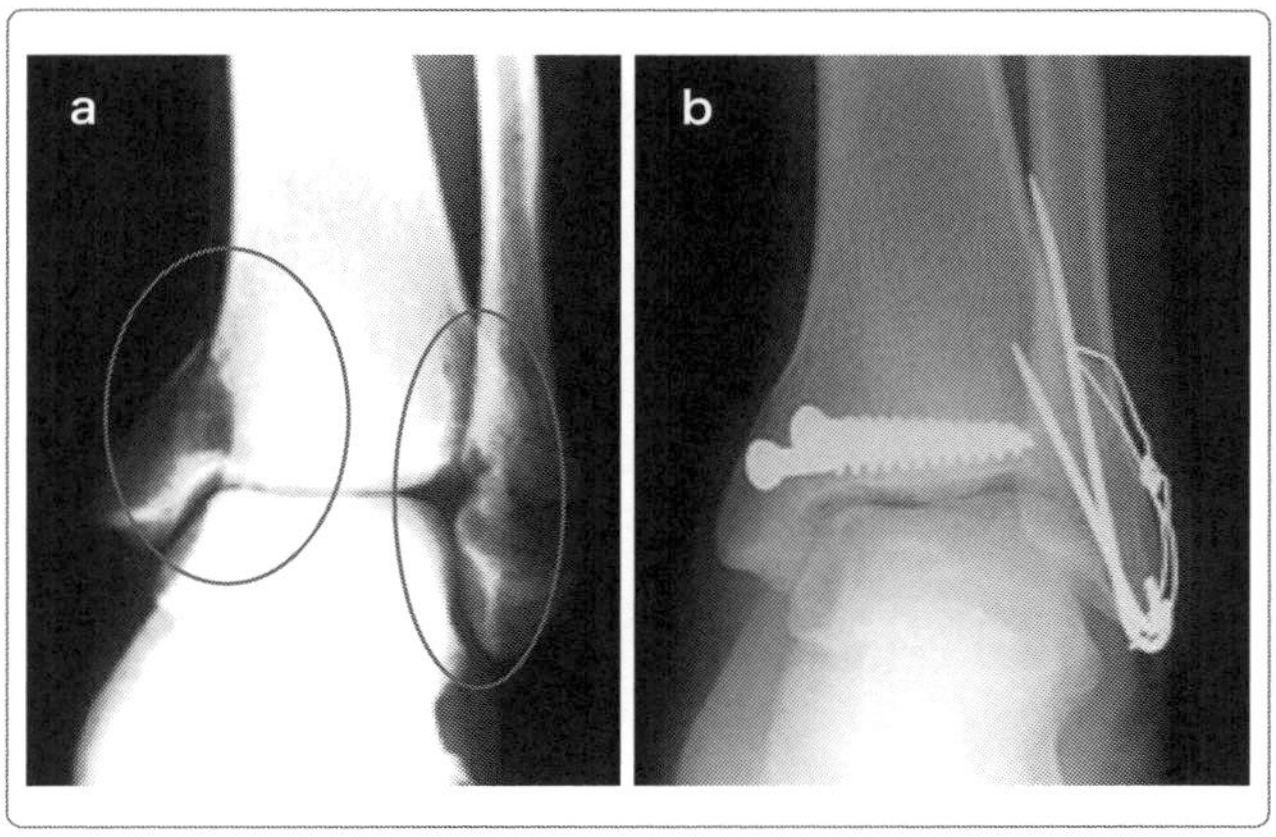

図 3-11　骨折時 (a) と治療後（b）

■面談

さて、彼と、彼のコーチを交えて、治療計画の相談です。

彼は、「骨がくっついていない状況でレースに出るリスクは何か」と質問してきました。「それは再骨折だ」と私は答えました。「もう一度折れるということですね。そうなると、どうなるのですか。もう手術はできず、スポーツはあきらめなければならないようになるのですか」。私は「いや、どんな折れ方かによるし、難しくはなるけど、もう一度手術は可能だと思う。他の競技で二回折れてもまたスポーツに復帰した選手もいたよ」と話しました。そして、コーチからも、「無理して出させて、うまくいかなくても、さらに４年後は元に戻せるのですね」と質問されました。

こうした話し合いの結果、本人がコーチの了承を得て、出場を決断したため、次に、どのような計画で行くか、話し合いました。それは、レースの日からの逆算で決めていきました。少なくとも、レースの３週間前から本格的に滑っていなければ、到底間に合わないということで、となると、術後３週間目には、リンクに立っていなければならないという結論に達しました。オリンピック前のカナダでの合宿にも途中から参加の方針も決まりました。

その経過をまとめたのが**図３-12**です。

私も現地で、直接彼の様子を見ることができました。お互い、目と目で、よくここまで来たなと復帰を喜びましたが、そんな

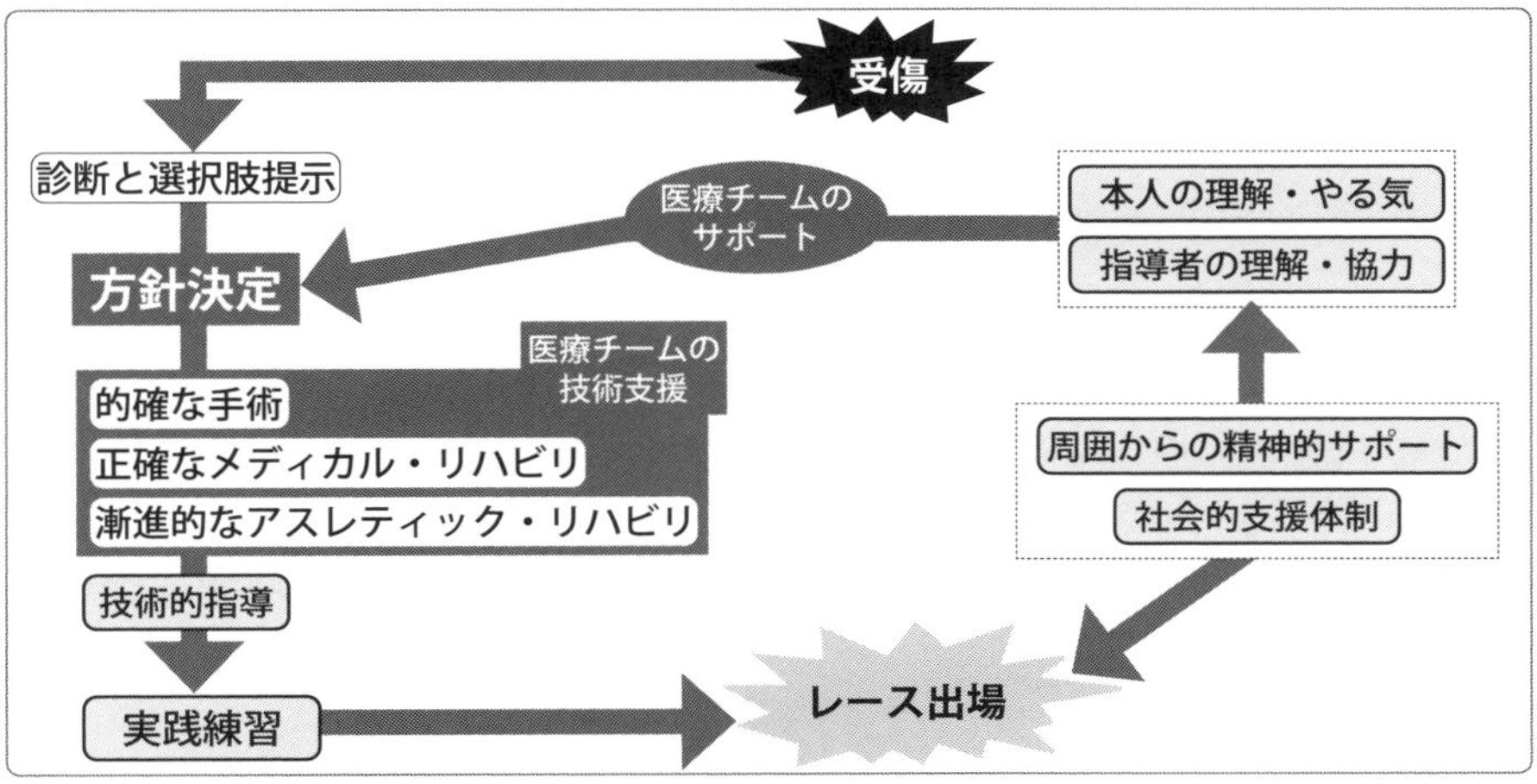

図 3-12　治療計画

ことで、レースに勝てるわけもありません。結果はベスト８どまりで、この大会を終えました。

　友人の整形外科医から、骨折から完治してはいない状態で大会出場をさせるという無理をして、あれは医師として、選手の身体を守るという義務を果たしていないという意見があると聞きました。言外に、自分の医師としてのスタンドプレーであるという非難が込められていました。しかし、出場はお互いが話し合いの結果たどり着いた選択です。私としては、結果は伴わなかったのですが、やるべきことはしたと考えていました。

　彼は、その次の２００６年トリノオリンピックに出場しましたが、予選敗退に終わり、その大会後、引退を表明し、競輪選手へ転向し、現在も活躍しています。

まとめとして

　本章では、スポーツ選手の場合を例にして、運動器を傷めた場合の対処における医師の役割について述べました。悪いところを検査などにて正確に診断することはまずとても大事な第一歩です。そして、どのような方法で、それを治療していくかということについては、治療を受ける側の立場、目標などによって、画一ではないことを掲げました。医師としては最善と考える治療の方法が、選手にとっては、そうではないことも起こりうるのです。そこでの両者の話し合いが何よりも大切であることをお話ししました。

　そして、このやり方は、決して、スポーツ選手の場合に限るわけではないと考えています。働いている方でも、主婦であっても、仕事との関連や、また、やりたい趣味の活動への影響など、治療方法の選択において考慮しなければならない状況はいろいろです。また、高齢者の場合は、介護の環境などが影響する場合もあります。ともかく、正解は一つではなく、信頼関係の上で両者が十分話し合って決めていくのが好ましいと考えています。

第４章　「整形外科」の誕生

一生懸命「見る」そして考える時代

医学の祖といえば、ヒポクラテス（Hippocrates: BC. c.460-c.370）と言われます。日本でもアメリカでも医学校の中には、今でも卒業式に際して、「ヒポクラテスの誓い」を読み、宣誓するところがあります。その誓いには現代にも通じる医師の職業倫理としての患者の生命や健康の保護の考え方、プライバシー保護について触れられているからです。

■ヒポクラテスの誓い

医神アポロン、アスクレピオス、ヒュギエイア、パナケイア、およびすべての男神・女神たちの御照覧をあおぎ、つぎの誓いと師弟契約書の履行を、私は自分の能力と判断の及ぶかぎり全うすることを誓います。

この術を私に授けていただいた先生に対するときは、両親に対すると同様にし、共同生活者となり、何かが必要であれば私のものを分け、また先生の子息たちは兄弟同様に扱い、彼らが学習することを望むならば、報酬も師弟契約書もとることなく教えます。また医師の心得、講義そのほかすべての学習事項を伝授する対象は、私の息子と、先生の息子と、医師の掟てに従い師弟誓約書を書き誓いを立てた門下生に限ることにし、彼ら以外の誰にも伝授はいたしません。

養生治療を施すに当たっては、能力と判断の及ぶ限り患者の利益になることを考え、危害を加えたり不正を行う目的で治療することはいたしません。

また求められても、致死薬を与えることはせず、そういう助言も致しません。同様に婦人に対し堕胎用のペッサリーを与えることもいたしません。私の生活と術ともに清浄かつ敬虔に守りとおします。

結石の患者に対しては、決して切開手術は行わず、それを専門の業とする人に任せます。

また、どの家にはいって行くにせよ、すべては患者の利益になることを考え、どんな意図的不正も害悪も加えません。とくに、男と女、自由人と奴隷のいかんをとわず、彼らの肉体に対して情欲をみたすことはいたしません。

治療のとき、または治療しないときも、人々の生活に関して見聞きすることで、およそ口外すべきでないものは、それを秘密事項と考え、口を閉ざすことに致します。

以上の誓いを私が全うしこれを犯すことがないならば、すべての人々から永く名声を博し、生活と術のうえでの実りが得られますように。しかし誓いから道を踏み外し偽誓などをすることがあれば、逆の報いをうけますように。

（大槻マミ太郎訳「誓い」小川鼎三編（1985年）『ヒポクラテス全集』第1巻、エンタプライズ、580-582頁より引用）

ヒポクラテスは、病いに苦しむ人々に対して、原始的な迷信・呪術によってではなく、観察し、経過をたどり、原因を探ろうとする経験科学の立場で立ち向かう姿勢を示しました。そして、4種類の体液の混合に変調が生じたとき、病気が起こるという「四体液説」を提唱しています。

そのヒポクラテスの業績を引き継いだ人たちはヒポクラテス派と呼ばれ、彼の教えに従い、医師たちは、患者の訴えを聞き、身体の表面に現れる徴候を詳細に観察し、照らし合わせ、そしてそれを記録することを続けました。

これによって、一定の症状を持つ人のグループ分けができあがります。そして、その人たちがどのような経過をたどるか、いわば病気の自然経過があらかじめ予測できるようになります。その予測に基づき、対処の仕方を指示するというのが、病いに対する治療者の仕事となります。原因を知り、それに対する治療を行うのが当たり前という現代の医療を知っている私たちからすれば、なんとも後追いというか、もどかしくなるような方法ですが、これが当時の対処であり、呪いなどで説明していた病《やまい》を初めて客観的扱う姿勢が生まれました。

ガレノスの四体液説

もちろん、その後、さらに原因追求に対する活動を引き継いだのが、五百年以上経過した2世紀にガレノス(Galenus: c.129-c.200)です。彼はサルやブタといった動物の解剖を行い、ヒポクラテスが唱えた「人体は血液、粘液、黒胆汁、黄胆汁から成り、病いはその乱れから起こる」とする四体液説を検証し、理論を体系化しました。

ガレノスによれば、個人の気質や情念の配置は、先述した四つの体液の構成要素、すなわち血液（熱、湿）、粘液（冷、湿）、黄胆汁（熱、乾）、黒胆汁（冷、乾）の混合の割合によって規定されるとしています。この乱れによって、過剰になったと判断されればそれに対抗する対処を行うし、不足していればそれを補うことが治療となります。具体的には、どの体液が多すぎるか少なすぎるのかを症状から判断し、患者を暖めるか、冷やすか、湿らせるか、乾かすかを決めると言うことになるのです。

人体解剖はキリスト教が支配する社会では許されていなかったため、動物の解剖で自らの考え方を固めていったガレノスですが、ヒポクラテス派の学説をまとめた彼の理論は、その後長く西洋の医学者の間で信奉され、17世紀にウィリアム・ハーヴィが異を唱えるまで反論を許されない存在となっていました。

千百年近く続いた信仰のようなガレノスの理論を打ち崩すきっかけとなったのは、人体解剖の普及であり、詳細な解剖図譜（『人体の組立てについての七つの書（『ファブリカ』）』1543年）を残したベルギー人の解剖学者アンドレアス・ヴェサリウス(Andreas Vesalius: 1514-1564)の業績です**（図4-1）**。

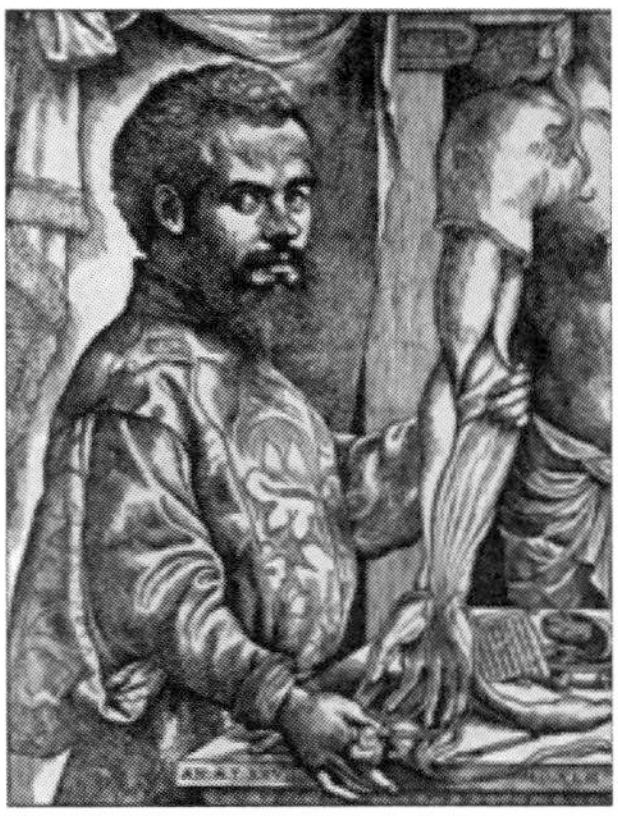

図4-1　『ファブリカ』収録ヴェサリウスの肖像画

■『ファブリカ』における解剖図

彼の書物に収められた詳細な解剖図を見ると、彼が解剖しながら目にしている臓器や神経・血管といった形あるものが、生きている間には、人体のなかで、どのように動き、どんな働きをしているのかを模索しながら作成していたと思わせるところがあります。実際、この時代の解剖絵図のなかには、若い男性が微笑みながら自分の皮膚を持ち上げ、筋肉を見せているというものがあり（**図４-２**）、生命の宿っていない身体の解剖を行いながら、生命のあるときの人体に対して、想像力を働かせていたことがうかがえるのです。

■ヴェサリウスの解剖図譜より

つまり、患者の症状と動物の解剖から得た知識を合わせ、理論を打ち立てたガレノスに対して、さらに詳細に人体内部を観察し、その働きをイメージし、理論化していく作業に役立ったのです。その具体的な成果の一つがウィリアム・ハーヴィ（William Harvey: 1578-1657）の血液循環に関する学説でした。ハーヴィはガレノスが、血管自体が動いていると説明したのに反論し、血管は自ら拍動しているのではなく、心臓によってリズミカルに押し出されることで拍動しているかのように見えると主張しました。それが血液循環の考え方です。

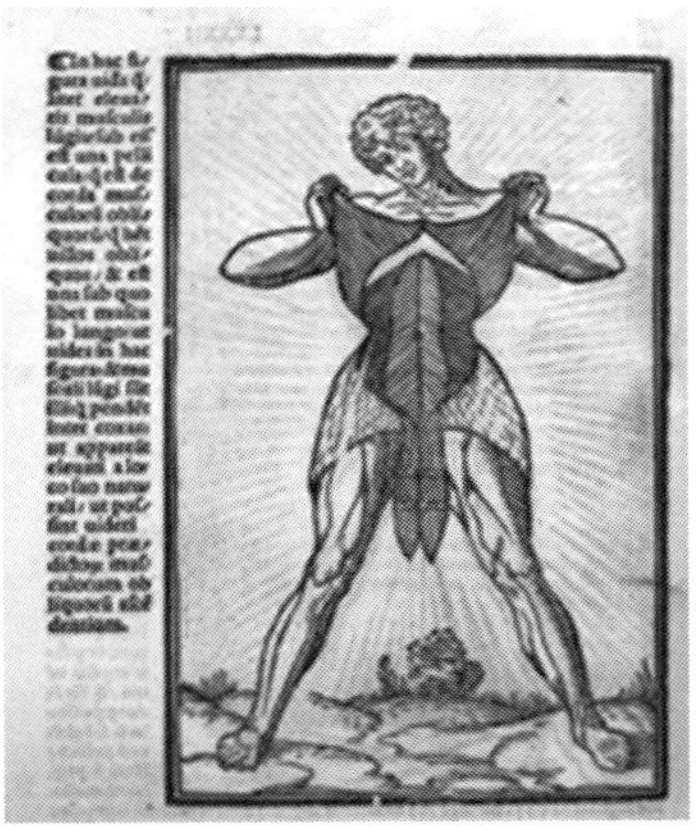

図4-2　ヴェサリウスの解剖図

ただ、この時点では、ガレノスの言う生命活動の基盤である「精気（プネウマ）」の存在までは否定できませんでした。ガレノスは、生体が元気でいるのは、空気中の精気（プネウマ pneuma）が呼吸によって体内に取り込まれるからだと説明したヒポクラテスの考えを引き継いでいました。

プネイマの存在を否定し、生命現象を科学的に証明するには１５０年ほどの時間がかかります。アントワーヌ＝ローラン・ド・ラヴォアジエ（Antoine-Laurent de Lavoisier: 1743-1794）が酸素を命名し、呼吸器官において酸素と二酸化炭素の交換が行われていることを証明し、呼吸と循環が生命現象の基盤であることが証明されるまで待たねばなりませんでした。

ともかく、こうして解剖により人体内部を「見る」ことによって、近代医学はスタートしたと言っても良いと思います。

「見る」から「望《み》る」に進んだ時代

オランダで発達していたレンズ磨きの技術から、17世紀初め頃、とんでもない道具が誕生しています。「顕微鏡」と「望遠鏡」です。

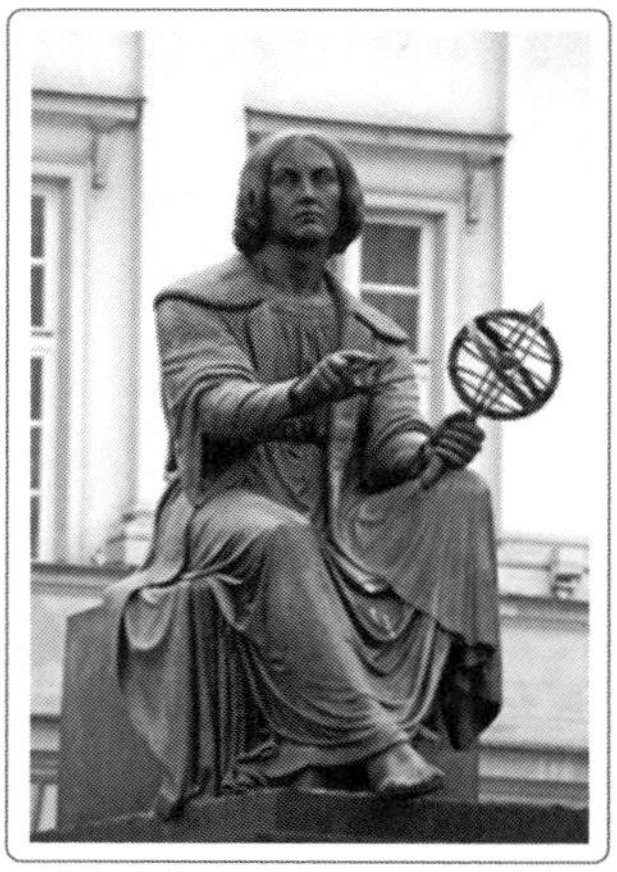

図 4-3　ポーランド、ワルシャワにあるニコラウス・コペルニクス像

イタリアの物理学者で天文学者、ガリレオ・ガリレイ（Galileo Galilei: 1564-1642）は望遠鏡を使い、月の表面が凸凹していることを報告します。また、同時に、天空には別の恒星や遊星があることも報告し、夜空を仰ぎ見る人々の目を開かせました。

彼は先に地動説を主張　し、『天体の回転について』を著し、当時主流の地球中心説（天動説）を覆《くつがえ》す太陽中心説（地動説）を唱えたコペルニクス（**図４-３**〈Nicolaus Copernicus: 1473-1543〉）に同調しました。それまでの神を中心とした考え方を真っ向から否定したようなものです。宗教家から異端者として、裁判にかけられ、地動説を唱えないよう注意を受けながらも、「それでも地球は回っている」と呟いたという逸話が残っています。観察とその結果を主張するのは命がけだったんですね。

ガリレオは、ポーランドのコペルニクス、ドイツのケプラー、イングランドのニュートンとともに観察や実験から、普遍的な法則や理論を推理する帰納法を確立し、科学革命の中心人物とされています。イギリスの科学史家H・バターフィールド（Herbert Butterfield: 1900-1979）は、１９４９年に『近代科学の誕生』を著しています。ここで、彼は17世紀の宇宙観の変革を担ったこの４名の業績を評価し、「科学革命（Scientific Revolution）」だったと提唱しています。

彼らは観察から頭の中の思索だけで理論を打ち立てるのではなく、実験とその詳細な観察により仮説を証明する手順の重要性を説いた存在でもありました。それは、神学と結びついたアリストテレス的な目的論的自然観に変更を迫る、まさに時代の変化を象徴するものといえるでしょう。

ただ、このバターフィールドの科学革命という用語は、その後、アメリカの科学史家トマス・クーン（Thomas Samuel Kuhn: 1922-1996）が１９６２年に『科学革命の構造』（*The Structure of Scientific Revolutions*）を著して、その中で「科学革命」(scientific revolution(s)）を用いたため、混乱を避けるために「17世紀科学革命」と呼ばれるようになっています。

クーンが主張する「科学革命」は「パラダイム・シフト」と言い換えられることもよくあります。パラダイムとは、もともと「規範」や「範例」を意味する単語でしたが、クーンは長く科学の世界で信じられ、用いられてきた認識や考え方として用い、その支配的で、常識化した枠組みや考え方を打ち破るところから新たな科学が芽生えてきたと考えたのです。

ともかく、新しいものの見方がある時期に集中して起こった背景には、光学機器としての望遠鏡と顕微鏡の力があったことは間違いないことだと思います。

こうした変革期に、対象を構成要素に分解し、各要素間の関係を明らかにしようとする要素還元主義の考え方も生まれてきています。要素間の関係の中でも、原因・結果の関係にこだわるようになってきます。

そのことに結びついたのが、レンズの不思議のもう一方、顕微鏡が開いた世界です。

「見る」から「視《み》る」に進んだ時代

「遠く」を見る望遠鏡による観察記録とは別に、「近く」というか、「細部」を見る顕微鏡による報告も生まれました。ロバート・フック（1635-1703）はその著書『ミクログラフィア』（1665）にて、昆虫や小動物の先端などやさまざまな植物の細部について、記しています。

その延長線上で、重要な発見がなされます。微生物の観察です。オランダ人のアントニ・ファン・レーウェンフック（1632-1723）は専門の科学者ではないのですが、顕微鏡でのぞく未知の世界に惹かれ、観察を進めていました。そして、湖の水の中に、小さな生き物がいることに気づき、１６７７年『フォロソフィカル・トランザクションズ』にその観察記録を発表したのです。

この発表が19世紀後半にルイ・パストゥール（1822-1895）の微生物とものが腐敗することとの関係性の発見へと繋がります。そして、同時代人のロベルト・コッホ（1843-1910）がさらに、１８７６年、炭疽《たんそ》菌の純粋培養に成功します。しかも、それが炭疽の病原体であることを証明したのです。その後、彼は、結核菌（1822）、そして、コレラ菌（1883）を発見し、それらが病気の原因であると主張し、その理論の裏付けとなる指針として、「コッホの原則」を提唱しています。そのオリジナルなものは次の４点からなっていて、「コッホの４原則」とも呼ばれています。

■コッホの４原則

（１）ある一定の病気には一定の微生物が見出されること。
（２）その微生物を分離できること。
（３）分離した微生物を感受性のある動物に感染させて同じ病気を起こせること。
（４）そしてその病巣部から同じ微生物が分離されること。

この病原体の発見は、単なる生物学的な意義を持つだけでなく、臨床医学として革命的な成果をもたらしたと考えられます。ある病気の原因として、これほど明確な因果関係はありません。このバイ菌のために、この病気になったということですから、曖昧さの全くない強い説得力を持った説明です。この因果関係から感染経路を調査し、それを遮断することによって、予防も可能となるのです。

病による症状に苦しみ、命の危険に晒されている多くの患者を前に、なす術《すべ》がなかった医師たちに、どれほど勇気を与えた研究成果だったことでしょうか。

運動器の分野の変化

この大きな変化のあった17世紀から19世紀の科学に関する変化の流れの中で、骨、関節、筋肉、神経といった身体の動きに関連する「運動器」の分野については、どのような動きがあったのか、振り返ってみたいと思います。

整形外科の創始者と言われているのはニコラス・アンドリー（Nicolas Andry: 1658-1742）です。彼はフランスの内科医で、１７４１年にパリ大学での講義のための教科書として『整形外科』（*L'Orthopedie*〈オルトペディ〉）を著しています。副題に「変形を予防、矯正する技術。両親と育てる子供を持つ人々ができる全て」と付いています。「Ortho-」は、ギリシャ語由来で、正しくて真っ直ぐで、変形のないことの意味で、今でも正統派を意味するオーソドックス（Orthodox）と言う言葉に」も使われていますね。そして、「Pedie」は小児を意味しています。

つまり、この学問は曲がっている子供をまっすぐにすることから始まったのです。この本の口絵（**図４-４**）に次のような有名なものがあります。曲がった木のすぐ横に、まっすぐな添え木が備えられ、木の曲がった部分にロープを巻いて、まっすぐな添え木に添わせるようにしてある絵です。子供達の身体の変形を矯正するために何らかの器具を用いて正していくという治療行為を象徴的に示しています。

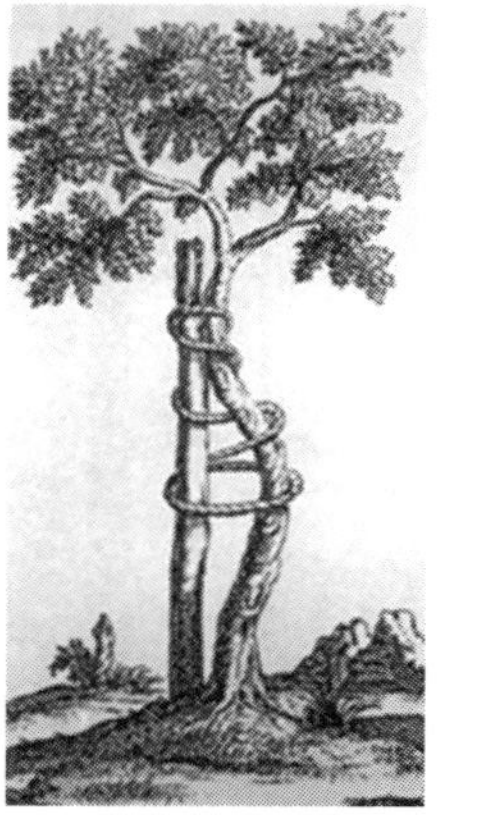

図4-4　『整形外科』口絵

この絵は、現代でも整形外科医の団体や学会などがモチーフとしてよく用いています。たとえば、日本整形外科学会のシンボルマークは**図４-５**の形です。日本的に、木が桜の花になっていますが、その他は原画にそっくりです。

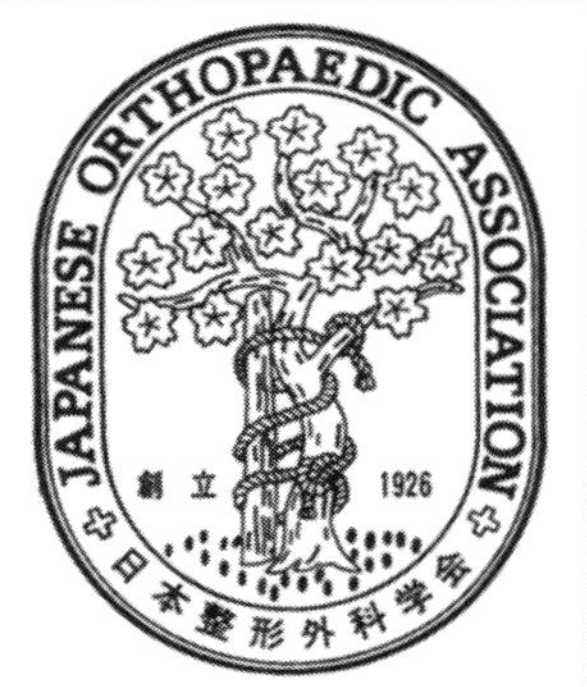

図4-5　日本整形外科学会シンボルマーク

その後、「オルトペディ」は、運動器の疾病を治療する専門科の呼称として、徐々に定着していきました。

日本における整形外科

では日本ではどうでしょうか。ご承知のように、日本の医学や医学教育は明治維新のあと、政府の欧化政策の一端として、ヨーロッパ、特にドイツ医学を範として取り入れることになりました。中心的役割を果たしたのが東京帝国大学です。

この東大の外科から運動器を扱う一派が独立する動きが生まれます。初代教授は田代義徳《たしろよしのり》（1864-1938）でした。１９０６（明治39）年のことです。教室開設に当たり、診療科の名称に関しては議論がありました。アンドリーの原著に近い「矯正外科」、また、泌尿器科や眼科、皮膚科と同様に部位から「骨・関節外科」も候補となりました。しかし、田代は、「外科的矯正術の研究」を目的としたヨーロッパ留学から帰国後、古くからの友人で漢詩にも詳しい東大内科学教授の入澤達吉《いりさわたつきち》（1865-1938）や医師で漢学者でもある永坂石埭《ながさかせきたい》（1845-1924）と相談し、中国の古典『説文』と『撃伝』から採用された文字を用いて、「整形外科」という用語を選択したそうです。その意味は、『之を束ね、これを支えそしてこれを正しうする』との意味で「整」を選び、機能と形の関係から訳語として『整形外科』を当てた」とされています。

今の日本整形外科学会雑誌では、**図４-６**のように、整の字はオリジナルのものが使われています。

また、田代教授はこの「整形外科」という名称に決めた経緯を１９０７（明治40）年１

月1日の『日本医事週報』６１６号に「整形外科ノ説」という題名で公表しています。そのなかに、次のような一説があります（原文は漢字とカタカナですが、ひらがな表記に変えています）。

形状の變化は運動の障害をきたし、また運動の障害は形状の變化を招く、形状と運動とは相関聯して、離るべからず、今「オルトペヂイ」は、主として骨格もしくは関節における形状の變化を生理的に復正して以て、生理的運動を営為せしめんとするにあり、故に變形は「オルトペヂイ」の主體たり、官能の改復は「オルトペヂイ」の目的たり、形状正常にして、初めて官能完全に、官能完全にして、形状生理的ならざるは尠し。形の一字、此學科において欠くべからず。

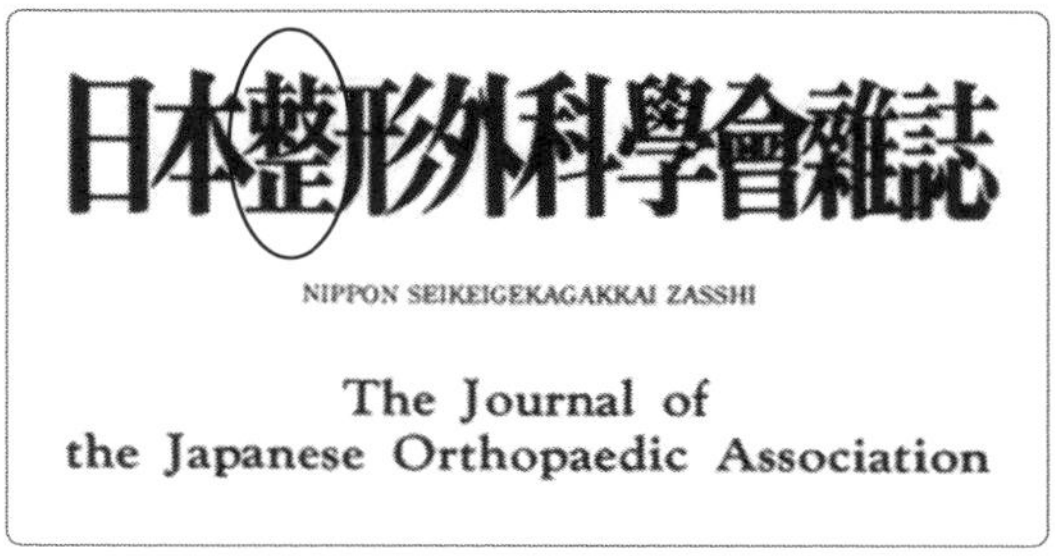

図4-6　『日本整形外科学会雑誌』表紙

形の異常が動きの異常につながるのだから、形を正すことが重要としており、その考えは現代の整形外科医に脈々と受け継がれていると思います。

「整形外科」が誕生し、一つの学問分野として独立・発展し、世のなかに広まっていく過程の中で、日本において、忘れてはならない動きがありました。伝統的な医学の位置づけの問題です。

明治以降の日本の伝統医学における運動器を診る診療

古来よりの整骨術と拳法（柔術）とが結びつき、江戸時代にめざましい発展をして、整骨術として理論化され、今日の柔道整復術となったといわれています。

ことに大阪の各務文献《かがみぶんけん》（1755-1819）は、『解体新書』を学ぶだけではなく、実際に解剖をして、骨格を理解した上で、１８１０年、『整骨新書』と『各骨真形図』を書き上げています（「整骨新書」早稲田大学図書館古典籍総合データベース〔http://www.wul.waseda.ac.jp/kotenseki/html/ya09/ya09_01118/index.html〕、「各骨真形図」東京大学医学図書館・デジタル資料室〔http://www.lib.m.u-tokyo.ac.jp/digital/index.html〕）。

彼は、こうした解剖学的な知識から「骨格治療法」を確立し、後進に伝えています。

しかし、明治政府の強い欧化政策は、伝統医療にとっては、厳しい環境となります。１８７３（明治６）年、「太政官令」が出され、整骨師は医者として認可されますが、翌１８７４（明治７）年の「医制」公布により、新たに開業を希望する場合は、１８７５（明治8）年制定の「医師学術試験規則」に基づいた局部解剖、生理、病理など計7科目の試験に合格することが求められたのです。

さらに、１８８５（明治18）年、内務省の通達（医師学術試験規則）により医術開業試験合格者だけが医業として新規開業が許されるようになります。これにより試験に合格しなかった従来からの接骨・整骨師は「従来接骨業」として、各府県から一代限りの制約付きで認可されることになりました。

　厳しい環境はまだ続きます。1891（明治24）年、東京府令によって、「従来接骨業」者であっても「接骨科」等の看板を掲げることが禁じられたのです。これにより、事実上、接骨業は廃止という厳しい行政判断です。1911（明治44）年の内務省令では、按摩術、鍼灸営業取締規則がそれぞれ制定・公認されるにもかかわらず、接骨業のみが取り残されてしまいます。そこで、その後、整骨術復活のための公認運動が始まります。

　1914（大正3）年「柔道接骨術公認に関する請願書」が議会に提出されますが、「接骨術」「柔道接骨術」の名称は内務省より認められず、「柔道整復術」になります。そして、1920（大正9）第1回柔道整復術試験が行われますが、全国規模の業界団体のとりまとめに時間がかかり、1930（昭和5）年東大整形外科出身の金井良太郎博士を会長として「全日本柔道整復師会」が発足し、「あん摩・はり・きゅう」と一緒の営業法ではなく、単独での成文化の運動を行います。敗戦後、GHQ統制下に、1947（昭和22）年「あん摩、はり、きゅう、柔道整復等営業法」が制定され、柔道整復は再び法的根拠を得ることになります。1891（明治24）年に事実上、整骨業が医療の中の一分野から外されて以来、56年ぶりの復活となります。

　そして1970（昭和45）年、ようやく単独での「柔道整復師法」が可決されました。そして、1988（昭和63）年には修学三年制、国家試験（都道府県知事から厚生大臣へ移行）、大臣免許の三点に関する改正が行われ、1993（平成5）年、第1回柔道整復師国家試験が実施され、現在の制度につながっています。

■整形外科と整骨院の違い

　「整形外科の立場を代表する日本整形外科学会は、そのインターネット上のサイトにおいて、整形外科と整骨院（接骨院）の違いを次のように説明しています。

　「整形外科では医師（整形外科医）が骨・関節・筋腱（運動器）・手足の神経（末梢神経）・脊椎脊髄の治療を行います。診察による理学所見とエックス線（レントゲン）やMRI等の検査をもとに診断し、症状や病態にあわせて投薬、注射、手術、リハビリテーション等で治療します。

　整骨院（接骨院）では柔道整復師が捻挫や打撲に冷罨法、温罨法、マッサージや物理療法等の施術を行います。柔道整復師は医師ではなく、あん摩・マッサージ、はり・灸師と同じ医業類似行為の資格です。外傷による捻挫や打撲に対する施術と骨折・脱臼の応急処置が業務範囲で、変形性関節症や五十肩のような慢性疾患は取り扱えません。

　したがって、整（接）骨院に健康保険を使って外傷以外の疾患で通うことは違法です。」

　とはいっても、現実には、腰が痛い、肩が動きにくいといった運動器の悩みに対して、国民はすでに、整骨院（接骨院）は専門の機関として認めています。まず相談に行く場所として、確立された場所になっているのです。その背景として、治療所の数が多く、地理的に近いことや、待ち時間が短く、施術を受けることができるという利点も関係していると思われますが、有用であると評価されているからこそ、通う人が絶えないのでしょう。

また、整形外科医の診療にも問題があるかもしれません。私は自分が診察するときに、これまでどうしてきたか、詳しくお話を伺うようにしています。自分の判断でサウナに行ったり、マッサージを受けていたとか、整骨院に通っていたとか、整形外科でも診療所、総合病院の整形外科、大学病院の整形外科とさまざまな施設での通院歴があったりします。それぞれ、御自身が受けてみた感想を伺うのです。

整骨院で、揉んでもらったり、電気を当ててもらったりしたけど、良くならないから来たという方もおられますし、整骨院の先生に、この症状なら整形外科でちゃんと調べてもらう方がいいとアドバイスされたので来たという方もおられます。

整形外科を受診した人たちのなかには、「レントゲンを撮り、大したことはない、と説明され、痛み止めと湿布で帰されるだけ」とか、「なぜか、いつでも注射をされる」とか、何か所見があると、「すぐに手術が必要」と言って、断ると、「する気になったら来いと言われた」とか、患者さんと治療に当たる医師の間に距離というか、食い違いがあるような話もよく耳にします。

せっかくの国家資格ですので、整形外科医と柔道整復師や鍼灸師、マッサージ師の人たちのなかで、人の身体とその異常に対する考え方を違う立ち位置から意見を交わし、一緒になって「ケア」に取り組める体制ができればいいのにと思います。

あとの章でも触れることになりますが、今、日本の運動器の診療では、西洋医学と東洋医学が、お互いに自分たちは全部をカバーすると主張して、対立している構図があるように感じます。しかし、実際はそれぞれのアプローチには特性があります。きっと、あるひとつの状態の、一定の時期にもっとも適した対処方法があり、また、別の状態の別の時期にはまた違う方法がいちばん良いということではないかと思うのです。とすると、両者がその利点を最大限に引き出せるような総体的な体制が生まれれば、無駄もなくなり、しかも効果的な対処が可能になると考えています。

ここでは、日本の運動器の診療がどのように成り立ってきたか、そして、伝統的な医学が、明治維新の後の国の方針で、排斥されてきた過程があることは、知っておくべきだと思っています。

第5章 「見る」を通して「診る」時代へ

中世から近世へ大きな変革の一つが科学革命だったのですね。その延長で、顕微鏡での観察から、大きな発見がありました。コッホによる結核菌やコレラ菌の発見です。そして、その病原体が病気と強く結びつき、そのためこの発見が治療に直結したのです。こうした科学の成果は、医師たちをずいぶん勇気づけたに違いありません。と同時に、あるひとつの原因となるものによって、症状や病気が起こり、また、機能の異常にも関連することから、その因果関係を見出すことが、病いからの解決に繋がると確信したとも思うのです。

運動器の問題を考えるとき、この因果関係は強い信念として、治療者の頭に刻み込まれたのでしょう。たとえば、アンドリーは形の異常を矯正することが、整形外科であるとして教科書を書きました。形が機能と分かちがたく関連しており、つまり、形が悪いものは正さねばならない、正すことによって、機能を元に戻すことができるという強い因果関係に基づく治療体系が完成していったのだろうと推察します。

そして、時代は、さらに技術革新を迎えます。

人体の内部が見られる時代に

■（1）レントゲン

今も検査にその名前を残すレントゲン（Wilhelm Conrad Röntgen: 1845-1923）がエックス線を発見したのは1895（明治28）年11月のことでした（**図5-1**）。

ヴュルツブルク大学で陰極線（電子線）の研究に従事していた彼は、放電管から離れたスクリーンが光っていることを発見します。何かが放電管から出ていると確信した彼は、スクリーンの間にさまざまな物体を入れる実験を試みます。すると、分厚い本やガラスは透過するのですが、鉛は遮蔽され、また、蛍光物質を発光させることも分ってきました。検出に写真乾板を使えば鮮明に画像が残せることも分りました。

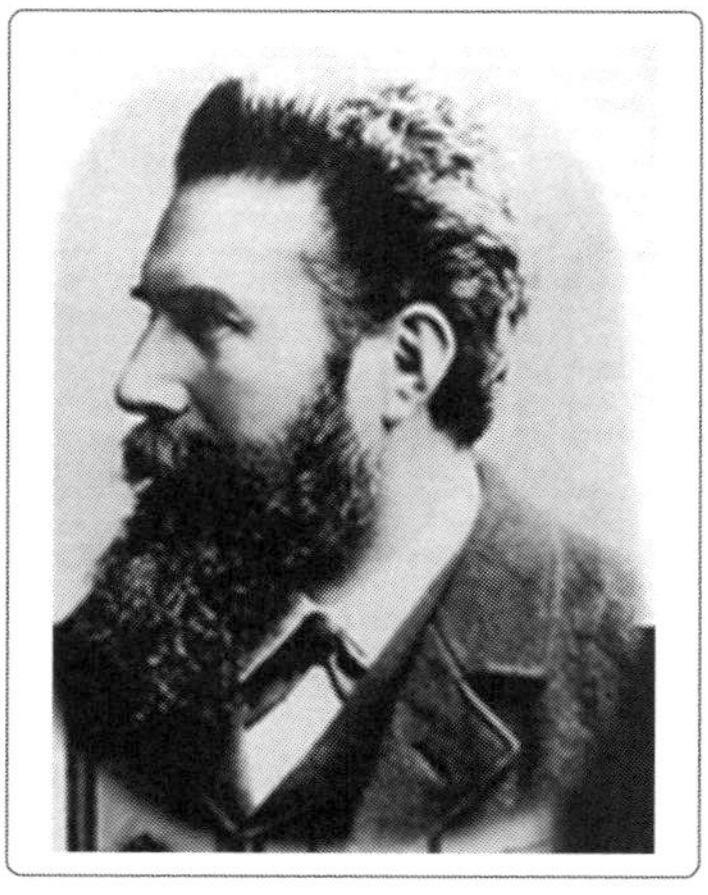

図5-1　ヴィルヘルム・レントゲン

こうした実験の結果、光のようなものは電

磁波であり、未知の数字を表すXを当てて、「エックス線（X線）」と名付けたのです。

レントゲンは妻や友人の手を撮影し、その報告は科学界に衝撃を巻き起こしました（図5-2）。

この写真が与えたインパクトがいかに大きかったか、想像するのは難しいかもしれません。身体の内部にある骨の様子が、明瞭に写し出され、はっきりと手元にあるのです。外からさまざまな方法でどうなっているのか探ろうしていた人体の内部が、画像として写し出されるのです。この技術が、診断の精度を高め、医療への貢献は計り知れないとすべての関係者が快哉《かいさい》を叫んだことでしょう。今や、整形外科の診療はレントゲン検査なしでは行うことが難しいほど当たり前のものになっています。

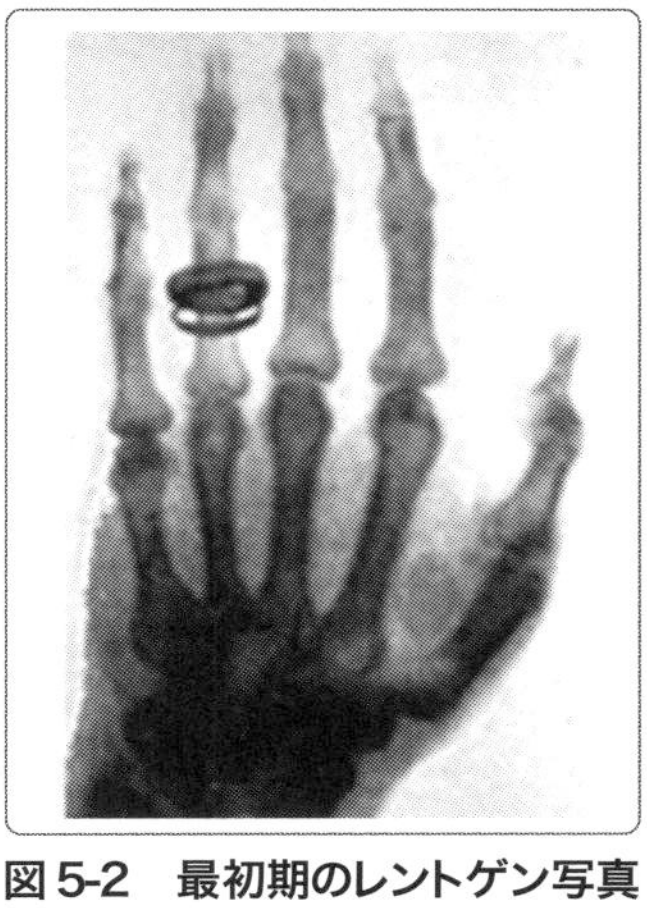

図5-2　最初期のレントゲン写真
（アルベルト・フォン・ケリカーの手のエックス線写真〈1896.1.23〉）Wikipediaより引用

稀《まれ》に、放射線障害の心配があるといって、レントゲン撮影を拒否される方がおられるのですが、現在用いられている撮影装置では、一回の撮影での放射線量は人体に悪影響を与えるほどのものではないとされています。身体への健康影響があるのは200mSv（ミリシーベルト）以上の被曝だと考えられていますが、環境省の放射性物質汚染廃棄物処理情報サイト「身の回りにある放射線」では、東京とニューヨークを飛行機で往復すると、0.11～0.16mSvで、胸部レントゲン検査1回では、その半分の0.06mSvとされています。

ただ、次にお話しするCT検査では、被曝量は大きくなり、先ほどの資料では、胸部CT検査1回で、2.4～12mSvとされています。

妊娠中の女性では確かに、大量の放射線被曝により、流産・奇形・知能障害などの恐れもあるのですが、通常のエックス線検査での被曝量では胎児への影響は低いので問題はないとされています。もっとも、医療機関の多くは妊婦に対するレントゲン検査は、慎重な上にも慎重に、対象外としています。また、新生児や幼児では、放射線の感受性は高いのですが、身体が小さい分、検査での線量が少なくなり、影響を心配する必要はないと言われています。

ともあれレントゲン検査は、整形外科診療では欠かすことのできない検査となっています。この功績により、レントゲンには1901年第一回目のノーベル物理学賞が贈られています。しかし、彼は科学の発展は万人に寄与すべきであるとして、個人的利益を受けようとせず、賞金は寄付し、一切の特許なども申請しませんでした。

■（2）CT——平面から立体へ

レントゲンが開発した従来のエックス線撮影では立体の被写体を撮影すると、二次元の感光体に焼き付けられます。つまり、影絵のようなものです。さらに詳細な観察ができるように、以前は断層写真（Tomography）といって、エックス線を使って立体をスライスして細かく写し出す方法がありました。それをさらに進めたのがCT（Computed Tomography）です。この技術を使えば、二次元の断層のデータを連続的に選択して、三次元に再構成し取り込むことができるのです。つまり、立体として観察することが可能

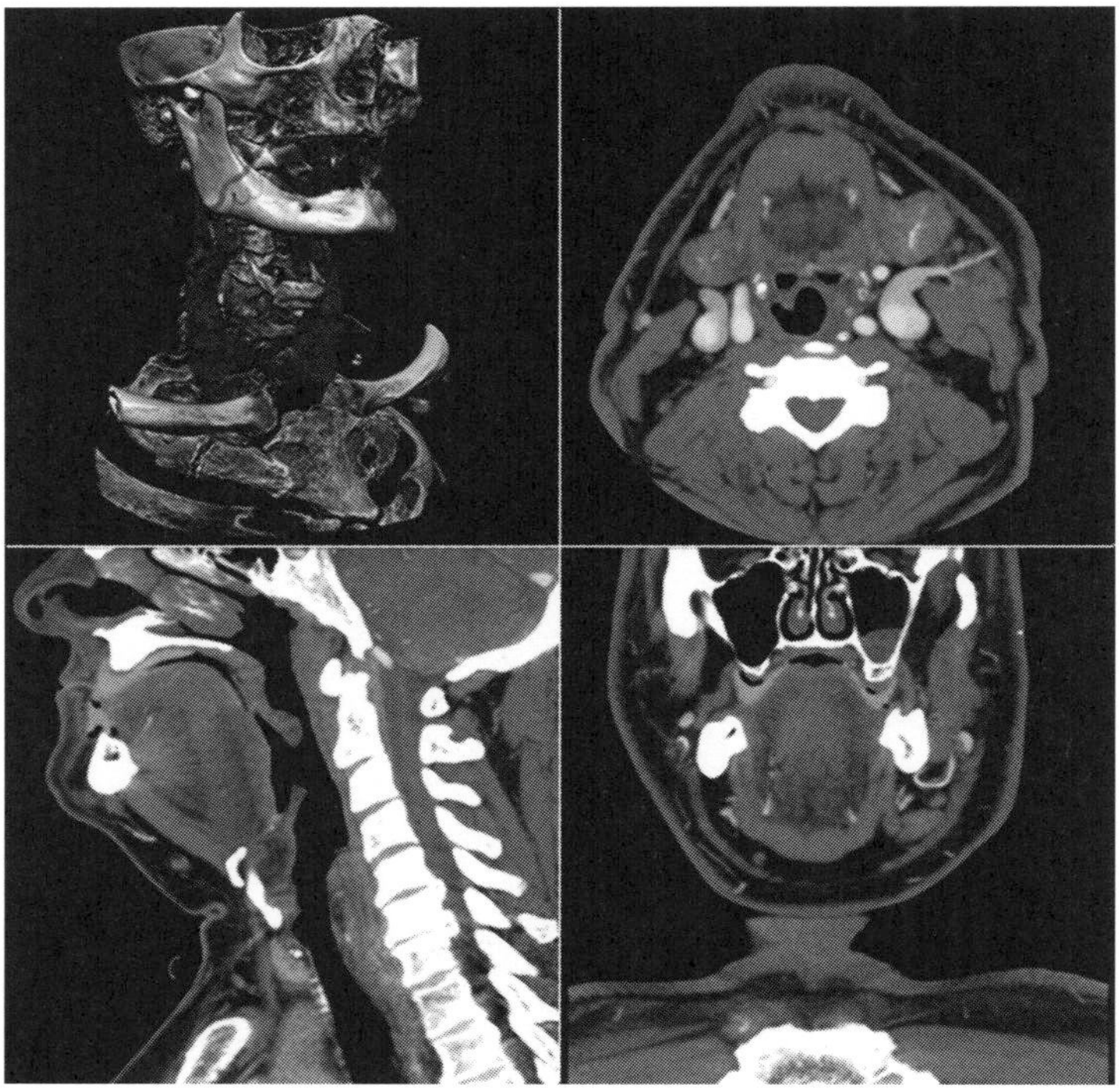

図5-3　CTによる二次元画像の三次元画像への変換

になるのです（**図5-3**）。

十分に解像度の高いボクセル・データは、コンピューターで適切な陰影付け・遠近感を施すことで、人間が直感的に把握できる三次元グラフィックスとして表示できます。

そもそもは南アフリカ共和国生まれでアメリカ合衆国の物理学者アラン・コーマック（Allan MacLeod Cormack: 1924-1998）が理論的な土台として、コンピューターによる装置の制御や画像処理の理論を発表し、その後、イギリスの電子技術者ゴッドフリー・ハウンズフィールド（Godfrey Newbold Hounsfield: 1919-2004）がコンピューターを使った横断撮影法を開発しています。それが商品化されたのは1972年のことで、EMIスキャナーと呼ばれ、脳の断層撮影に用いられました。

その後、この優れた技術は臨床現場に一気に拡がり、ことに頭の怪我や脳卒中などの診断に活用されていきます。

これらの功績によりハウンズフィールドとコーマックには1979年にノーベル生理学・医学賞が授与されました。

CTはさらに進化しています。開発当初、1回のスキャンに約4分かかっていたのですが、現在では数十秒単位にまで短縮されてきています。近年、マルチスライスCTとヘリカルスキャンの組み合わせで、従来と比較し、さらに高速で、そして、微細な画像の再構成ができるようになっています。

整形外科の分野では、骨折などの外傷で、CTによる三次元画像は、最善の対処を考える上で、有用な資料になっています。もっとも、古いタイプの医師たちは、「こんなええ機械がないときに比べて、最近の若い医者はレントゲン写真の読影能力がないなぁ」と呟いていますが……。

■（3）MRI

次に登場したのがMRI（Magnetic Resonance Imaging：磁気共鳴画像診断装置）です。MRIは核磁気共鳴（Nuclear Magnetic Resonance: NMR）現象を利用して、生体内部の情報を画像にする方法です。断層画像ですので、エックス線CTと似た画像なのですが、物質の物理的性質を利用した方法であるため、CTとは違う情報が得られます。実はCTは、内臓、ことに脳の病像を見つけるのに、威力を発揮したのですが、整形外科の分野としては、関節の中の靭帯や半月板などの軟骨、そして、筋肉なども写し出されるわけではないので、骨の変化を詳細に見たいときは有用でしたが、使い方が限られていました。

ところが、ＭＲＩは違います。診療がまるで変わるほどの影響がありました。たとえば、関節内の変化を調べるにしても、また、椎間板ヘルニアなど脊椎の異常を見るときも、骨だけなら、レントゲンやＣＴ検査で十分情報が得られたのですが、それでは軟骨や人体、また、脊髄や神経の様子を観察することができません。

そこで、35年前には、造影剤というレントゲンに写る薬を関節内や背骨の中の硬膜という脊髄を包む膜の内部に注射して、撮影するという方法で、調べていました。

背骨の中の硬膜にまで針を進めるので、患者さんには丸くなってもらい、緊張しながら実施したものです。御本人にとっても背中に針を刺されるのは、恐ろしくて、嫌な検査だったと思います。しかも、この検査では、さらに辛いことがありました。後に吸収される水溶性の造影剤が開発されたのですが、その頃は油性のもので、撮影が終了するとその造影剤を抜き取らねばならなかったのです。したがって、また針を刺すことになります。刺される方はたまったものではありませんし、針を刺す医師の方も、検査台を傾けたりして、造影剤を針先に集めて抜き取るという工夫が必要で、なかなか大変な作業でした。

ＭＲＩでは、そうした苦労なしに、関節内や脊髄の様子が分ります。おそらく、最初にレントゲン写真で骨を写し出すことができたときに医師たちが感じた興奮に勝るとも劣らない程度の興奮があると感じました。しかし、すぐにこうした技術革新には慣れてきます。今や、整形外科の診療では、ＭＲＩ画像が当たり前のようになってきています。また、これを検診に使った、「脳ドック」などというものも生まれています。

【ＭＲＩを開発した者たち】

私もその原理を十分理解しているわけではなく、ただ、その技術のおかげで撮影された画像を使い、診療に役立てている立場ですので、しくみを語ることはできませんが、開発に関わった科学者たちをご紹介しておきましょう。

一人はアメリカ人の医学者レイモンド・ダマディアン（Raymond Vahan Damadian: 1936-）です。１９６９（昭和44）年に世界初のＭＲ人体スキャナーを発表しています。次に１９７３（昭和48）年アメリカの化学者ポール・ラウターバー（Paul Christian Lauterbur: 1929-2007）が、傾斜磁場の概念を導入して、画像化に成功しました。１９７０年代後半には、彼らに加えて、イギリスの物理学者のピーター・マンスフィールド（Sir Peter Mansfield: 1933-2017）らが人体の画像化に成功して、本格的に臨床応用が始まりました。

これらのＭＲＩ開発に対する功績に対して、２００３（平成15）年、ラウターバーとマンスフィールドにノーベル生理学・医学賞が与えられました。

【ＭＲＩの活用法】

先ほども触れましたが、脊椎領域を含め、整形外科でのこの技術は計り知れない恩恵を診療の質の向上に与えました。苦しい割に、情報として完璧にはほど遠かった画像検査が一気に変わったのです。しばらくの間狭いところでじっとしてなければなりませんが、痛みを伴わない方法で、身体の内部の状態が手に取るように見ることができるようになった

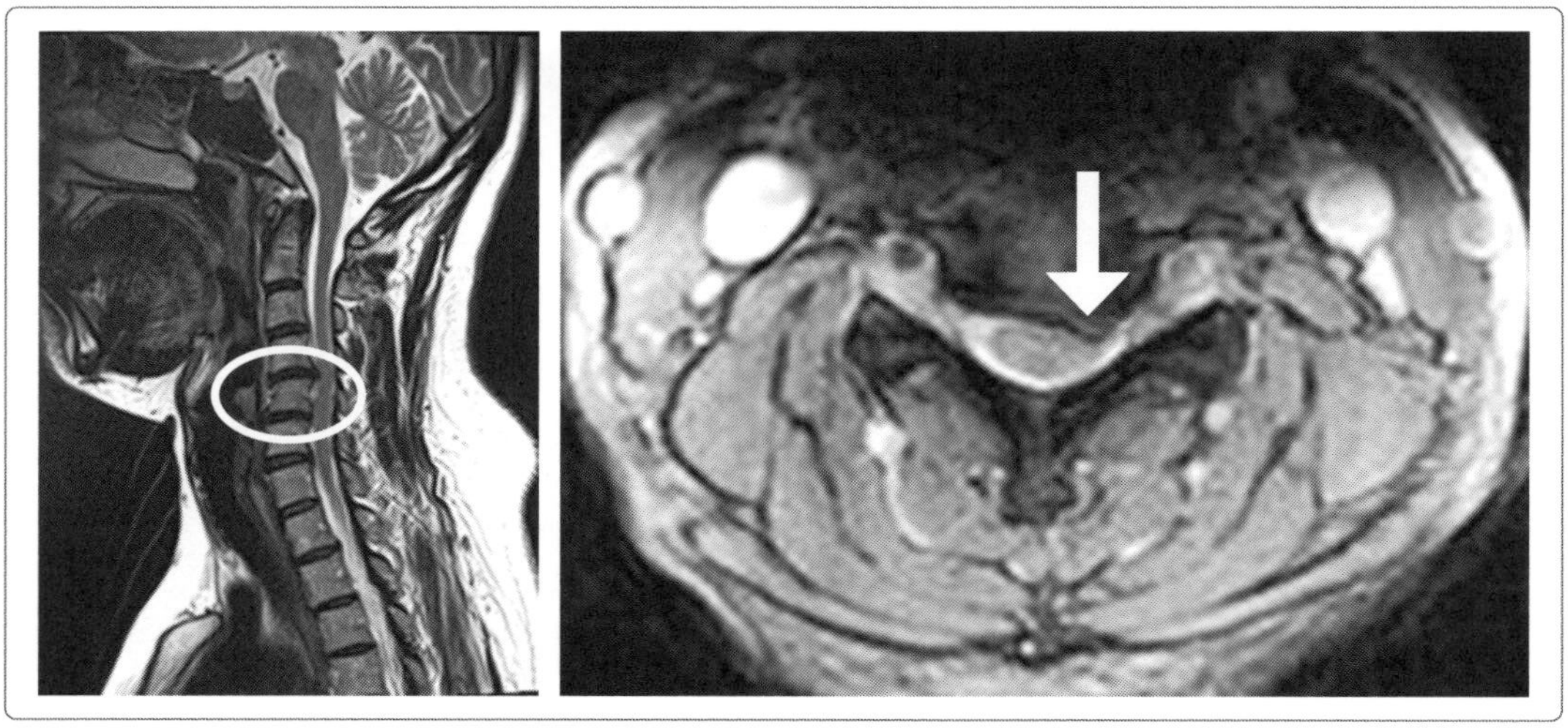

図 5-4　CT による二次元画像の三次元画像への変換

のです。

図５－４の２枚の画像は、首のＭＲＩ画像です。左の写真は首を横から見た一枚です。丸で囲んだ部分で、骨と骨の間の黒い部分が後方に出て、ひものように見える脊髄を圧迫している様子が分かります。右の写真は同じ箇所を横断して撮影した画像です。矢印が示しているのは、脊髄を圧迫している箇所です。

これだけ詳細に形が捉えられると、たとえば、手術を行うという場合、どこから、どんな風にその部分に到達し、どうやって取り出したりすれば良いか、その細かい内容を事前にしっかり計画することができるようになります。それは手術の精度や安全性を高めることになるのは間違いありません。

【レントゲンからＭＲＩまで】

レントゲンからＭＲＩまで、身体の形を表面からだけではなく、内部から見るという技術の変化を見てきました。たかだか、百年あまりの間に、素晴らしい進歩を遂げてきたのです。それはきっと、患者さんの治療をするのに、もっと良い方法を生み出すためには、内部をもっと知りたいという医療者たちの熱い思いがあったからなのだろうと思います。

これらの技術革新は大いなる恩恵、いくら感謝しても感謝しきれないほどの恩恵を臨床現場に与えてくれました。ただ、ここで、いいことばかりだろうかという反省もあることをお伝えしたいです。

技術革新が、診療に与えた功績という光の部分に対して、何が「陰」となっているのか、次節から、その点について、触れていきたいと思います。

形をみることで進んできた医学の歴史

紀元前のヒポクラテスは医学の祖と呼ばれ、原始的な迷信・呪術といった見えないもので説明する医学から、臨床と観察を重ね、「経験科学」へと変革しました。そして、「原因と結果」という概念を病気の成り立ちに、さらに治療に持ち込み、４種類の体液の混合に変調が生じたとき、病気が起こるという「四体液説」を提唱しています。また、運動器疾患に関しても、骨折、脱臼、脊柱変形、先天性股関節脱臼などについて、具体的な方針を説いたとされており、肩の脱臼を整復する方法として、強く手を引っ張って行う手技や、顎の関節が外れたときに対処法として行う、「ヒポクラテス法」が今でも教科書などに載っています。

約5百年後に、ガレノスがこの考え方を洗練し、まとめ上げました。そして、その学説というか、考え方が、ヴェサリウスが勇気を持って誤りを正すまで千4百年続いたのです。固まってしまった考え方を打ち破るのは容易ではないことが分ります。

「カハールの呪い」というのを、ご存じでしょうか。スペインの医学者 サンティアゴ・ラモン・イ・カハール（Santiago Ramóny Cajal: 1852-1934）は１９０６（明治39）年に神経解剖学における業績により、イタリアの内科医、科学者 カミッロ・ゴルジ(Camillo Golgi: 1843-1926) と共にノーベル生理学・医学賞を受賞しています。彼はゴルジの開発した神経組織が観察しやすい染色方法を用いて、神経組織を丹念に観察しました。そして、それまでの「神経細胞は網の目のように結合している」という網状説に異を唱えました。独立した神経細胞（ニューロン）で構成されている神経系を提唱しています。

そして、この解剖学的な構造の研究の成果として、１９１３（大正２）年に「20歳を過ぎたら、脳細胞は日々死にゆくばかりで、脳細胞は再生しない」という仮説を唱えました。以来、「成人の脳は衰え行く一方」という、ネガティブ極まりない学説は受け入れられ、記憶が怪しくなることは仕方のないことと受け入れざるを得なくなっていたのです。

この定説を覆す学説が出たのは、１９９８（平成10）年のことです。スウェーデンの神経科学者 ピーター・エリクソン（Peter Eriksson: 1959-2007）らが、脳の中で記憶をつかさどる部位である「海馬」では、大人になってからも日常的に新しい脳細胞が生まれていることを発見しました。その後の研究で、他の部位でも神経幹細胞が見つかり、新生ニューロンを生み出していることも判明しています。

「20歳を過ぎたら、脳細胞は毎日死んでいくだけ」という呪いが解けるには、85年の歳月が必要だったのです。

さらに、運動器の場合、観察の積み重ねから、形が機能や症状と密接につながっており、診断名も形態の特徴から付けられるようになりました。

この単純な因果関係に頼りすぎないよう警鐘を鳴らした人がいます。それは、オーストリアの哲学者、数学者のエトムント・グスタフ・アルブレヒト・フッサール(Edmund Gustav Albrecht Husserl: 1859-1938)です。彼は著書『ヨーロッパ諸学の危機と超越論的現象学』(1936) の中で、「古代ギリシアでは、日常的な直感から世界全体を体系的に把握する真の学が成立していた。しかし、ガリレオ・ガリレイが物理学の基礎付けに数学を導入してから自然は数式によって理念化され、〈生活世界〉は隠蔽され、〈ヨーロッパ諸学の危機〉を招いた。現象に戻り『すべての客観的学問』から生活世界を取り戻さねばならない」と述べています。さらに、ガリレイについては、「発見する天才であり同時に隠蔽する天才」と厳しい評価をしています。

イギリスには伝統があり高い権威を持つ総合学術雑誌『ネイチャー』(*Nature*) があります。１８６９年創刊と言いますから、明治2年のことです。アイザック・ニュートンやチャールズ・ダーウィンといった歴史に名を残した科学者も寄稿したそうです。この雑誌に掲載される論文の学術的な評価は『サイエンス』と並んで高いと言われています。

この『ネイチャー』誌が他の出資家と共同で構想して設けたジョン・マドックス賞というのがあります。この賞は、公共の利益に関わる問題について健全な科学とエビデンスを広めるために、障害や敵意にさらされながらも貢献した個人に与えられる国際的な賞です。この賞の名前となった、ジョン・マドックス（Sir John Royden Maddox: 1925-2009）は『ネイチャー』誌の編集長を１９６６-７３年と１９８０-９５年の2回務めました。彼が「今まで『ネイチャー』誌に掲載された内容のどのくらいが間違いか」と尋ねられたとき、「全部だ」と答えたという逸話が残っています。

科学を追求する過程で、例外を排除し、気づいているのに見ないようにするという悪弊があることを熟知しているからこその発言ではないかと私は思っています。

近代科学が観察と実験から、そして、数理学的な計算に基づいて体系化されたことは間違いありません。それは、再現性のある、客観的で論理的な世界です。しかし、人体や宇宙はそうした単純なしくみではどうしても説明できない面を含んでいます。つまり線形で理解できない非線形のモデルといってもいいでしょう。物理学の世界では「揺らぎ」が認められその体形の中に包含されていったにもかかわらず、医療では、いまだに、「線形」にこだわっている気がするのです。

詳細に形態が把握できるようになって出来上がった理論

先にお話ししましたが、整形外科の歴史は、そもそも形態の異常を矯正することで始まった学問ということになります。そこでは、「形の正しいものは機能も正しく」「機能の正しいものは形も正しい」という、形態と機能との密接な関係を肯定する考え方が基盤にあります。病気や怪我を考えるのに、形以外の具体的な手段がなかったからかもしれません。その極意はあのシンボルマークにあるように、その個体が持つ、自然の力である「自家矯正力」をいかに引き出すかにあるといえます。治療はメスを持って強引な矯正ばかりを考えることではないことも教えているのでしょう。

しかし、こういった考え方が実際の診断とはそぐわない事態も多く見られるようになってきました。むしろ、逆に医師の方が形態にあまりに目を奪われ過ぎたために、本当の原因から遠ざかってしまうという皮肉な現象すら起こり始めているように、思えるのです。

それには、レントゲンやCT、さらには、MRIといった診断機器の長足の進歩が関係していると思われます。つまり、日常の診療の中で、容易に形態の変化を捉えることができるようになったために、そのことに意識が集中しすぎるということです。ですから、形の変化と症状とが一致しないのに、形態を正そうとする治療をしてしまったり、反対に、目に見える変化を認めることができないために、この人が訴えている症状は気のせいではないかと考えてしまったりするようなことが起こっているのです。

第6章　見えることと実際との食い違い

形態の異常と症状が結びつかない事例

ある日、片方の膝をひどく打ち付けた少年が来院しました。打った方の膝は腫れ上がっています。痛い足を引きずりながら診察室に入ってきました。成長期の少年の骨には成長線と呼ばれる軟骨のラインがあり、これを骨折と見誤ることがあるので、比較のため両側のレントゲンを撮影しました（**図6-1**）。

片一方のお皿の骨の上・外に扇の形のようなスジが見えます。見慣れていない医師なら骨折による線だと判断してもおかしくないような像です。しかし、よく考えてみると、その変化があったのは打撲した左とは反対の右の膝だったのです。こういう変化は時々経験します。分裂膝蓋骨という病名が付いていますが、必ずしも分裂しているからといって、痛みがあるとは限りません。この少年も、これまで痛いことはなかったということです。

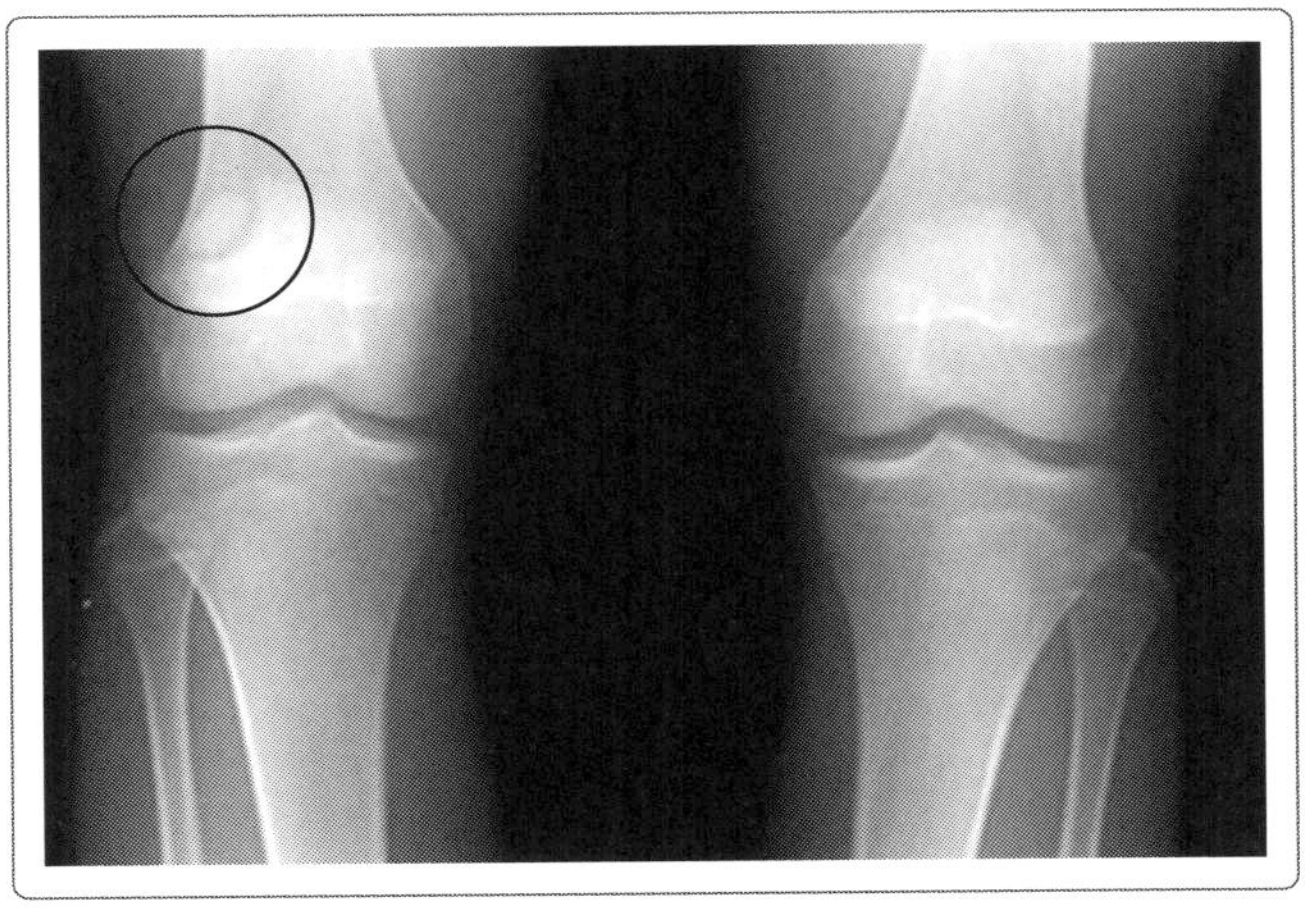

図6-1　少年の両膝のレントゲン

打撲したところの変化ではないと分り、胸をなで下ろすとともに、もし、彼がこの線が入った方の右膝を打ち付けていたらどうでしょう。ベテランの整形外科医なら、このレントゲンの変化が果たして今起こった外傷性のものか、以前からあったものかの判断ができるでしょうが、慣れていないと、おそらく骨折だと判断することになると思うのです。そうすると、ギプスを巻く可能性が高くなります。長い間巻いていても、元々ある線なのですから消えるものではありません。担当する医師は不安になって、あまりに治らないからと手術を勧めることになるかもしれません。結局、最初の判断の誤りによって、不要な治療が行われることになりかねません。

骨に傷が付いている事態というのは非常に重傷だという認識がありますから、ご本人も言われたとたんに痛みが増すこともあるので

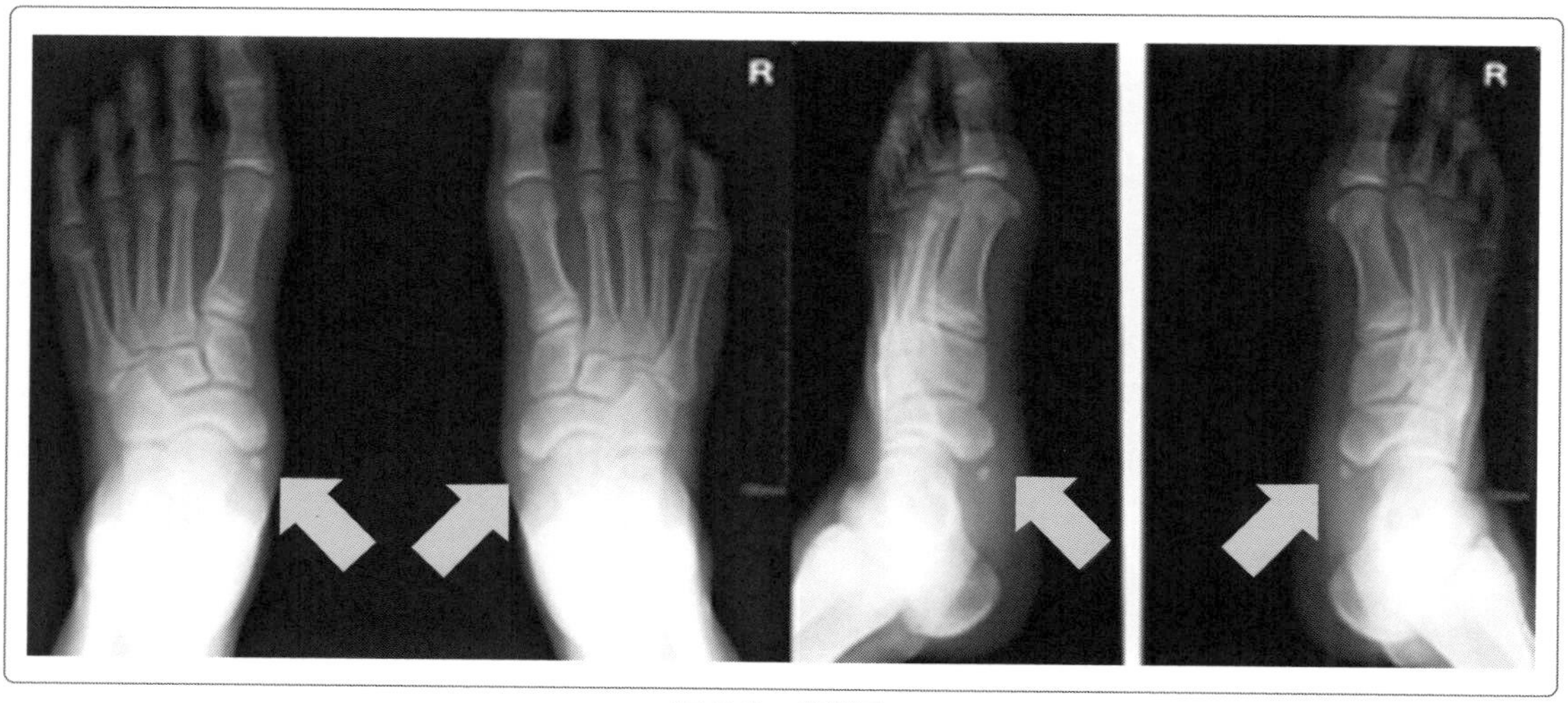

図6-2　舟状骨

しょう。ともかく、間違いはとんでもない結果を招くのです。これなど、レントゲン写真の結果だけにこだわらず、痛くない骨折などないのですから、じっくり診察すれば正しい診断はつくのですが、画像は強い影響力を発揮してしまいます。医師の判断力を支配してしまうことすらあるのです。

この事例と同様に、人間の骨の構造では、正常という一般的な形とは違う場合があります。先ほどの例は骨の一部が分かれたように見えるものです。おそらくは赤ん坊のときから、成長していく過程で軟骨から骨に変化し、固まっていくときにひっつき損ねたケースではないかと想定しています。膝のお皿、膝蓋骨に起こるだけではなく、足の親指の裏の部分にある種子骨《しゅしこつ》という豆粒のような骨でも見ることがあります。

また、余剰骨といって、本来ひとかたまりの骨に余分な骨があるように見える場合もあります。これもおそらく、先のひっつき損ねたのと似た現象なのだろうと思います。**図6-2**の矢印が示すように、足の内側の土踏まずの頂上の部分で舟状骨《しゅうじょうこつ》という骨に余分に見える骨があることを経験します。「外脛骨《がいけいこつ》」と呼ばれています。何度も申しますが、この骨があるからと言って必ず痛みを伴うというものではないのです。15%位の頻度で存在しているという報告もあります。ただ、スポーツをしていて痛いと言って、受診する少年たちもいます。

レントゲンを撮ると、その様子が分りますが、あるからといって必ず痛いわけではないとすると、すぐに手術で取り除いたり、ネジなんかでくっつけたりと言った処置が必要という判断は慎重にしなければなりません。そもそも、痛みが出るとき、急にこの骨が生まれてきたのではないのです。もともと、その形であったところに、なんかの要因が重なったために症状が出るようになったと考えるのが正しいだろうと思います。

野球やサッカーのような競技で使うスパイクでは、靴底の部分が平らで、しかも固くて、足には優しくない靴です。こうした環境が、症状が出てくる要因になっていたりするのです。

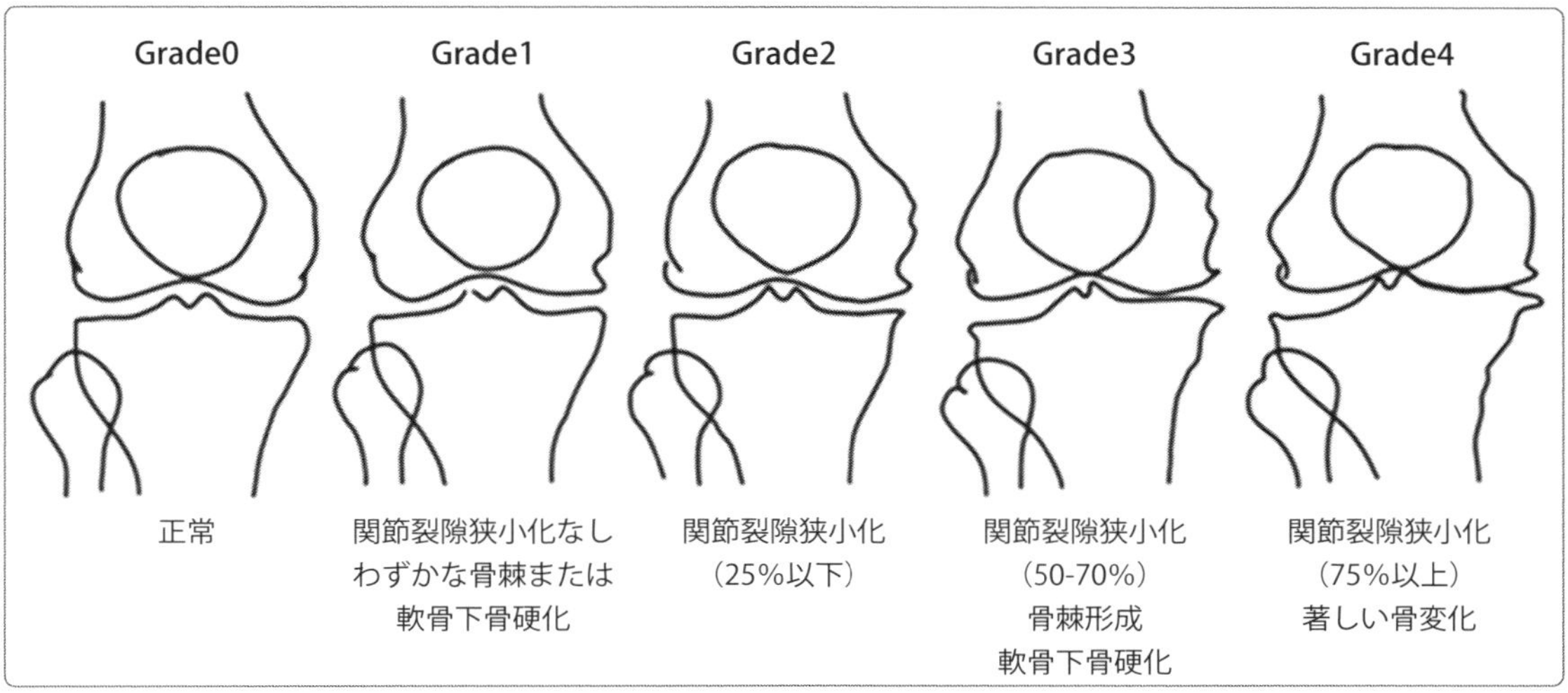

図6-3　Kellgren-Lawrence分類（K-L分類）

高齢者での運動器に起こる変化

私たち医師は、通常、診察室で患者さんを待ち受けています。そして、入室してこられると「今日はどうしましたか」と質問して、診療が始まります。

当たり前ですが、どこかが悪いから来られているのですね。そして、膝が悪いなら膝を診察し、ほとんどの場合レントゲンを撮ります。そして、骨と骨の間が狭くなっていると、軟骨がすり減っていると説明します。こうした変化は「変形性関節症」と言います。英語ではOsteoarthritis（OA〈骨関節炎〉）となります。患者さんは、そのすり減りのために痛んでいると納得して、無理してはいけない、体重を減らすといった、負担を減らす作戦に同意するのです。運動療法は、負担に負けない身体を作る方法です。

また、患者さんも希望されることがあるので、さらに詳しい検査として、MRIを撮ることもあるかもしれません。そうすると、軟骨がすり減っているだけではなく、関節の間でクッション役をしている半月板《はんげつばん》という組織まで傷んでいると言われることもあるでしょう。そうなると、症状を治すには、手術で異常のある形を治すしかないという方向になるのは、ある意味、自然なことだと思います。

しかし、第II部第2章でご紹介したように、軟骨がすり減るという「変形性関節症」では、レントゲンの変化の強さと症状は並行しないのです。

学問的には変形性関節症の程度は**図6-3**のように、レントゲンで段階的に分類することになっています。一番変形が高度となるとGrade4、つまり「末期」の変形性関節症という診断となり、手術以外の方法はないと説明されるのが一般的です。

このように、診察室では、痛んだ人を対象にして診療をします。画像も、こうした人たちの痛みの原因を調べるために撮影します。医師たちも、レントゲンに出てくる正常ではない異常な所見が原因であると考え、説明します。しかし、実は、こうした変化が年齢とともに、どれくらいの割合で出現してくるのか、誰も知らなかったのです。痛みのない人は病院に来るはずもなく、また、レントゲンなどの検査を必要こともないからです。

それでは、レントゲンの変化の本当の意

味を患者さんに説明することはできません。

そこで、２００５年から東京大学附属病院22世紀医療センターが中心となり運動器疾患の大規模な調査が行われることになりました。英語ではResearch on Osteoporosis/Osteoarthritis Against Disabilityで、頭文字を取ってロード・スタディ(ROAD Study)と言われています。

この調査は「疫学」調査と呼ばれています。調査のなかでも、ある集団を一定期間追跡し、調査するものですが、そのときに研究対象となる疾病の発生率を比較して、その疾病の要因などを見つけようとする研究を「コホート研究」といいます。

運動器障害に関しては、このコホート研究により、以下のことを調べます。

（1）有病率（どれくらいの人がかかっているのか）

（2）発生率（どれくらいの人が新規にかかるのか）

（3）自然経過・予後（かかった人はどうなっていくのか）

（4）危険因子（どんな特長を持つ人がかかりやすいのか）

この調査で、年を取ると痛むことが多い膝や腰・首といった運動器に、そもそも一体どれくらいの変化が、どんな割合で出てくるのか、分ることになります。診察室のなかに座っていては、決して知ることができないですし、しかも、患者さんへの説明に、絶対必要な情報と言うことになります。

それでは、この調査で分ってきたことの一部を彼らの研究発表からご紹介しましょう。

調査は地域住民対象の研究で、分析のために、三つの生活スタイルの違う対象地区が設定されています。一つは東京都板橋区という都市部です。二つ目の地方としては、山間部の和歌山県日高川町と漁師町である鯨で有名な太地町です。合計で３０４０人を対象とする大規模なものです。

まず、対象者から病歴や生活習慣などの聞き取り調査（問診）をします。その上で、医師が診察（理学所見）し、エックス線やＭＲＩなどを撮影します。この調査を３、７、10年目に同じように実施するのです。

結果ですが、まず、腰のレントゲンによる変形での「変形性腰椎症（腰ＯＡ）」の有病率です（**図６－４**）。

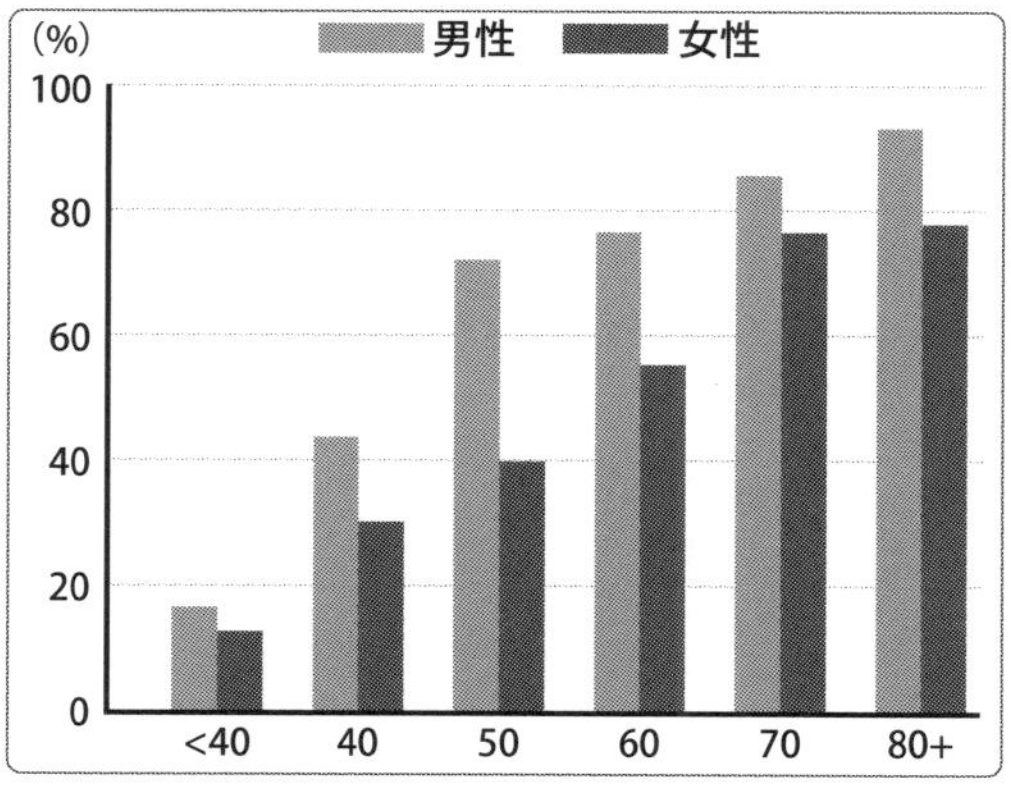

図 6-4　変形性腰椎症の有病率（Yoshimura, N. et al.; *Journal of Bone and Mineral Metabolism* 2009; 27: 620 より作成）

男女ともに、加齢とともに割合が増していくのが分ります。80歳を超えると８割前後の方に変形があるのです。やや男性が多い傾向があります。

調査全体では、腰椎ＯＡの有病率は、男性82・６％女性67・４％となっています。

そこで、重要なのは、この変化のある人たちのうち、痛みを有する腰椎ＯＡがどれくらいおられるかと言うことです。調査の結果、男性の腰ＯＡの24・３％、女性の腰ＯＡの34・２％に痛みがあると分りました。半数以上の人たちは、レントゲン上の変化があっても症状がないと言うことになります。

次に変形性膝関節症（膝ＯＡ）の有病率です（**図６-５**）。

今度は女性優位で、やはり年齢とともに多くなっていきます。

腰ＯＡと同じように、調査全体でみると、膝ＯＡの有病率は、男性で44・６％、女性で66・０％ということになり、そして、このなかで、痛みを有する膝ＯＡは男性で25・４％、女性で38・９％という結果だったのです。

膝のレントゲンで、関節が狭いという結果であっても、痛くない人の方が、ずっと多いのです。ことに男性では４分の３の人が、変化があっても痛みはないということです。

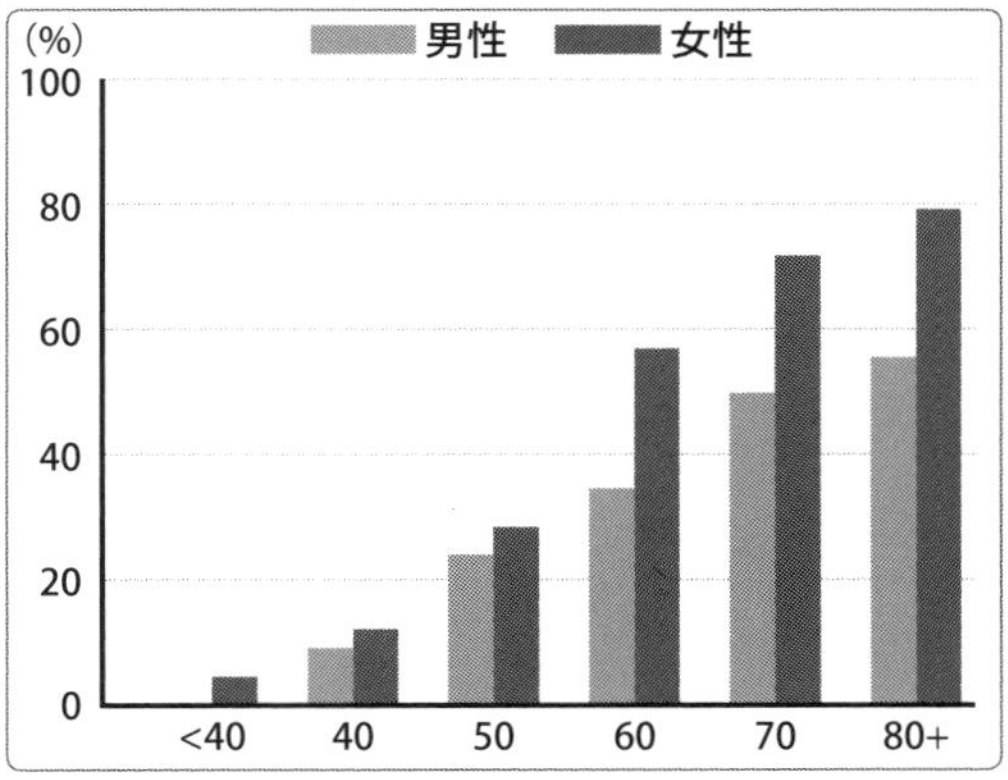

図6-5　変形性膝関節症の有病率（Yoshimura, N. et al.; *Journal of Bone and Mineral Metabolism* 2009; 27: 620より作成）

つまり、こうしたレントゲンの変化で診断名を「変形性○○」と付けるのは、妥当ではないという意見が出てくるのは当然ですし、この変形を基本とした病名を「レントゲン診断」という言い方をする人もいます。

年齢による背骨の変化と脊髄の圧迫

背骨の変化については和歌山県立医科大学が２００８年から２０１０年に、先のロード・スタディ（ROAD Study）の第２次調査として実施しており、Wakayama Spine Study（ＷＳＳ）と呼ばれています。対象者は和歌山県の２地域で行われた住民検診参加者のうち、１００９名で、男性３３５名、女性６７４名です。平均年齢は66・３歳（21－97歳）です。

症状などの聞き取り（問診）の上、整形外科医が診察して身体所見を取り、身体能力も調べます。身体能力としては、握力、開眼片脚起立時間、５回椅子立ち上がり時間、６メートル歩行時間（通常・最大）、歩幅（通常・最大）を測定します。さらに、レントゲンだけではなく、車両搭載型ＭＲＩを用いて画像の検査を行うのです。ＭＲＩという検査は、実際に病院などで受けてみると分りますが、高価な検査です。ですから、全例にＭＲＩを撮影するという調査はとてもお金がかかります。その点でも、この調査結果は、大切です。

さて、結果ですが、椎間板が加齢とともに変性を起こすことはよく知られていて、脊椎のレントゲン検査の説明では、よく骨と骨の隙間に当たる椎間板の厚みが薄くなっていると言われたりします。その変化をＷＳＳが明らかにしました。

首から腰までの背骨での変性した椎間板の有病率は、50歳未満で男性71％、女性77％、50歳以上では男女ともに90％超ということです。そして、すべての部位で、年齢および肥満が変形性椎間板《へんけいせいついかんばん》と関連していたそうです。腰の椎間板変性は腰痛との関連があったと述べています（Teraguchi M. et al. "Prevalence and distribution of intervertebral disc degeneration over the entire spine in a population-based cohort: the Wakayama Spine Study." *Osteoarthritis Cartilage*. 2014 Jan; 22(1): 104-10. Epub 2013 Dec 5.）。

先述のように、この調査の特徴はＭＲＩが

撮影されたことです。それによって、年齢を重ねていくうちに背骨はどのように変化するのか、骨の変化だけではなく、神経の様子も分るようになりました。つまり、一体どれくらいの人が脊柱管狭窄症《せきちゅうかんきょうさくしょう》という診断が、形態上付くことになるのか分るので、関心が集まりました。

判定をしていくためには、画像での判断基準を定めなければなりません。首のところの脊椎（頚椎）では側面の中央の断面で、脊髄（頚髄《けいずい》）の圧迫を5段階で評価（grade 0-4）しています。また、腰の脊椎（腰椎）では狭窄《きょうさく》の程度を4段階で評価しています。そして、頚髄では脊髄前後径の明らかな減少を認める圧迫のあるgrade2以上を、腰部では中等度以上の狭窄のあるものをそれぞれ画像上の診断として、頚髄症と腰部脊柱管狭窄症としています。

首のところの脊髄というのは、脳からの指示が上から下へ流れると同時に、手足といった末梢からの情報が脳に届けられる経路にもなります。交通事故やスポーツで強く首を傷めると、首から下がまったく動かなくなる事態になったりします。これはこの頚髄がダメージを受けたためです。こういう急な事故での場合とは別に、長い間の圧迫により、手が細かい作業ができなくなったり、躓《つまず》きやすくなったりするのが、頚髄症《けいずいしょう》（cervical myelopathy: CM）といわれる病気です。

さて、頚髄の圧迫はどれくらいの人に起こっているのでしょうか。グラフに示すように80歳以上となると4割以上の人に圧迫があることがこの研究で分りました。そして、全体で24・4％（男性29・3％、女性21・9％）あった圧迫のある方のうち、問診結果に、神経・理学的所見と合わせて、臨床的な頚髄症と診断した割合は男性3・2％、女性16・1％であったということです（**図6-6**）。

つまり、画像で圧迫があっても、本当に症状を呈している人は、とても少ないということになります。

次に腰です。ＭＲＩにて中等度以上の脊柱管狭窄《せきちゅうかんきょうさく》は地域住民全体の76・5％に見られました。腰部脊柱管狭窄症というのは、安静にしているときは、別に問題がないけれども、しばらくの間立っていたり、一定の距離を歩くとお尻や脚がしびれてくる症状が一般的です。しかし、そのときにしゃがんだり、座ったり、つまり休憩するとすーっと楽になると言われます。再び、同じ時間立っていたり、同じ距離を歩いたりすると、また同じような症状が出てくるというのが典型的な症状です。

こういう訴えの人が整形外科外来を受診されると、医師は診察して、ＭＲＩを撮影するように指示します。そして、実際に狭窄《きょうさく》があれば、先の診断名を付けますし、薬や体操などの方法で改善しなければ、手術をすることも決して珍しくありません。

では、こうした腰の脊柱管の狭窄という

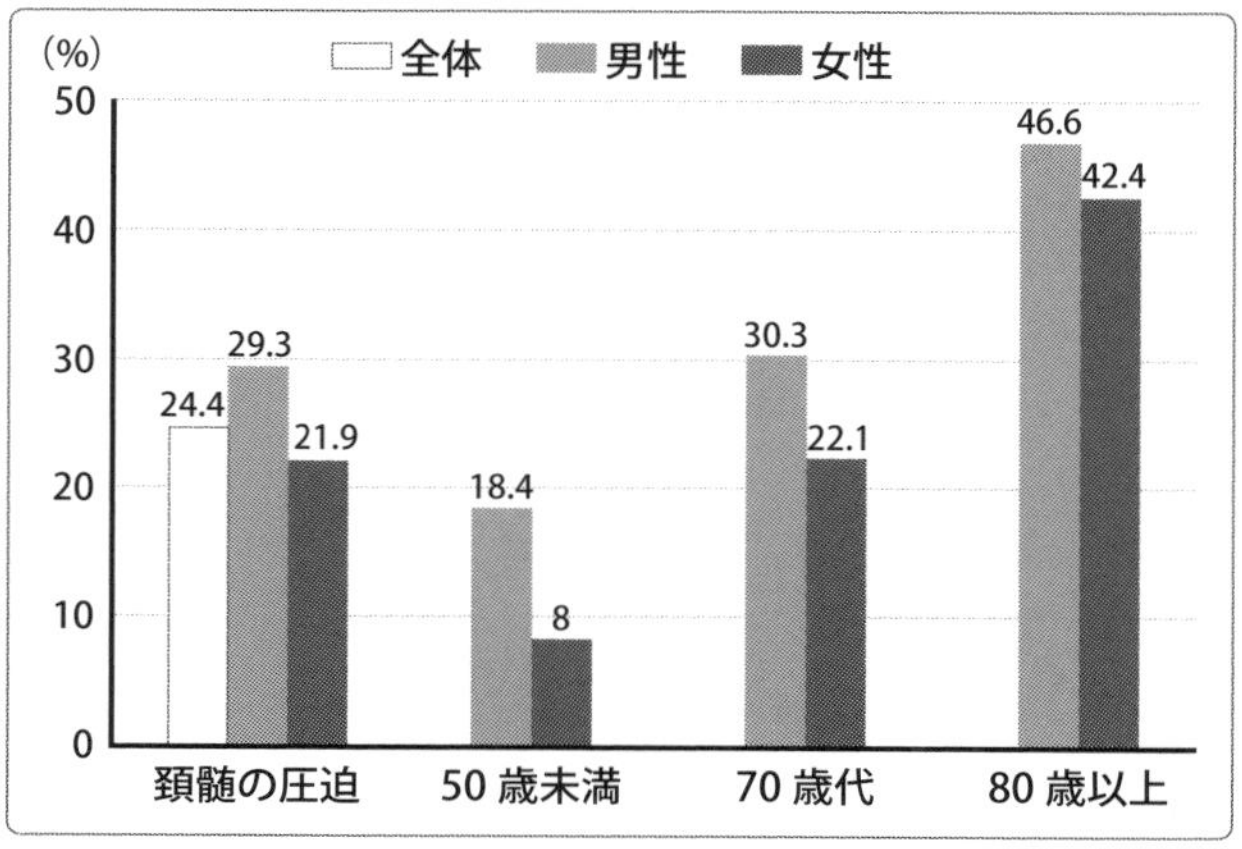

図 6-6　頚髄圧迫の Grade2 以上割合（Nagata, K. et al. *Spine* 2012; 37: 1892 より作成）

のは、どれくらいの頻度で見られるのでしょうか。

WSSでは、対象住民のMRI所見から、76・5%に認められたとしています。この頻度に男女差はなく、男女とも、加齢に従い増加をしていたということです。そして、MRI上の脊柱管狭窄と症状の双方を有するのは住民の9・3%（男性の10・1%、女性の8・9%）で、結局、症状のある脊柱管狭窄症は狭窄所見のある住民の12・2%に過ぎないことが分ったのです。

となると、画像の結果でもって、手術が要るとか要らないという判断はできないことになります。

私たちの経験では、肩のMRIでも、同じような傾向があることに気づいています。肩が動かしにくくなったり、動かすのが痛くてできなくなると、MRIを撮影するのが一般的になってきました。その結果、肩の腱板が傷んでいるという所見が高齢者ほど高い頻度で見つかるのです。それを根拠に、「こんなに傷んでいるものを、注射や薬、ましてリハビリで治るわけがない」と患者さんに説明して手術へ誘導している医師がいます。

手術に対しての自信がそういう診療になっているのでしょうが、手術をしなくても痛みが改善し、動きにも不自由がなくなっている例はいくらでもあります。つまり、手術をしなければ治らないのか、手術をしなくても治るのか、現時点では、MRIの画像結果だけでは判断できないというのが正直な結論だと思います。

運動器疾患の診断における人工知能AI

これまでお話ししてきたことを簡潔にまとめると、形の異常が症状と結びついている場合もあるが、そうでない場合もあるということです。このところ急速に進歩しているAI(Artificial Intelligence)については、医学分野への導入も検討されています。

AIは人間の目では識別できない微細な変化まで捉えることができます。その特性を生かせば、悪性腫瘍の診断など医療画像の読影について、ずいぶん役に立つと思いますし、現実に、放射線科領域での応用も始まっています。

確かに、働き方改革が進まないと言われる医師などの医療者にとって過酷な面がある日本の医療現場で、現実の医師の仕事ぶりを知っているものとしては、検診の写真で初期の悪性腫瘍を見落としていたという事例を聞くと、もちろん、あってはならないことではあるのですが、同情の余地もあるのが現実です。そこで、AIが活用されれば、大いに現場での診断精度が上がると思っています。

ただ、運動器における導入はどうでしょうか。画像の結果は重要ですが、繰り返しご紹介してきたように、画像で見つかった身体の形の変化とその人が感じている症状との間に関連があるかどうかという点については、経験のある医師が、詳しく症状を聞き取り、丁寧に身体を診察して、総合的に判断する以外はないと思っています。

見た目が悪いのと、痛い原因は違う

病院を受診する人たちは、全員が痛みを理由に受診しているわけではありません。医師はそう思いがちですが、実際は、痛みや困難があるわけではないのに、「これは普通ではないよ」と周囲の人から言われて受診する人もいます。私たち医師は、何かの症状があって、それを解決して欲しいから来られたという先入観があるので、よくお話を伺わないと、食い違ってしまいます。

たとえば、次のような例です。

「私は風呂が好きで、よくいろんなとこに行くんやけど、たまたま脱衣所でおうた人に『あんたの足、ゆがんでるなぁ。外反母趾いうやつちゃうか。早うに医者へ行かな、手遅れになるで』と言われて、近所の整形外科に行きましてん。そしたら、そこの先生は私の足を見るとすぐ、『こりゃ、ひどい。足の手術の得意な先生を知っているから紹介したるわ』と言うてね。それで、紹介先の大きい病院の整形外科に行ったんですわ。手術が上手な先生というんが、レントゲン写真を眺めながら『大分進んどるなぁ。どこまで戻るかなぁ』と呟いて、なんか頼りないんですわ。それで、まだ息子が中学生の頃、バスケットしとって足を強うに捻ったとき、クラブの先生が、ギプスとかあんまりせんで、動かしながら治してくれるいうて、この病院へ連れてきたんを思い出して、来たんですわ」と、これまでの長い経過を話してくれました。

確かに足を出してもらうと、親指のところが曲がっています。

「それで、痛いんやろ、何で困ってるんや？」との質問には、「いや、別に困ってまへんで。痛みもありまへん」と即答です。

「しやけど、これって、放っといたら、手遅れになりますんやろ」と彼女は真顔《まがお》で尋ねてきます。手遅れというのは、一体どういうときに使うのでしょうか。命に関わる病気だと、それはかなり深刻な意味を持ってきます。がんでも、心臓病でも、早めの処置ができたから助かったというような事例は、よく耳にします。しかし、運動器においては、現実問題として、ない気がするのです。

成長期のスポーツ選手が腰痛を訴えてきたとき、脊椎の一部が積み重なる負担で疲労骨折を起こして「脊椎分離」という状態を引き起こすことがあります。状態と書いたのは、この分離があっても、痛みのない選手はたくさん存在するからです。ただ、成長期に初期の段階で見つけると、今の一般的な治療としては、骨がくっつく可能性をＭＲＩなどの検査で確かめた上で、スポーツ活動を制限し、コルセットなど外からの固定を行い、離れた部分をくっつけるようにする方法が勧められています。ただ、すでに大人の骨になってきており、くっつく可能性が低いとなれば、むしろ離れたままでも、痛みが起こらないように周囲の柔軟性やバランスの調整、そして体幹の強化というリハビリテーションによって経過をみることになるのです。

分離がある少年たちのなかには、辷《すべ》りといって、骨の並びに少しのずれが生じることがあります。このことについて、最初に診た医師から、「このずれは、いまはいいかもしれないけれど、年を取ってくるとひどくなり、脚がしびれて歩けなくなるので、将来は車椅子の生活になる」という説明を受けて、相談に来られた親子もいました。

先ほどの「手遅れ」という表現もそうなのですが、将来、すごく悲観的な経過を辿るという説明には、注意が必要だと思います。そうなれば、どんな対処があるのかといった、正確な情報を付けてこそ意味があると思うのですが、いくら可能性というか、リスクの説明だとしても投げ出すような情報提供では、困惑というか、不安を覚えて当たり前だと思います。第一、もし歩けないような状態になれば、その時点で、さまざまな方法でそれを治すことができるはずです。悲観的な将来予測をただ伝えるだけでは、無責任な気がします。

私としては、「いくら変形があっても、痛くなく、日常の生活では、靴が窮屈なこと以外は特に支障がないんやろ。ほんなら、慌てて医者が何かする必要はないで」と伝え、さらに、「ただ、今後、変形が進み、痛みが出たらなんかせんといかんやろから、そうならんように、体操や足の裏の装具を作るんと、もう一つ、して欲しいことがあるんや」と話し、リハビリテーションとして、体操を指導するように依頼しました。こうした足の問題点は、よく言われる扁平足というように、土踏まずが落ちて縦に扁平になっているだけではなく、横方向のアーチも低下して、足の前の部分が横に拡がってしまっている状態であることです。その変化を理解してもらい、これを支える筋肉の強化などを指導するのです。

足の形の変化だけではありません。手の指の、ことに一番指先に近い関節が変形してくることも加齢による変化の一つです。節のようになることから、ヘバーデン結節《けっせつ》と呼ばれたりします。変化が進んでいく途中の一時期、つまんだり強く押さえると痛みを伴うことがありますが、通常は、その後変形は残っていますが、使う分には特に支障がないとおっしゃる方がほとんどです。これも、神経質にとらえて、「軟骨がすり減り、関節がわや（駄目）になっとるんや。一生治らんで」という配慮に欠けた説明では、ご本人が落ち込むだけです。通常の経過を説明し、最近では、サプリメントを紹介したりしています。

ともかく、大切なことは、本人の不安に応えること、そして、ケアを行うことにより、元気な表情を取り戻し、健康的な生活に戻ってもらえるようにサポートすることではないでしょうか。

変化がないのに痛みがある場合

腰痛を経験したことのない人は少ないでしょうし、実際、診療をしていても、腰が痛むといって来院される患者さんは非常に多いです。

厚生労働省が行う大規模な調査に、「国民生活基礎調査」というものがあります。これは、１９８６（昭和61）年から始められていて、３年ごとに健康に関する項目も含み実施されています。そこでは、自分が感じる自覚症状についての質問があります。その結果が**図６-７**に示すものです。図に描かれている有訴率とは、回答者がどのような自覚

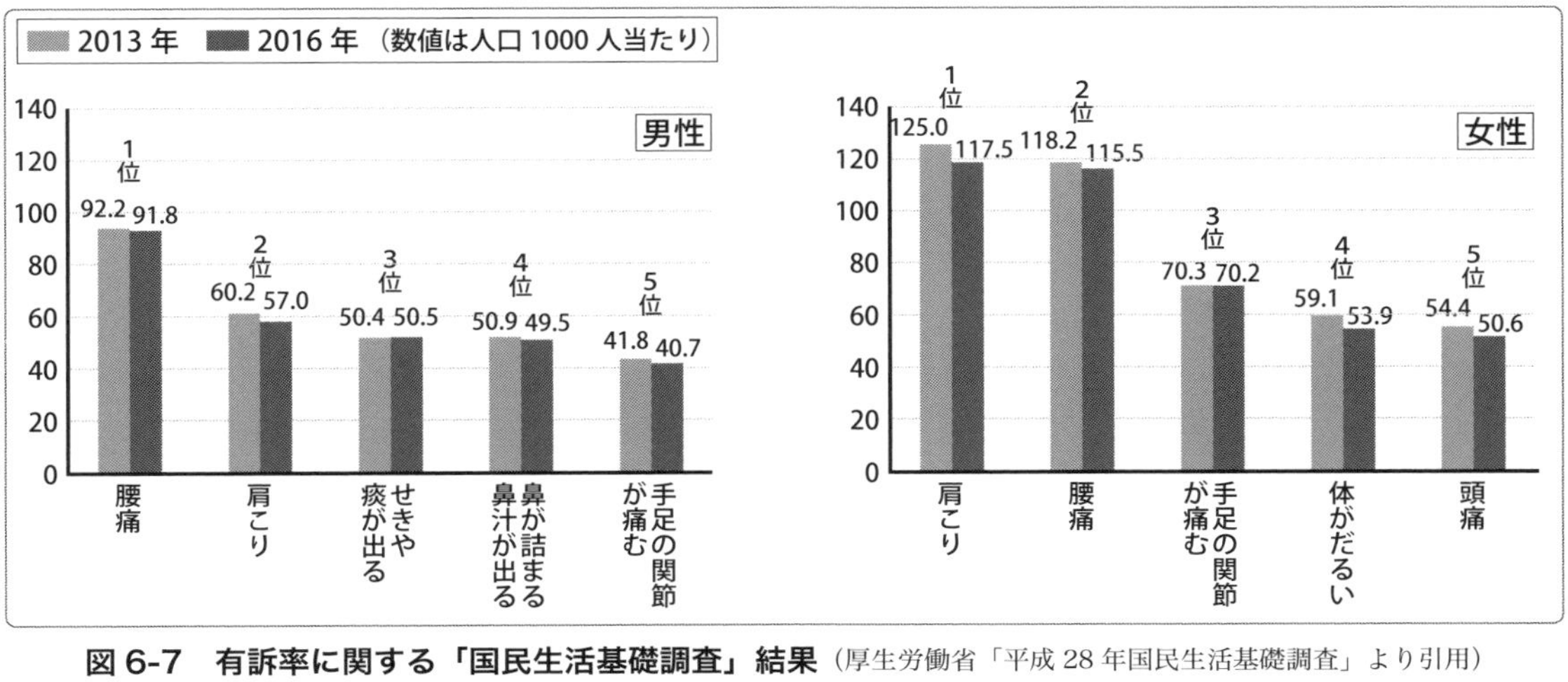

図 6-7　有訴率に関する「国民生活基礎調査」結果（厚生労働省「平成 28 年国民生活基礎調査」より引用）

症状を持っているかを複数回答で調べたものです。現時点での一番新しい２０１６（平成28）年の調査結果と、その前の２０１３（平成25）年の結果を並べて、男女別に上位５番目までを示してあります。この3年間では、大きな変動は見られません。

腰痛、肩こり、手足の関節痛といった運動器の悩みが多いことが分ります。こうした悩みがあっても、すぐに病院や診療所で診察を受けるとは限りません。しばらく様子を見たり、温泉に行ったり、マッサージを受けたり、整体や整骨院（接骨院）に行く人もおられるでしょう。それでも良くならなかったり、症状が強くなったり、また、しびれたり、今までにないことが起こったりすると、医師の診察を受けることになります。

図６-８に示す調査では、通院に関する病気の順位も調べています。同じように前回調査の結果と並べて、複数回答での上位５番目までが男女別に示されています。男女ともに圧倒的に多いのは高血圧症ですが、２位以下は男女では違います。腰痛症は男性の５番目、女性の４番目となっています。

腰痛で通院する人が多いと言うことですが、通院先はさまざまです。近くの診療所という選択もあるでしょうし、総合病院の整形外科に通院している方もおられると思います。なかには、大きな大学病院で診てもらっている人もおられるかもしれません。これは、日本の医療制度の特徴で、患者さんは自分で受診する医療機関を選ぶことができます。諸外国の制度では、かかりつけ医というか、家庭医のような医師がいて、最初に患者さんの悩みの相談に応じるプライマリ・ケアが存在するようになっています。そこから、状態に合わせて専門診療が必要だと判断されれば、紹介状とともに、専門機関を受診するという制度になっているのが普通です。なぜなら、かかりつけ医が患者さんの普段の状態をよく知っていることが、判断をする上で大切だからです。専門医からすれば、専門診療が必要と判断された人だけに集中して、その特別な技能を提供するということになるので、忙しさが半減するためでもあります。

ともかく日本の場合は、心配になると整形外科の専門の医師を受診します。そしてそこでは画像検査が指示されます。普通はレントゲンです。その結果、異常が見つかることも

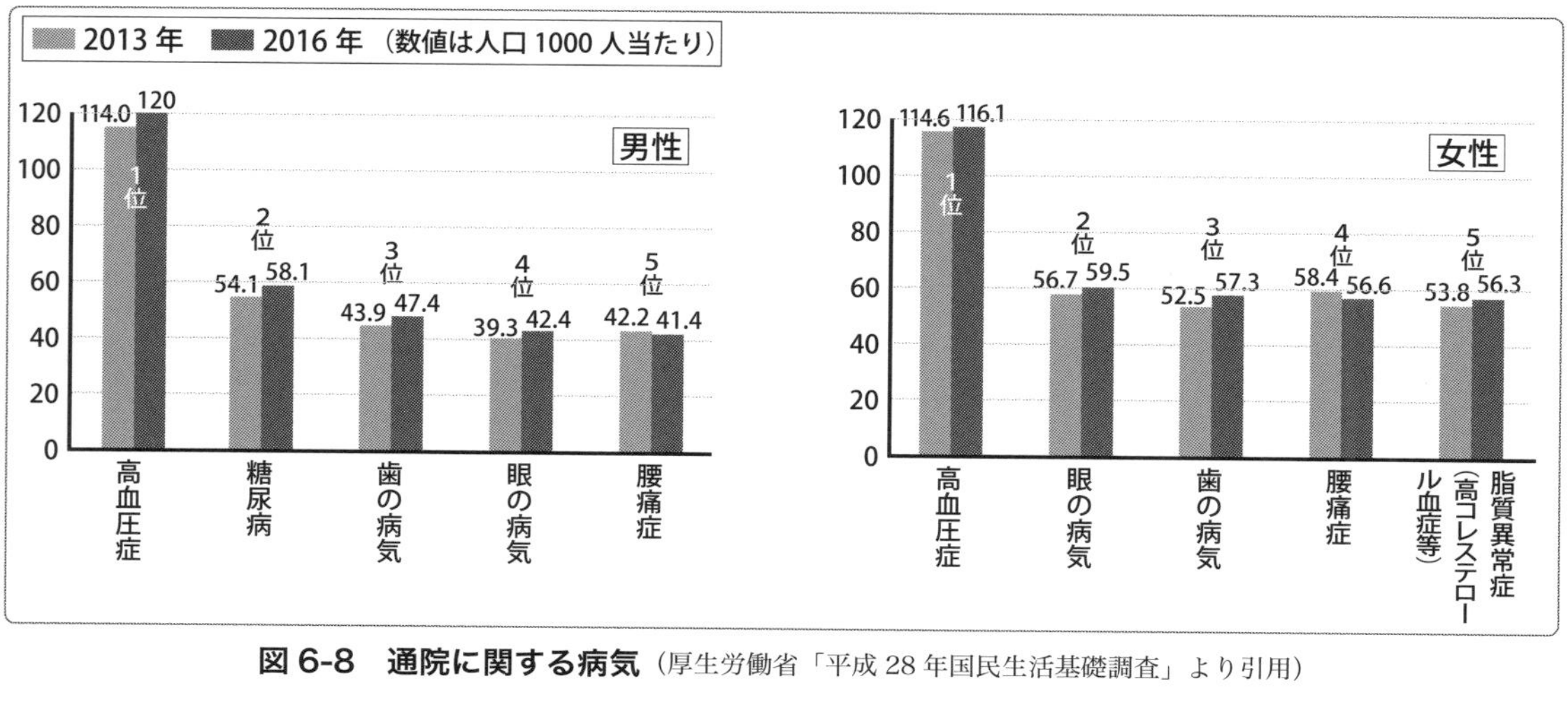

図 6-8　通院に関する病気（厚生労働省「平成28年国民生活基礎調査」より引用）

ありますが、「大きな異常はないですね」「大したことはありません」「心配ありません。しばらく様子をみてください」などと説明を受けることも少なくありません。そして、たいていは痛み止めの薬や湿布をもらったり、電気などの処置を受けたりすることになります。

　では、なぜ痛いのでしょうか。痛みの起こり方や、いつどんな風に痛みを感じるのか尋ねることは、原因を考える上でとても重要です。重いものを持った瞬間にとか、転倒したとか、打撲した、というきっかけがあれば、ケガと考えて調べていきます。その反面、はっきりしたきっかけがなく、朝起きようとしたら痛かったとか、夕方になるとおもだるくなり、痛みも感じるといったような症状の場合は、形が原因とは考えにくいです。形が悪いのが原因なら、ある一定の動作をして、そこに負担がかかれば、それに関係した特定の場所が痛むはずです。「朝、痛むけれども、動いているうちにましになる」とか、「動いている間はいいのだが、動いた後がだるくなったり痛んだりする」というのは、形が悪いために起こる、つまり、骨や関節が悪いときの痛みの起こり方とは到底考えられません。

　そこで、次のようなメカニズムが考えられると思います。人間が動いている、活動しているというとき、身体には一定の負担がかかっています。それは立っているだけでも、姿勢を保つための筋肉が働いていますし、座って書き物やコンピューターに向かって作業をしていれば、頭を支える負担がかかっているのです。しかし、元気な身体は、そういった負担がかかった部分を元に戻すことができます。一晩寝れば、元の身体に戻るのです。つまり、疲労が残らないようになっているのです。ところが残念なことに、たとえば、年を取ってくると、その疲労を取り去る能力が落ちてくるのです。すると、今まで平気だった作業をしても、その疲労が取り切れないで残ってしまうので、次第に蓄積することになります。それが我慢できなくなったとき、痛みとなって表に出てくるというのが私の推論です。

　このような経過を辿って起こった痛みを、使わないように寝ていたり、外からコルセットのようなもので守ったりすれば、確かに楽にはなると思います。しかし、身体はますます負担に対して弱い、抵抗できない状態になっていくのです。つまり、レントゲンには写し出されない筋肉に貯まった疲労がその痛みの元、つまり原因であると考えます。そうすると、対策もイメージできます。一番痛いときには、仕方ないので、できるだけ短時間の安静や痛み止めを使うことです。そして、その間も、できる動きはできるだけ続けます。痛みがましになってくれば、弱ってしまっている身体を取り戻し、疲労が蓄積しないように動かしていくのです。

　それが「運動療法」です。

　動かして改善を図るという対応を主張する理由は、ほかにもあります。次頁の**図6-9**は日本における「介護が必要になった主な原因」を円グラフにしたものです。これによると、1位が認知症（18・0%）、2位が脳卒中（16・6%）、3位が高齢による衰弱（13・3%）、4位が骨折・転倒（12・1%）、5位が関節疾患（10・2%）となっています。そして、この運動器関連の項目を足すと35%以上となり、要介護状態になる人の3人に1人は、運動器の機能低下によるものと言えるのです。

　ここでの「高齢による衰弱」というのは、老化に伴いさまざまな機能や能力が低下して、移動能力など、身体的な障害が起こりや

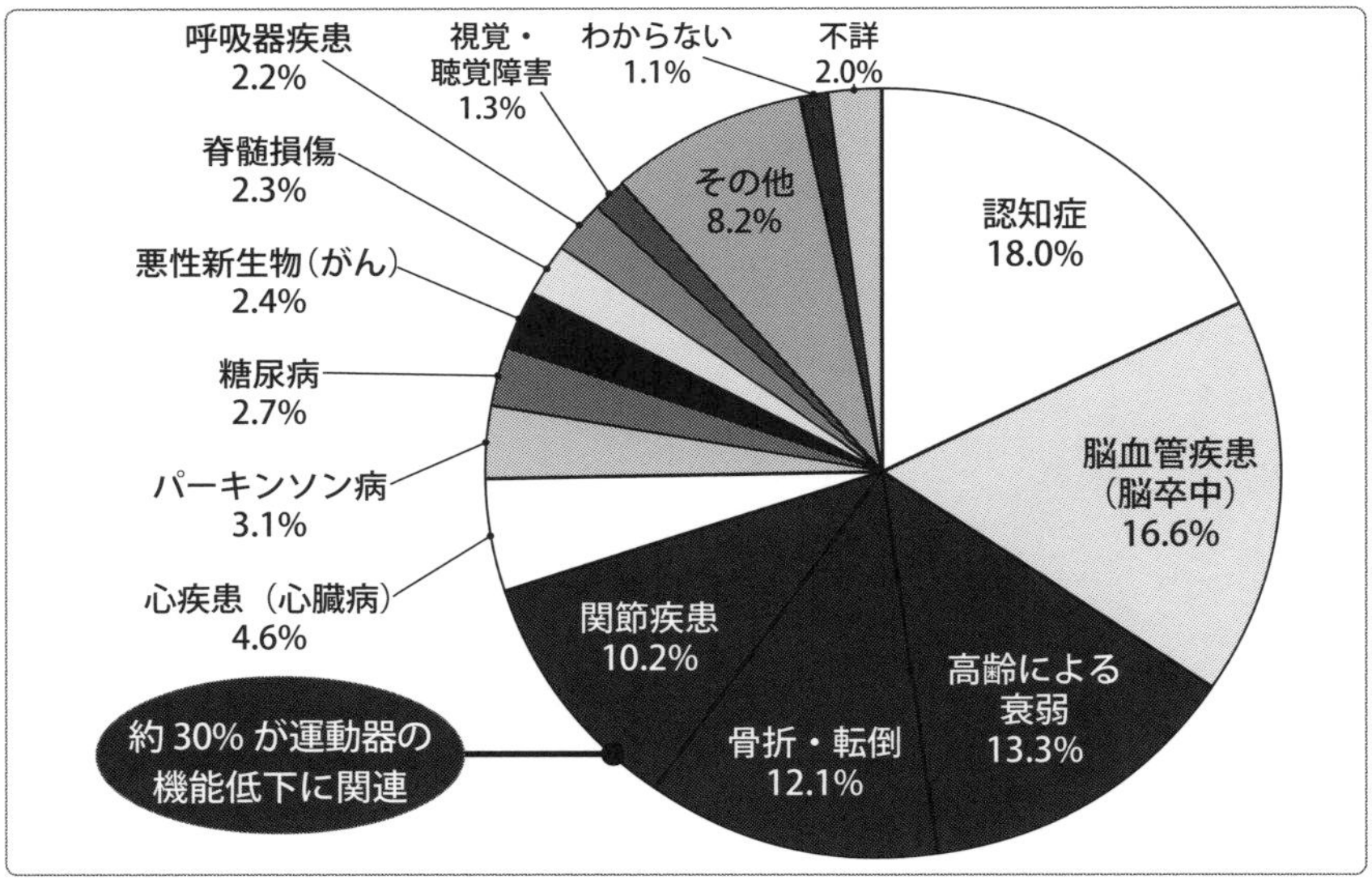

図6-9　介護が必要になった主な原因（厚生労働省「平成28年度国民生活基礎調査」）

すい状態のことを言います。そもそも、骨量とともに、筋肉量も加齢とともに低下します。それが筋力低下に繋がり、機能が障害されるというわけです。

これに対抗するには、自ら身体を動かすしかありません。筋肉は適切な刺激があれば、年齢に関係なく反応します。十分な栄養を摂り、しっかり動くことが元気を保ち、要介護状態とならない具体的な方法となります。それを邪魔するのが、関節や腰の痛みということになります。その対処として、動かない方がいいというアドバイスをするというのでは、医師が寝たきり状態を製造していることにもなりかねないのです。

痛みへの対処は、高齢社会で非常に重要なテーマだと思います。

ＭＲＩでの異常が治療と結びついた例とそうでない例

新米医師の頃、ＭＲＩがないために、関節にしても、脊椎のなかの神経の様子にしても、調べるとすれば、患者さんに大きな負担をかける検査方法しかありませんでした。本当に、その点では、科学技術の進歩は福音であったと思います。私が主張したいのは、そうやって、今まで分らないことが分るようになったときに、単純にその形の異常を病気と決めつけて治療をすると、本来ならしなくてもいい治療までしてしまっている可能性が否定できないということなのです。

検査で分った異常というものの意味は、それが本人に与える影響、つまりその異常が本当に本人が困っていることの原因なのかということを検証する必要があるということです。

一方、ＭＲＩを学生時代習わなかった世代の医師は、この技術が仕事の現場に普及し始めると、自分で勉強するしかありません。若い先生方は、ここが普通じゃないというのを聞いて、そうか、そんな見方をするのかと学習していくのです。そんな世代の一人である私からすると、膝の中の体重を受けるクッションの役目をすると言われている「半月板《はんげつばん》」については、治療戦略が全く変化したものの一つです。

関節鏡が開発され、実用化され、徐々に普及し始めた頃、私はようやく独り立ちして手術ができるようになってきていました。新しい技術である関節鏡は魅力的で、すでにその技術を習得している先輩医師に指導を受け、膝の中を覗くことができるようになりました。その当時の関節鏡の役割は、そのように関節内を観察することでした。靭帯や半月板といった関節内の構造物がどうなっているのか、レントゲンでは写すことのできないこれらの生の姿が見えるのは、本当にありがたかったです。そして、傷んでいる靭帯や半月板が見つかったら、関節鏡は終了し、次は関節を開けて、その中を実際に見ながら、その処置をするのです。

今では、こうした処置も関節鏡を使い、さまざまに開発されてきた特殊な道具を使いながら関節を開けることなく処置することが当たり前になっています。一つには、ビデオシステムの発達もあります。私の時代の関節鏡は、今のように、ビデオカメラを接続して、モニターに映し出すといったしくみではありませんでした。直接関節内に入れたレンズを覗くやり方でした。角度によっては腰をかがめ、首をねじった不自然な姿勢で向き合わねばなりません。

今日では、ＭＲＩでも画像が鮮明に写し出せる上位機種では、半月板の傷のつき方が関節鏡で覗く前から正確に把握できているのです。それで、どのような準備をして、どんな対応をすれば一番良いか、あらかじめ、仲間との打ち合わせもできるというわけです。

そういった損傷の一つに、膝の内側の半月板の後ろの角のところが裂けるように傷むケガがあります。正直な話、画像に関しては、見慣れた医師でなければ分りにくいものです。それを彼ら専門医はいとも簡単に見つけ、そして、関節鏡で覗きながら、その傷んだ個所を縫い付けたり固定したりします。メスを置いた元外科医からすれば、本当に素晴らしい技術だと敬服します。

一方、高齢社会では、長寿がいい面ばかりではないことを思い知らされることがあります。残念ながら、ことに高齢女性では骨が骨粗鬆症により折れやすい状態になっていくのです。そのため、高い所から落ちたりするような強い力がかからなくても、立っている所からよろめいて転倒といったことでも、骨が折れることがあります。ただ、そのときにレントゲン写真ではよく分らないことがあるのです。それが、ＣＴやＭＲＩといった検査により、骨の傷んだところが明瞭に写し出されます。骨折しているか、していないかの判断が治療に直結するので、この検査があることで、安心して診断を確定させ、ご本人とご家族にどうなっているのか、今後どんな治療方針で臨もうとしているのか、正確な情報をお届けすることができるのです。このような例はたくさんあります。

ともかく、ＭＲＩによって、以前では見つけることのできなかった微細な怪我が捕らえられるようになり、それへの対処の方法も洗練されてきたのです。技術の進歩がこうした恩恵を与えていることは間違いありません。

繰り返しになりますが、問題は、進んだ検査をどのように使うかということと、得られた結果をどのように解釈し、そして患者さんにどう説明するかというところで、恩恵だけではなく、むしろ弊害を生んでしまう恐れがあると思われるのです。

第7章

骨の変形と痛み——そしてその対応は

人体の制御のしくみ

変形性関節症で軟骨が傷んでいても、山登りをされている方のことを第Ⅱ部第2章でご紹介しました。では、何で痛いのか、また、なぜ、動かしているうちに改善するのか、その答えを追求しなければなりません。

運動器にはさまざまな症状が出てきます。そうした症状を説明するのに、形の異常があれば、説得力もあるし、解決は形を変えることになりますので、外科医としては腕を奮うところがはっきりします。しかし、これまでご紹介してきたように、どうもそんなに簡単な理屈ではないようなのです。つまり、一つの原因が結果と結びつくという単純な一対一の因果関係で説明できるものは、少ないと言うことです。

それは、身体の制御機構についてもあてはまると思います。

人間の身体には、外界がどのように変化しても、いつもとは違う刺激が加わっても、身体に影響を与えるこうした状況にうまく対処して、体内の環境を一定の範囲内に常にとどめておくという「平衡状態」を保つ機能が備わっています。「身体の恒常性」と言ったりします。

私が大学生だった40年前には、こうした身体のコントロール機構は、脳が司令塔のように働いて出来上がっていると学びました。具体的には、神経のネットワークとホルモン（内分泌）のしくみです。情報が脳に集まり、その脳から、この二つのしくみを使って制御の指令が出て、それで身体が平衡状態を保つことができるという説明です。

何か身体の外部の環境が変わるとします。暑さ・寒さという温度が変わると、それを末梢が感じ取ります。そして、自律神経や内分泌の機構を介して血管が縮まったり、開いたり、身体が震えて熱を出したりなどという調整が行われます。まるでコンピューターが何台もある位、身体の制御というのは精緻にできています。

臓器間ネットワーク

２０１７（平成29）年の秋からＮＨＫスペシャルにて、「人体」というシリーズが8回にわたり放送されました。司会をつとめたのはタレントのタモリさんと、ノーベル医学・生理学賞を受賞した山中伸弥さんでした。ご覧になった方もおられると思います。

この番組では、「体中の臓器が互いに直接情報をやりとりすることで、私たちの体は成り立っている」。そんないわば「臓器同士の会話」について、分りやすく伝えられたのです。

この番組の第3回目では骨のことが特集されました。骨の中の骨細胞には衝撃を感じ取るセンサーが備わっていること、そして、その衝撃が加われば、骨を作ろうというメッセージが出される一方で、衝撃のない状態が続くと、骨を作らなくてもいいという指令が出てしまうことが紹介されていました。

骨になっていく骨の元となる「骨芽細胞」から老化に関連した物質が出ていることも番組では、触れられていました。骨細胞に刺激を受けない生活は、単に骨や筋肉が使わないから弱るということだけでなく、骨の中の細胞が出す有益なメッセージ物質も排出されなくなって、全身の老化を進めてしまうようなことに関連するのです。

このように、脳からの指令だけではなく、さまざまな臓器が情報を交換して、身体の健康の保持に、平衡状態の維持に役立つメカニズムとなる補完的なネットワークを構成しているのです。それは、「臓器間ネットワーク」と言われるものです。

人体の環境への適応

たとえば、高地順応という現象があります。高度の高いところへ上がると、気圧も気温も下がります。何より、空中の酸素が薄くなるので、生体は急ぎ、呼吸数や心拍数を上げることで、まずは対処しようとします。しかし、その状態が長く続くと、血液中の赤血球を増やし、少ない酸素を取り込む能力を上げるようになるのです。結果、酸素を運ぶためのヘモグロビンが高くなります。

マラソン・ランナーたちが高地トレーニングをするのは、こうした生体が酸素を運ぶ能力が上がったときに、平地で走ると、いつもより楽に走ることができるということを期待しているのです。

さて、酸素が薄い状態であることを感じるのは、身体のどこなのでしょうか。そして、どこの指示で、赤血球をたくさん作るようになるのでしょうか。酸素が少ない低酸素状態であることを関知するのは首のところの太い血管の脇にある頸動脈小体で、酸素不足を察知すると、種々の神経伝達物質を介して情報を脳の呼吸中枢に送り、呼吸による酸素の獲得能力を上げるようにします。

一方、低酸素状態では、腎臓からエリスロポエチン（ＥＰＯ）という造血作用のあるホルモンが出て、これが骨髄に働きかけ、赤血球を増産して、酸素不足に対応するのです。

では、このホルモンを出すために低酸素状態であることをどこが察知し、どう指示を送るのか、それは脳の指示なのか、詳しいメカニズムは分らないままでしたが、２０１９（令和元）年ノーベル生理学・医学賞を受賞した研究はこのメカニズムを説き明かしました。「細胞が酸素濃度を検知するしくみと低酸素状態に対応するメカニズムの解明」という研究で、米国ハーバード大学のウィリアム・ケリン教授、英国オックスフォード大学のピーター・ラトクリフ教授、米国ジョンズ・ホプキンス大学のグレッグ・セメンザ教授がその栄誉に浴しました。

彼らは腎臓だけでなく、人体の細胞の中に酸素の濃度を検知するしくみがあることを発見します。そして低酸素状態となるとＥＰＯ遺伝子と並んで別の物質が低酸素状態への反応を仲介することを示しました。詳細はなかなか込み入っていますが、要するに、脳の指示ではなく、体中の細胞が低酸素状態であることを関知し、造血作用のあるエリスロポエチン（ＥＰＯ）を出すよう腎臓に働きかけ、その結果、赤血球が増え、不足する酸素が運びやすくなるのです。

このしくみは組織で例えると、トップダウンの指示命令とはまったく異なるものです。酸素が不足するという事態に、体中の細胞のなかに反応するものがいて、それが、仲介役を果たして、結果的に酸素を運びやすい状態に身体を作り替えるのです。

人間の身体の不思議に驚くばかりです。こうなると臓器間ではなく、細胞間ネットワークというべきなのかもしれません。

変形とは何か

私が示した、第Ⅱ部第2章のレントゲン（**図2-6**〈55頁参照〉）をもう一度ご覧ください。彼女の関節の変形は、時間とともに進行し、現在のレントゲンの重症度分類からすれば「末期」に相当するものとなっています。しかし、彼女は山に登り続けることができています。なぜ、そのようなことができるのでしょうか。私はあの外側に向けて徐々に大きくなる骨のとげ（骨棘《こつきょく》）は体重を広い面積で受け止めることができるように、彼女の身体が適応した姿ではないのかと想像しています。

整形外科の教科書では、変形性関節症の特徴的な画像所見としてあの「骨棘」が描かれ、疾患の典型的な形態上の変化として紹介されています。いわば痛んだ関節を端的に示す「悪者」としてのものです。しかし、彼女の経過を振り返ると、あれは、生体の必死の防御的な反応が形としてできてきた涙ぐましい努力の結晶とも言えるのではないかと思うのです。

彼女と同じように、股関節のかぶりがやや浅いために、痛みが出てきたと受診されてきた人々百人ほどに対して、診察し、お話しした上で、経過を追いかけています。当初の痛みは、一時期、薬の力を借りることもありますが、体重の乗せ方や姿勢という歩き方の指導、関節周囲の筋肉の柔軟性や痛んだ関節周囲の筋力を強化する体操などを組み合わせたリハビリテーションを指導することで痛みがなくなる例をたくさん経験します。

その後は年に一回程度の頻度で予約して、来ていただくようにしています。5年ほどかかりますが、股関節に庇ができるような変化が出てくると、痛みがなくご本人のやりたい活動が継続できているという例を数多く経験しています。

これからの考え方と対処

レントゲン画像で、変形した関節や脊椎、たまたま見つかった余分な骨、骨にくっつきそこねたような線があるとします。また、ＭＲＩで、椎間板が膨隆している（本当は髄核《ずいかく》というのが出るのですが）ヘルニアがあったり、脊柱管が狭かったりしても、ここまでお読みいただいた方はお分りいただけると思いますが、痛い人もいるけれども、痛くない人も多いのです。それなのに、整形外科を受診して検査を受けると、「変形があります。骨が余分です。骨が離れています。ヘルニアが神経を圧迫しています。狭窄症があります」とその形の変化が、痛みの原因であると説明を受けると思います。

もちろん、それが原因かもしれません。しかし、いくら変形があっても、運動を指導することで痛みがなくなる人は実にたくさんおられますし、ヘルニアと言われたと受診されても、運動でなんともなくなる人も決して珍しくありません。

　手術の説明も不思議です。たとえば、人工関節というのは、傷んだ関節を人工のものに取り替えるという手術です。股関節や膝では、その成績も安定しており、手術によって痛みがなくなり、どこへでも行けるようになったと喜んでいる方はたくさんおられます。彼らは、術前に悩んでいたことを思い出し、「こんなんやったら、もっと早くしてもらったら良かったわ」と話してくれたりします。間違いなく、手術は彼らを救う良い方法です。しかし、手術をしなくても元気に生活できている方もおられるのです。

　関節が変形しているということだけで、「手術しかありません」という説明は、明らかに間違いです。レントゲンやMRIが写し出す形とその異常は、強いインパクトがあります。しかし、その形の変化が、常に、その人の痛みや機能をすべて説明できるものではないことを、みんなが知るべきではないかと私は考えています。

健康の概念

　第二次世界対戦が終了してすぐに、さまざまな戦争の後始末が始まりましたが、その中でも、改めて大きな犠牲を払った戦争を機に、人間の健康を基本的人権のひとつとして、「すべての人々が可能な最高の健康水準に到達すること」（憲章第1条）を目的とした国際連合の専門機関が、世界保健機関(World Health Organization: WHO) です。

　WHOでは、WHO憲章の前文にて健康の定義を明らかにしています。原文は次の通りです。

"Health is a state of complete physical, mental and social well-being and not merely the absence of disease or infirmity."

　「完全な肉体的、精神的及び社会的福祉の状態であり、単に疾病又は病弱の存在しないことではない」（1951（昭和26）年の官報掲載の訳）

　右のようになっているのですが、分りにくいという声があり、日本WHO協会では、次のように訳しています

　「健康とは、病気ではないとか、弱っていないということではなく、肉体的にも、精神的にも、そして社会的にも、すべてが満たされた状態にあることをいいます」

　いずれにしても、ほぼ完璧な状態が健康という定義です。この定義を満たす「健康な人」というのは、どれくらいおられるでしょうか。

　私の場合、60歳を過ぎてからは、どこか痛いところや使いにくいところの一つはあるのが普通と思うようになりましたし、第一、社会的に不満のない状態などあり得ないと思うのです。

　こういう意見を持つ人にとって、納得できる新しい「健康」の定義を提言した人がいます。そろそろあのWHOの定義は見直すべきではないかというのです。主張したのはオランダの医師ヒューバー (Machteld Huber: 1951-) で、2011年のことです。

　彼女は「身体的・精神的・社会的に完全に良好な状態」とするWHOの定義が、病気つまり、医学で対応するべき問題を拡大して、本来治療の対象ではないものまで医学で解決しようとする「医療化」(Medicalisation) などの弊害を招くと主張しました。そして、次のような新しい定義を提案しました。原文は次の通りです。

"the ability to adapt and self manage in the face of social, physical, and emotional challenges".

つまり、健康を「社会的、身体的、精神的な問題に直面しても、それに適応し、自分で対応（自己管理）できる能力」と考えることになります。

つまり彼女は健康を、数字などで規定されるある状態というのではなく、自己管理する能力だと主張しているのです。これは、桁違いに大きな概念の変換です。ＷＨＯの定義からすると、病気にならないように人生を汲々と生きる姿が浮かんできます。それは後ろ向きで、ネガティブな向き合い方と言えるかもしれません。

一方、ヒューバーの概念からは、前向きに困った状態を乗り切ろうとするポジティブな生き方がイメージされます。実際、彼女はポジティブ・ヘルスを提唱して、こう言っています。

「健康になるために必要なのは、専門職による評価、ではない。本人主導の対話、なのだ」

本人が自分の心身や社会的な状況について十分理解し、それに対しての対処法を選び、実践するのです。この過程で専門職に求められるのは、問題に焦点を当てた専門的な評価や指導ではありません。対象者の全体に焦点を当て、自己理解を促す対話を実践することになります。つまり、今健康でないとしたら、「何のために健康でいたいのか」を自問自答することからスタートし、自分自身の人生でやりたいことや、どの状態が一番自分らしいかを考え、そのための方策について、専門家のアドバイスを聞き、選択し、実行していくという行動になると思います。

健康でないとは、単に、レントゲンやＭＲＩで異常があることではありません。そのためにできないことがあり、人生を楽しむことができないのであれば、それをなんとかするのです。

ヘルス・ケアの役割

私が健康の定義からお話しした理由がお分りいただけたと思います。現状の整形外科診療はまさにネガティブヘルスになっていると考えます。画像上の異常にすべての説明の根拠を求めます。つまるところ、その解決には、その異常は形態を変える方法である手術しかないということになるのです。

しかし、繰り返し述べてきたように、痛みや使いにくさは形だけで説明できるものではありません。形が同じでも、何の症状もなく、元気に自分らしい人生を謳歌している方はいくらでもおられるのです。

しかしながら、運動器に限りませんが、疾患の病名は、形から付いているものが多いのが実状で、どうしても形と症状が強く結びついてしまうのは仕方のない面があります。鼠径《そけい》ヘルニア、胃潰瘍《いかいよう》、ポリープなど消化器系でも形からですね。整形外科では、「変形性関節症」「変形性脊椎症」「椎間板ヘルニア」「脊柱管狭窄症」「脊椎分離症」「辷《すべ》り症」「扁平足」「余剰骨」などなど、形の異常がそのまま病名になっています。レントゲンに所見として認めて、症状を伴っているときに「症」の字を付けるという約束もあります。時には「有痛性分裂膝蓋骨《ゆうつうせいぶんれつしつがいこつ》」というように、これが痛みの原因であることを明らかにした病名の場合もあります。

病名を付けるということは、その人を病人にするということです。しかし、骨の形の異常が見つかっても、それが原因ではなく、筋肉の疲労からの症状だとすればどうでしょうか。病気というのではなく、疲れがたまっているからというのは、対策が自分でできる状態です。心理的な負担というか、不要な心配を感じることが少なくなるでしょう。

医療や介護といった、人に関わる仕事であるヘルス・ケアとは、少なくとも人を後ろ向きにさせたり、顔を下に伏せさせるものであってはならないと思います。頭を上げ、目標を定め、前向きに歩く人を後ろから支えるものでなくてはならないのです。

そこでの医師の役割は重要です。画像の意味するところを正確に伝える必要があります。変形があっても、神経に圧迫があっても、それだけで痛みの原因とはならないことも含めて、過不足のない情報を分りやすく提供するのです。ただ、病名を告げるだけでは、患者さんの立場に立ったものではありません。

膝が痛いという患者さんにレントゲンを撮影し、その説明をします。この骨と骨の隙間のところが反対側と比べると狭くなっていますとか、骨に棘のような余分な部分ができて変形があります、などと画像を解説します。すると、「年のせいですか」と自虐的に問うてこられる場合があります。「そうです」と答えて間違いではないのですが、私はこう付け加えるようにしています。「年とともに、年輪《ねんりん》やなぁ、いろんな変化が身体に出てくるのは、しょうないことやね。白髪になるし、皺《しわ》も増えるやろ。そやけど、それを病気という人いるか。関節や背骨も一緒やで。長いこと使うたら、いろいろ変化するがな。けど、それは病気とちゃうねん。その変化に何かが加わると痛んだりして困るわけや。そやから、変化してきた身体をええ状態に保つ努力をしたら、形が多少悪なっても、自分のやりたいことは続けられるはずやで」

狐につままれたような表情になる方もおられますが、少なくとも、しょんぼりと肩を落として、診察室から出て行かれることはないと思っています。心配や不安を持って受診し、診察室に入られ、検査を受けて、再度呼び入れられた患者さんが、医師からの説明を聞いて、どのような姿勢や態度で、またどんな表情を浮かべて診察室を去って行かれるか、医師の責任は極めて大きいと私は思っています。

傷んだ関節の周囲を動かす意義

これまで私は、「痛みがあっても大事にするばかりではダメですよ」と、師匠の故・市川宣恭先生の教え通りに、患者さんに指導をしてきました。そして、２００８年に『痛い腰・ヒザ・肩は動いて治せ』を出版しました。

運動療法の基本は、筋力の保持、さらに増強による効果が期待できることです。体重が乗る関節だとすると、そこに体重が乗るときにその負荷を和らげる役割、つまり衝撃を吸収しているのが、周囲の筋肉です。それなのに、痛みのために安静にしたり、かばう癖が付いてしまうと、必ずその筋肉が痩せてきます。すると、関節を守ることができなくなって、余計に簡単に痛みが出るのだという理屈で、動かすことを推奨してきました。

肩の場合は、放置して、自然に良くなることもあるのですが、痛みがあって動かさないでいると、炎症が波及して短縮したり周囲とくっついてしまったりして、どんどん動かなくなっていくという経過もあってうまく固くなっている筋肉をほぐしたりしながら動かすことで、最終的に元通りの機能を持った関節にすることが可能になると考えています。

また、運動することで固まっていた筋肉が軟らかくなり、血の巡りも改善すると言われています。肩こりや普通の腰の痛みなどでは、ほぐすような体操だけで効果があるのは、皆さんご存じの通りです。

こうした考え方というのは、つまり運動の実際的で力学的な効果に焦点を当てたものです。さらに、運動には精神的な効果もあります。ネガティブな気持ちをポジティブへ変換するよう促すきっかけになるでしょうし、認知症の予防にもなると言われています。

最近、運動療法のもう一つの側面に関心が集まるようになっています。それは、筋肉や骨を使い動かすことで、そこから、ホルモンのような物質が出るということです。その物質はさまざまな働きがあり、健康維持や慢性痛の解消にも効果があることが分ってきました。

骨の場合、使わないでいると痩せてしまって、骨粗鬆症《こつそしょうしょう》になることはよく知られています。ことに閉経後の女性では、骨量が低下し、転倒による骨折が問題となります。宇宙飛行士のように無重力の空間に長くいると、重い骨粗鬆症になるのが、そのいわば典型的な実例です。そこで、その解決のために、体重をかけるような運動をしていただくのですが、その研究の結果、骨に体重が乗ると、骨の細胞から物質が出ることが分ってきたのです。その働きが、骨を丈夫にするという骨に限ったことだけではなく、糖代謝や老化と関連することも分っています。

そして、筋肉です。筋肉から出るメッセージ物質を総称してマイオカイン（myokine）と呼んでいます。これは、脂肪を分解し、血糖代謝を改善して糖尿病を予防し、血圧を安定させ、動脈硬化を予防、さらに、老化を予防するばかりか、認知症やがんも防ぐ可能性があると言われています。最近では骨格筋からＰＧＣ‐１αという物質が分泌され、これが慢性炎症を抑制し、筋量を増加させ老化を防ぐといわれています。

もう一つ、運動による痛みの改善の効果について、触れておきます。それは、膝関節を例にとると、膝が痛むと訴えて受診される方のなかには、膝関節にその原因がある場合と、関節の外に痛みの元がある場合があるということです。関節が動くのは、筋肉が縮むからですが、その力を伝えるのは筋肉であり、腱です。それらが骨に付く付着部や、その途中の腱が炎症を起こすことはまれではありません。つまり、痛みのために使い方が変化し、バランスが変わったために、関節周囲の腱や関節の安定化に寄与している靭帯に普段とは違う負荷がかかり、炎症を起こして傷むというわけです。

こういう痛みを解決するには、使い方のバランスを正し、緊張が高まった部分を伸ばし、弱ったところは強くするよう強化の方法を指導するのです。こうした力学的な乱れを元に戻すような工夫として運動をすると、同時に、筋肉からホルモンが出て、痛みを取る方向を後押しします。そして、運動により、塞いでいた気持ちが開き、前向きに変換できれば、きっと良い方向に転換できるに違いありません。

たとえ、レントゲンでの所見は同じでも、まったく違った身体になることが期待できると思っています。

筋肉・筋膜が関係する運動器の痛み

さまざまな観点から、運動器の起こる痛みについて、検討がなされていますが、この筋肉やそれを包む筋膜について、症状発生に大きくかかわっているという意見があります。

■ジョン・Ｆ・ケネディ（以下、ＪＦＫ）の腰痛障害

有名なエピソードとしては、１９６０年にアメリカの第35代大統領となったＪＦＫの腰部障害があります。

彼はハーバード大学時代にアメリカンフットボールで腰を傷め、それがゆえに陸軍への志願が不合格となったとされている。その後、５カ月間のトレーニングによって海軍には合格。しかし、１９４３年８月に、大きな出来事が起こります。日本の駆逐艦「天霧」が、彼の魚雷艇に体当たりし、仲間と一緒に海中に放り出されます。仲間を助けながら必死に泳ぎ、九死に一生を得て、帰国するのですが、この厳しい体験からか、発症した座骨神経痛が改善せず、チェルシー海軍病院で腰部椎間板の手術を受けることになります。

１９４６年29歳で下院議員に、１９５２年35歳で上院議員となり、私生活では、１９５３年フィラデルフィアの大富豪の娘ジャクリーヌ・ブーヴィエと結婚し、順風満帆に見える人生ですが、腰部痛は常に彼を悩ませており、ついに、１９５４年夏、再び手術を受けることになります。今度は、金属を用いて脊椎の動きを止めてしまう椎体間固定《ついたいかんこてい》という手術でした。しかし、手術後、痛みは改善するどころか、逆に強くなって彼をさらに苦しめたのです。秋には、固定した金属の周囲が化膿していることが判明し、この金属を取り除く三度目の手術を受けます。

ＪＦＫはこの頃、ずっと松葉杖を使っていたようですが、残っている彼の膨大な量の写真の中で、松葉杖姿のものはあまり見当たらないと言われています。政治家としての彼は、どんなに苦しいときでも、人前では苦痛をみせたがらず、演説会場でも微笑みながら演説をすませ、苦痛を感じていることを気付かせないように演壇を降りていたといいます。

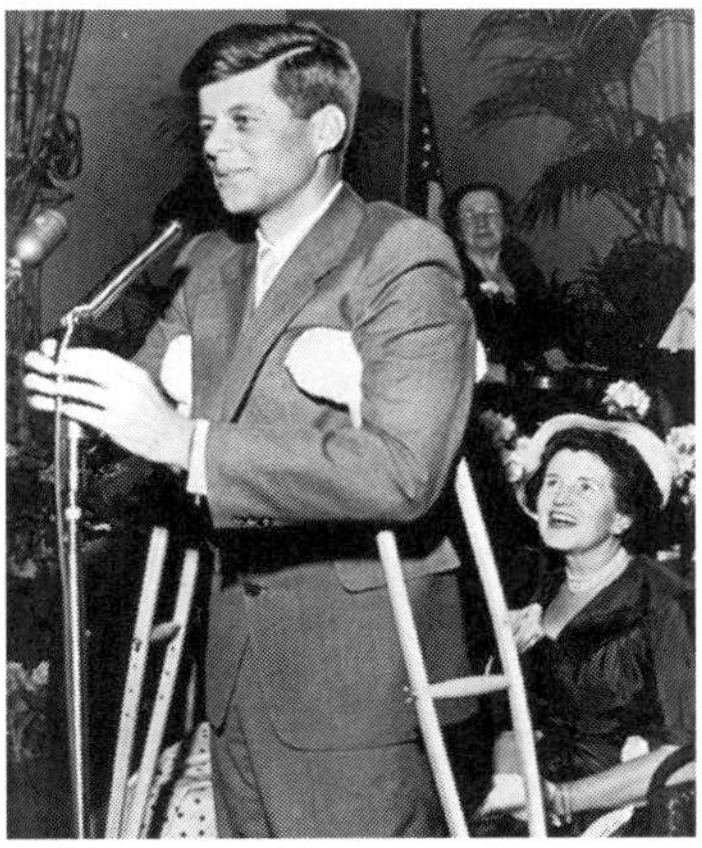

松葉杖を使うＪＦＫ（© 2011 The History Place™）

■ＪＦＫとジャネット・トラヴェルの出会い

複数回の手術によっても、痛みから解放されることがなかったＪＦＫですが、１９５５年の春、内科医のジャネット・トラヴェルと言う人物の治療について、情報を得ます。彼女は、多くの運動器の痛みが、筋肉や筋膜と関連していると考え、固くなってしまった筋肉にノボカイン局所麻酔薬を使い治療していました。

トラヴェル医師は、彼の診察を行い、痛みの原因は、腰背中の筋肉の慢性痙攣にあると考え、ノボカイン注射を行います。それは長年続いていた痛みをすぐに和らげてくれました。また、両下肢に脚長差があることに気づき、これを靴によって補正し、筋肉の左右のバランスを整えるように手配します。

こうした対処により苦痛から解放されたＪＦＫはトラヴェル医師を信頼し、１９６０年に大統領に就任してから、彼女をホワイトハウスに招き入れ、私的な主治医として側にいるよう手配しました。

トラヴェルは、1983年にD・G・シモンズ博士と共著で、"*Myofascial Pain and Dysfunction The Trigger Point Manual*"を出版しています。これは1992年3月に翻訳され、エンタプライズから、『トリガーポイントマニュアル　筋膜痛と機能障害』として、出版されています。

現在の日本において、この治療法は、一部の医師が取り入れてはいるものの、整形外科学会などアカデミックな世界ではあまり顧みられず、一般的な治療法の一つとして紹介されることはあまりありません。しかし、現実に、痛みを訴える方々を毎日のように診ていると、長く続く痛みを抱えた方のなかには、かなりの割合で、筋肉や筋膜から生じていると推察される方が含まれている印象はあります。

トラヴェル医師は局所麻酔剤を利用して、まず痛みを和らげる方法をトリガーポイント注射として、報告していますが、筋肉を緩める手段としては、こうした薬物を用いる方法のほかにも、たとえば、鍼治療やマッサージといった方法もあります。

日本では、明治維新後の欧化政策の流れの中で、西洋医学による医師の養成が行われ、医業を行うものは、この西洋医学の教育を受け、国家資格を得たものに限られるようになりました。医師以外のものが行う治療行為は医療類似行為として、マッサージや指圧、整体、カイロプラクティックといった施術があります。これらを行う際の国の資格として、柔道整復師、あん摩マッサージ指圧師、はり師、きゅう師の4資格があります。近年、柔道整復をはじめとする養成校や施術所は急激に増えており、現在では、法に基づく医業類似行為を行う施術所は、全国に約12万施設以上存在するとされています。

学問的には、こうした施術などを含め、西洋現代医学を補う意味の補完と、科学的に未検証であり、西洋医学臨床での未応用の医療体系の代替医療を総称して、補完・代替医療(CAM：Complementary and Alternative Medicine)と呼ばれています。日本における補完・代替医療を列挙すると、次のようになります。

(1)はり・きゅう
(2)各種マッサージ：台湾式、タイ式、足つぼ(裏)
(3)骨つぎ・接骨
(4)整体：筋肉の緩和操作や骨盤矯正など手やひじを使う手技療法
(5)カイロプラクティック：脊柱などのゆがみを矯正する手技療法
(6)食事療法：マクロビオテックなど普段の食事において取り入れられる療法
(7)断食療法
(8)サプリメント・健康食品：ハーブ療法を含む
(9)アロマテラピー：植物に由来する芳香成分(精油)を利用した療法
(10)温熱療法：熱カロリー刺激を与える療法(高周波ハイパーサーミア療法など)
(11)磁気療法：装身具や磁気治療器等に内蔵される永久磁石が発する高強度の磁力線を利用した療法
(12)温泉療法：温泉に入浴、飲用、吸入することによる療法
(13)音楽療法：音楽を演奏したり聞いたりすることによる療法
(14)森林セラピー：森林内での保養活動、森林浴
(15)ホメオパシー：レメディと呼ばれる砂糖玉を摂取する療法
(16)アーユルベーダ：インド伝統医療

（17）ヨガ
（18）気功：心身が安定してゆるんでいる状態で、動作、呼吸法、イメージや瞑想を用いる療法
（19）漢方：医療機関で処方されるもの以外

私は、先の筋肉が原因での症状の改善に、こうしたＣＡＭは大いに取り入れるべきと考えており、米国衛生研究所補完・代替医療センターが定義づけているように、「従来の医療と、安全性と有効性について質の高いエビデンスが得られている補完・代替医療（ＣＡＭ）とを組み合わせた統合医療（Integrative medicine）」を、進めるべきではないかと考えています。

痛みについて、国際疼痛学会(International Association for the Study of Pain: IASP)が今年２０２０年７月に、痛みの定義を41年ぶりに改訂しました。今回の改訂された定義は原文では次のようになっています。

"An unpleasant sensory and emotional experience associated with, or resembling that associated with, actual or potential tissue damage."

これを和訳（拙訳）すると、「実際のまたは潜在的な組織損傷に伴った、および関連付けられた感覚と情動の不快な体験」となります。つまり、組織損傷がなくとも痛みは起こりうることを明示しています。このことは、痛みの診療の体系を大きく変えるものだと私は思っています。痛みが、組織損傷によって起こるという基本的考え方に沿って、原因を突き止めるための検査がありました。この本の中で繰り返し、主張していますように、その考えが染みついているために、画像検査による異常所見を痛みの原因という説明が行われてきたのです。しかし、痛みは、それほど単純な因果関係で説明できるものではないというのです。この定義では痛みに関するいくつかの考察を付記し、痛みの複雑さについて言及しています。

私は、人類の痛みとの戦いは、まさに始まったばかりではないかと感じています。

第8章 整形外科診療について

　望遠鏡と顕微鏡による観察から始まったとも言える科学革命以後、科学の使命はその因果関係を説明することだとばかりに、身体の不具合について、明瞭な因果関係を求めて、医学は進歩してきました。そのなかで、運動器に関する分野では、明瞭な因果関係である形と機能に、少々こだわり過ぎてきたのではないかというのが、私の総括になります。

　もう少し柔軟に、症状を訴える患者さんに寄り添い、医師の役割というか、医療の原点に立ち返り、見直す姿勢が求められている気がしてなりません。

　しかし、ドイツを参考にして大学を中心に形成されていった日本の医学および医学教育のなかで育ってきた現在の整形外科にとって、その変革には非常に高いハードルがあると予測しています。西洋医学の導入期に「脚気《かっけ》」について行われた論争をご存知でしょうか。

　話を明治維新前後に戻したいと思います。幕末においては、唯一の公的な外国からの情報の受け入れ口であった長崎の出島の「長崎養生所」において、蘭学の一部としてシーボルトやポンペたちからオランダ医学が入ってきていました。その後、明治維新の幕開けともなった戊辰《ぼしん》戦争で、イギリス公使パークスに伴って来日していたウィリアム・ウィリスの技術を日本の医学者たちは目の当たりにします。その報告から、彼の多大な功績に報いて政府は１８６８（明治元）年、彼を院長として軍事病院を設立します。この病院は、翌１８６９（明治２）年には、後の東京帝国大学医学部となる東京医学校兼病院となり、ウィリスが院長を務めます。

　この流れからすれば、日本の医学は外科学、予防医学の進んだ実学的なイギリス医学を模範とすることになるのですが、急転直下、その路線が変わります。新政府の医学教育改革のための医学校取調御用係の辞令を受けたのは、オランダ医学を学んだ相良知安《さがらともやす》（佐賀藩）と岩佐純《いわさじゅん》（福井藩）の二人で、彼らは細菌学などの業績が象徴する基礎医学的で学術的なドイツ医学の採用を強く進言し、政府はドイツ医学を範として採用することになるのです。

　半年で解雇されたウィリスは戊辰戦争での縁を求め、薩摩藩の医学校の講師として着任します。そこで、後に重要な役回りを果たす高木兼寛《たかぎかねひろ》（1849-1920）との接点が生まれるのです。高木はウィリスに指導を受けて、イギリス医学を学び、その後英国への留学も果たします。そして、帰国後、海軍病院長に就任します。海軍の兵士たちに脚気が多く発症し、戦力低下につながるため、対策を求められていたのですが、その原因が突き止められず、予防も治療もできない状況でした。

　そこで、彼は疫学的な手法を取り入れ、気温、衣類、部署、食物などと脚気の罹患《りかん》との関係を調査するのです。その結果、遠洋航海で外国の港に停泊している間は脚気患者が減少し、航海が再開されると再び増加することから、外国の食べ物、つまり洋食にすればいいのではないかと考えるに至ります。

　この理論を証明しようと、１８８４（明17）年、遠洋航海に出る「筑波艦」で栄養試験を試みます。乗組員全員に洋食を摂らせて航海を続けるのです。報告を待つ彼の元に、出航から8カ月後、待ちに待った電報が届きます。そこには「ビョーシャ一ニンモナシアンシンアレ（病者一人もなし安心あれ）」と書かれていて、彼の仮説が正しいことが証明されます。

　一方、この電報が届く前、東京大学が招いた権威あるドイツ人内科医のベルツは、脚気は伝染病の一種であり、ある種の細菌によるものだと述べていました。高木の栄養欠陥説が出されると、東京大学のグループは強く反対します。なかでも頑強にこれに意見したのが陸軍を預かる森林太郎《もりりんたろう》（鴎外 1862-1922）でした。森はドイツに留学しており、ベルツの弟子の立場である上に、栄養に関しても素養を積んでおり、栄養が原因という高木の説にかみついたのです。その時点では、ビタミンBのことなど何も分っておらず、森は白米を主とした日本食が栄養学的に洋食に劣るものではないと反論しました。

　また、高木は麦食がいいという実験結果も出し、日清戦争で海軍兵士たちはその麦食のおかげで、一人の脚気患者も出なかったといいます。一方、古来より日本人が主食としてきた白米にこだわった陸軍では、おびただしい数（発症数4万人、死者4千人）の脚気患者が出ます。にもかかわらず、十年後の日露戦争でも、同じ白米の食事を継続し、再び大量の脚気患者（発症数25万人、死者2万8千人）を出すことになります。

　この結果に慌てた政府は、対策を講じようと臨時脚気病調査会を発足させます。委員長に任命されたのは陸軍医務局長森林太郎でした。彼は部下に命じ、脚気菌を見つけるように派遣したりするのですが、すでに、抗脚気因子の探索が進められており、その正当性が受け入れられてきました。

　現在私たちは、すでにビタミンB1の存在を知っており、この論争の勝者がどちらであるか知っています。それでも一体なぜ、これほど明白な検証に対して、森は反論したのでしょうか。一つには、科学または学問というものへの揺るがぬ思いがあったのだろうと想像します。目に見えず、細菌のように直接的には証明することができない高木の意見に、彼は学者として居心地の悪さがあったと推測されるのです。高木は臨床家であり、実地医科の立場を崩しません。要するに、治ればいいのです。予防できれば勝ちです。森はそれが許せません。そこに二つ目の理由が加わったと思われます。大学の権威です。日本を代表する東京大学です。そして、世界的権威の学者たちにドイツに留学して教えを受けてきた自分です。負けるわけにはいかなかったのではないでしょうか。

　森は学者であり、患者の診察はしていないと予測されます。一方、高木は診療を忘れることはなかったといいます。

　この物語を取り上げた理由は、整形外科診療における大学の位置づけが、この話のなかの「東京大学」と重なるからです。権威を笠に着ても、患者の苦しみが軽くなることはありません。医療は極めて実学であり、まさにベッドサイド＝臨床で行われるものです。

いくら変形していても、普通とは違う形であっても、また、神経の圧迫があっても、それが故に痛んでいる人もいる一方で、ちっとも困っていない人もいる。こんな簡単な事実から目を背けているのは、なぜでしょうか。

画像検査のタイミング ——MRIの必要性（脳ドックを例に）

皆さんは「脳ドック」というのを耳にされたことがあるでしょうか。１９８０年代後半にMRIが普及してから始まりました。MRIによって脳や血管（MRA）を調べるのです。この「脳ドック」は日本だけで受け入れられ、発展したものです。その背景には、CTやMRIの日本における普及率の高さがあります。

図８-１はCTの設置台数の国際比較です。OECDの２０１８年のデータから作成しました。人口百万人当たりの設置台数を示しています。二番目に多いオーストラリアの倍近い台数があることが分ります。

図８-２はMRIの設置台数の比較です。

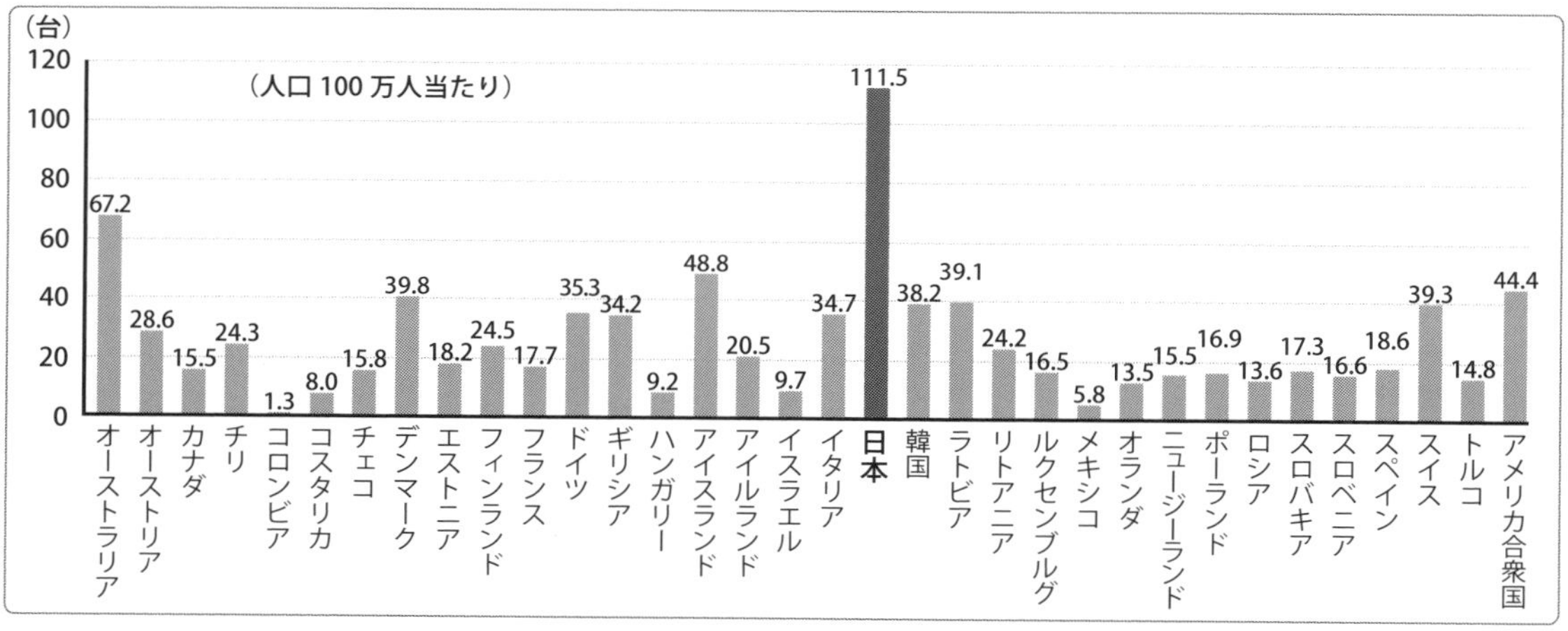

図 8-1　CT の国別設置台数（OECD Health Statistics 2018 より作成）

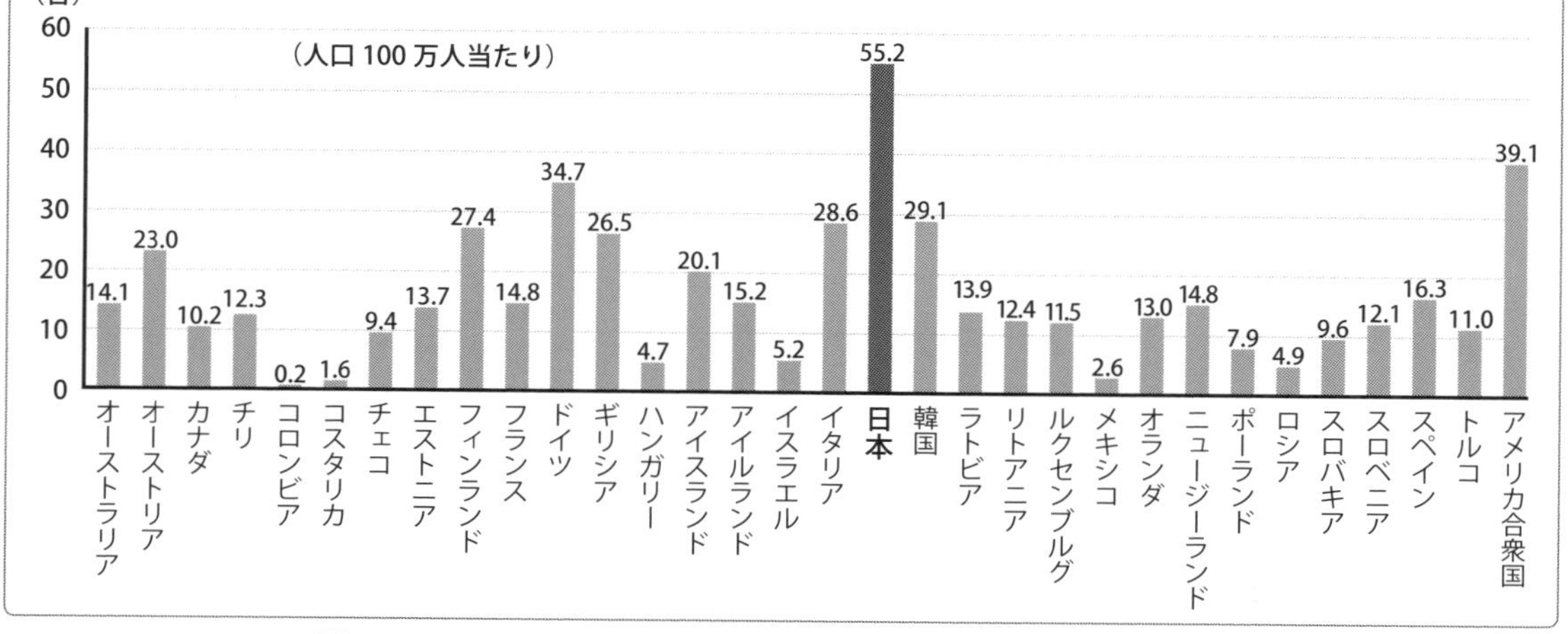

図 8-2　MRI の国別設置台数（OECD Health Statistics 2018 より作成）

ここでの数字も、人口百万人あたりの設置台数ですが、ＣＴほどではありませんが、日本は人口の割に多い台数があることが分かります。つまり、日本はＭＲＩもＣＴも人口当たりの台数が世界一多いのです。

ＭＲＩの台数が多く、撮りやすいので、日本だけで脳ドックという発想が生まれ、普及したのです。これには、別の背景もあると思われます。それは、「出来高払い」という日本の診療報酬のしくみが関係している可能性があります。日本では、診療を行った場合、レントゲンや薬、注射といった一つ一つの診療行為に公定の価格が決められていて、その価格表にしたがって、病院や診療所が請求書を作り、それが認められれば、２カ月ほど遅れてその料金が支払われるという方式となっています。つまり、薬は出せば出すだけ、検査はすればするだけ、レントゲンは撮れば撮るだけ、手術はすればするだけ、収入に直結することになります。最近では、入院などでどんな検査をしても薬を使っても、同じ入院料が設定されている場合もありますが、外来は基本的に、そういった定額制ではありません。購入した高価な検査機械の元を取ろうとすれば、できるだけたくさんの検査をすることが近道になるというわけです。

さて、脳ドックでは、何が分るのでしょうか。破裂していない脳の動脈のこぶのように膨れたところ（未破裂脳動脈瘤）や脳腫瘍が見つかるのは、これからの対策を考える上で、とてもありがたいです。一方、昔の脳卒中の痕とか、症状のない無症候性の脳梗塞は今更知ってもという感じがします。また、認知症での脳の萎縮も分るのですが、いい対処法がないとすれば、心構えはできるとしても実際にはあまり値打ちがないかもしれません。

ただし、症状が出てからでは遅いといわれる脳腫瘍が早期に見つかるのはありがたいことです。もっとも、こうした脳腫瘍は人口1万人当たり1・5人が発症するくらいの頻度ですから、検査のありがたさを実感できる例はまれということになります。

それでは、未破裂脳動脈瘤はどうでしょうか。脳動脈瘤が破裂してしまうと「くも膜下出血」になります。この病気では、3分の1の人はその場で倒れ、そのまま死んでしまったり、病院に運ばれても回復が難しかったりすると言われています。恐ろしい病気ですね。急に破裂するので防ぐことが不可能です。とはいえ、「くも膜下出血」を起こした人のうち3分の1の幸運な人は、治療によって全く障害を残すことなく社会復帰することができます。残りの3分の1の人は、治療によって命は助かるのですが、さまざまな程度の障害が残ると言われています。

もし未破裂脳動脈瘤が見つかったら、どうしたらよいのでしょうか。『脳卒中治療ガイドライン２０１５』では、「未破裂脳動脈瘤が発見された場合、年齢、健康状態、患者の背景因子、サイズや部位、形状などの病変の特徴、未破裂脳動脈瘤の自然歴、および施設や術者の治療成績を勘案して、治療の適応を検討することが推奨される。なお治療の適否や方針は十分なインフォームド・コンセントを経て決定されるように勧められる」としています。

治療法としては、動脈の膨れた部分の手前に金属クリップで止める「クリッピング」か、血管からカテーテルを入れて脳動脈瘤へ到達させプラチナのコイルなどを使って動脈瘤に血液が行かないようにする「血管内治療（コイル塞栓術等）」があります。

まず、この未破裂脳動脈瘤がどれくらいの人に存在するかを知る必要があります。これまでの研究で、全人口の3〜5％の発生率といわれています。ということは、20〜30人に1人は脳の動脈にこぶができていることになります。そして、それが破裂すると大変ですが、実際に破裂してくも膜下出血を引き起こす確率は低いのです。ただ、場所や大きさ、そして、その膨らみの形で破裂する確率が変わるので、手術する必要があるかどうか、一概には決められないと言うことになります。

年間の破裂率が1％ということですから、50歳で見つかると、80歳までに破裂する可能性は30％ということになります。それにしても、確率で言われても困りますよね。手術する気にはならないとしても、普段からなんとなく落ち着かなくなるでしょう。不安だけが募り、見つからなければ良かったと言った人の例もあると聞きます。

検査を受けるに当たっては、未破裂脳動脈瘤が見つかったときの覚悟をしておくべきなのかもしれません。さて、こういう話を聞いて、皆さんは脳ドックを受けようと思われますか。

MRIなどの画像検査を活用すべき場面（MRIなど費用の観点から）

世界各国はいずれも高齢化が進行しており、そのため、医療や介護の費用が増加しています。そこで、医療における無駄を省く動きの一つとして、北米の医師が中心となって、治療や検査が過剰になっていないかを検証する「チュージング・ワイズリー（Choosing Wisely：賢い選択）」運動というのがあります。２０１２年に米国内科専門医認定機構（ＡＢＩＭ）財団が、各専門学会宛てに、それぞれの専門領域で「医師、患者双方にとって問い直すべき五つのこと（"Five Things Physicians and Patients Should Question"）、つまり、臨床的には意義が低いと考えられる五つの診療行為を列挙するように依頼しました。そして、それにいくつかの専門学会が賛同し、ムダな医療の「五つのリスト」を公表したことから本格的にスタートしました。

たとえば、その参加団体の一つである米国家庭医学会（ＡＡＦＰ）は、「発症から6週間以内の急性腰痛患者で危険信号（red flags）が無い場合の画像検査は推奨しない」とされています。

ここでのred flagsというのは危険信号のことで、見逃してはいけない重大な脊椎疾患（腫瘍、炎症、骨折など）の合併を頭に浮かべる条件のことです。具体的には、がんの既往歴、骨折やその疑い、進行する麻痺などの神経症状、骨粗鬆症、発熱などの感染の疑い、栄養不良や体重減少などの状況です。

米国救急医学会（ＡＣＥＰ）も「非外傷性患者で救急外来を受診した患者において、重症や進行性の麻痺があったり、脊椎感染症やがんの転移などが疑われる場合以外は画像検査を推奨しない」としています。

この運動に呼応して、２０１５年に日本でも総合診療指導医コンソーシアムが日本における無駄な医療の「五つのリスト」を公表しています。それは、以下のようなものです（Gen Med 2015; 16: 3-4）。

（1）無症状の人々に対してPET‐CT検査によるがん検診を推奨しない。

（2）無症状の人々に対して血清CEAなどの腫瘍マーカー検査によるがん検診

を推奨しない。

（3）無症状の人々に対してのＭＲＩ検査による脳ドック検査を推奨しない。

（4）自然に軽快するような非特異的な腹痛でのルーチンの腹部ＣＴ検査を推奨しない。

（5）臨床的に適用のないルーチンの尿道バルーンカテーテルの留置を推奨しない。

　このように、五つのうち四つが検査・検診に関する提言で、日本では、不要の検査がたくさん実施されていることを示しています。不必要な画像診断は、無駄な医療費の負担や放射線被曝につながりますし、また結果的に、病気ではない人を病気だと分類してしまう過剰診断（Over diagnosis）となり、安静などの誤った指示をして身体を弱らせてしまうことになるかもしれません。

　しかしながら日本における特殊事情もあります。国民皆保険の恩恵で、患者さん本人の負担が少ないこと、また、撮影がすぐに行われ、わざわざ放射線専門医が所見を報告する手間がなく、担当医が読影する方式であることもあり、いわば当然の権利として画像検査を要求することもあります。そうなると、不要であるという説明を長々として、結局、患者の希望を聞き入れない頭の固い医師だと非難され、他の医療機関を選ぶということも起こります。それを避けるには、医学的な必要性とは別に、収益につながることもあって、患者の要望通りに撮影を指示することも起こるのです。

　２０１１（平成23）年12月に原子力安全研究協会は20年ぶりに日本人の国民線量を発表しています。**図８-３**は環境省の資料からです。

　1年間に受ける日本人の平均被曝線量は5.97mSV（ミリシーベルト）で、世界平均の3.0mSVと比べると、ほぼ2倍になっています。**図８-３**を見ると分りますが、医療被曝が飛び抜けて高いことが分ります。特にＣＴ検査による影響と言われています。そして、食品からの放射線被曝が多いですね。これは、日本人が魚介類の摂取量が多いことと関連しているそうです。あまりに被曝量が高くなると発がんの危険性も指摘されており、画像検査においては、医師も患者さんもその有益性（ベネフィット）と危険性（リスク）

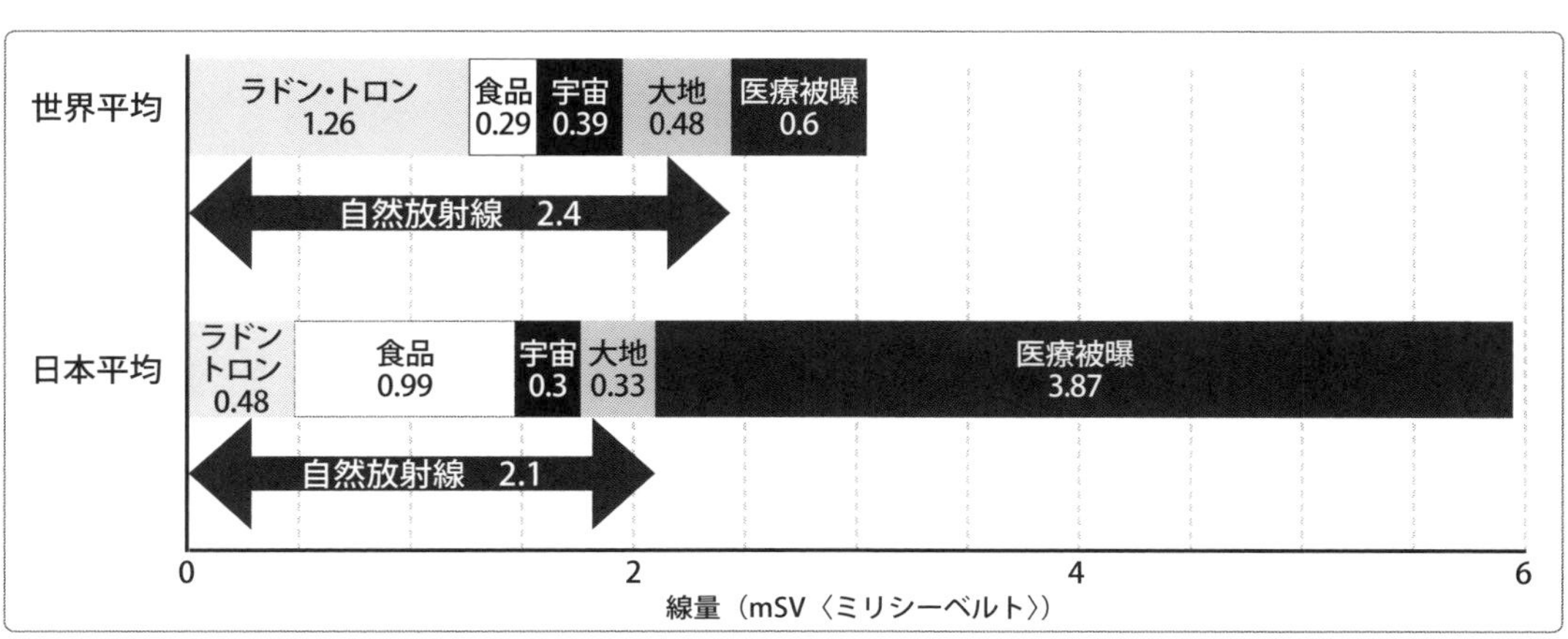

図 8-3　日常生活における被曝（年間）（国連科学委員会（UNSCEAR)2008 年報告、（公財）原子力安全研究協会「生活環境放射線」〈2011 年〉）より作成）

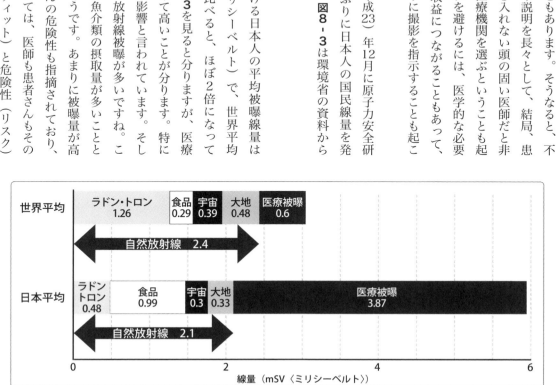

を十分に検討した上で、実施するという手順を確定していくべきではないでしょうか。

『腰痛診療ガイドライン2012』

肩のMRIを撮影して、その結果所見があれば、全例に手術が必要と説明している医師がいます。本当にそのやり方がヘルスケアの役割を果たしていると言い切れるのでしょうか。

確かに、MRIの撮影を要求する患者さんやご家族に出会うこともあります。そもそも、画像を撮影するというのは、どんなときなのでしょうか。一般的によく遭遇する腰の痛みに関して、欧米の診療ガイドラインでは、すぐにレントゲン撮影をするようには書かれていません。

表8-1は2012年の『腰痛診療ガイドライン』における、腰痛患者の診断の手順です。「腰痛患者に対して画像検査を全例に行うことは必ずしも必要でない」と記され、「推奨Grade」はAに分類されています。「Grade A」というのは、「行うよう強く推奨する、質の高いエビデンスがあり、強い根拠に基づいている」というものです。そして、**図8-4**のような流れを提示しています。

表8-1　腰痛患者が初診した場合に必要とされる診断の手順

(Grade A)	注意深い問診と身体検査により、red flags（危険信号）を示し、腫瘍、炎症、骨折などの重篤な脊椎疾患が疑われる腰痛、神経症状を伴う腰痛、非特異的腰痛をトリアージする。
(Grade A)	腰痛患者に対して画像検査を全例に行うことは必ずしも必要でない。
(Grade A)	危険信号が認められる腰痛、神経症状を伴う腰痛、または保存的治療にもかかわらず腰痛が軽快しない場合には、画像検査を推奨する。
(Grade B)	神経症状がある持続性の腰痛に対しては、MRIでの評価が推奨される。

（(公財) 日本医療機能評価機構『(旧版) 腰痛診療ガイドライン 2012』より引用）

日本では患者さんは整骨院や鍼灸で改善しないと、一般診療所か病院の整形外科を受診します。しかし、欧米では、紹介なしに専門医の診療を受けることができないのが通常です。したがって、家庭医というか、プライマリ・ケア医が最初の診察をします。その彼らのために、診療の流れが示されています。それが、先にご紹介したチュージング・ワイズリー運動で、参加団体の一つである米国家庭医学会（AAFP）が、「発症から6週間以内の急性腰痛患者で危険信号（red flags）が無い場合の画像検査は推奨しない」と画像検査に関する提言を出しているのです。

いずれにしても強調されているのは、「注意深い問診と身体検査」です。腰痛の原因となる重大な病気がないかを鑑別するよう記されています。それは、腫瘍、感染、骨折、奇形などで、そのため、若年者では脊椎奇形を、高齢者では悪性腫瘍《あくせいしゅよう》、椎体骨折《ついたいこっせつ》、帯状疱疹《たいじょうほうしん》、大動脈解離《だいどうみゃくかいり》、腸管穿孔《ちょうかんせんこう》などを念頭に診察を進めるのです。その他にも、転倒歴や、薬物、特にステロイドホルモンの使用、発熱や体重減少などの全身状態の不良などで、こうした徴候は危険信号（red flags）と考え、それが疑われる場合は画像検査をするよう書かれています。

つまり、聞き取りと診察でこうした心配が

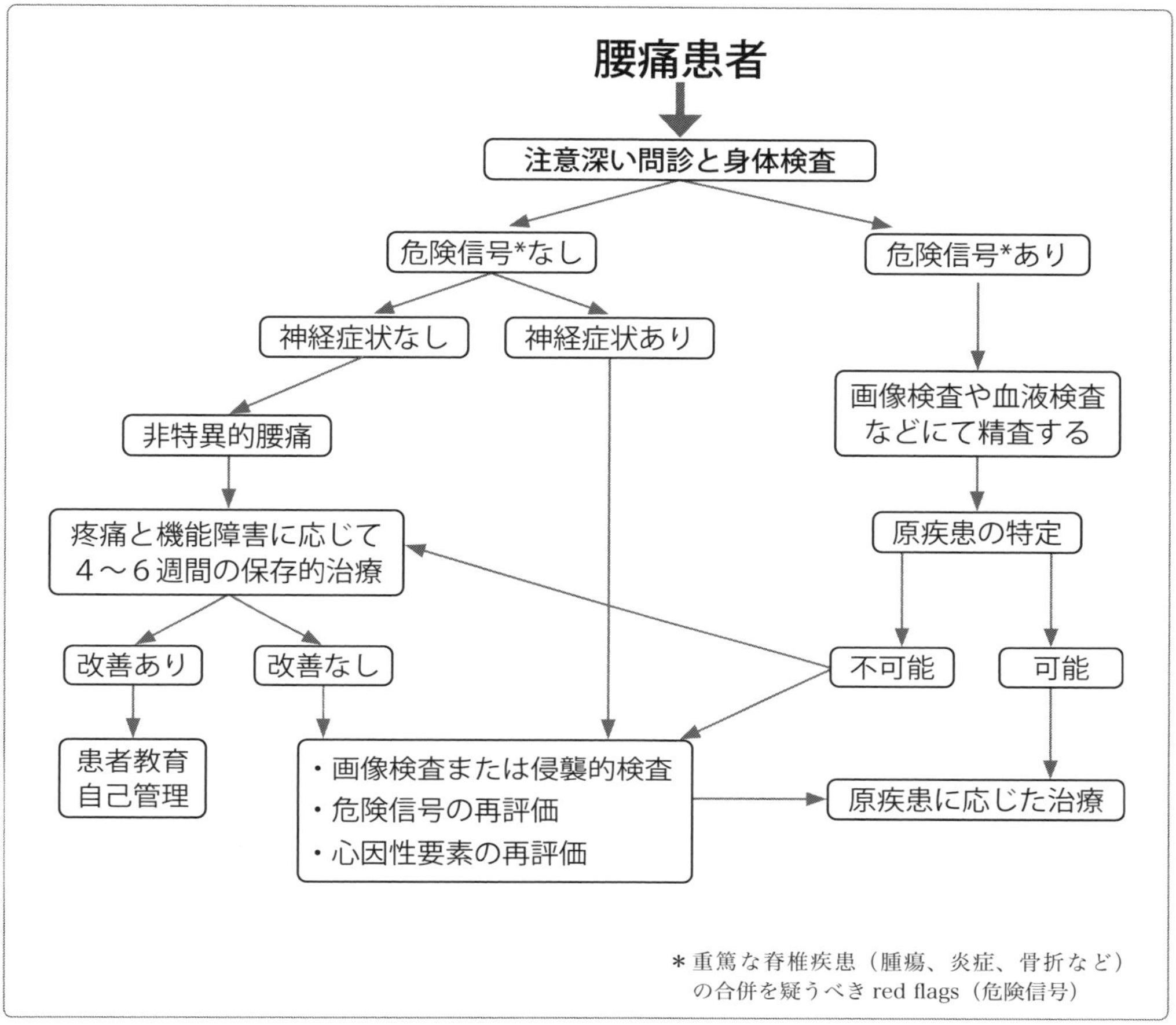

図 8-4　腰痛患者の初診で必要とされる診断の手順（(公財) 日本医療機能評価機構『(旧版) 腰痛診療ガイドライン 2012』より引用）

ないと判断すれば、レントゲン検査、まして MRIなどは撮影しないという流れです。

『腰痛診療ガイドライン2019』

２０１９（令和元）年5月、日本整形外科学会と日本腰痛学会が監修し、7年ぶりの改訂第2版を発行しています。

7年前の「２０12年『腰痛診療ガイドライン』」では、アメリカのある研究を参照して、腰痛の85％は「非特異的腰痛」という、原因がはっきり診断できない腰痛であるとされていました。この研究では、プライマリ・ケアを受診した腰痛患者を対象として、腰痛の原因を調べています。（Deyo RA, et al : History and physical examination tell us about low back pain? *JAMA* 1992; 268: 760-765）そして、約15％が椎間板ヘルニア、腰部脊柱管狭窄症、圧迫骨折、感染や腫瘍、内臓疾患（大動脈瘤、尿路結石など）といった原因が特定できる腰痛で、それ以外の約85％は原因が特定できない「非特異的腰痛」としているのです。非特異的腰痛は「病理解剖学的な診断を正確に行うことは困難な腰痛」と定義されていました。

これは、原因が特定される特異的腰痛と違って、非特異的腰痛については、原因究明をしたとしても、対処方法に大きな違いがないという考え方があったためと思われます。

それに対して、日本の整形外科医からは、もっと調べれば、痛みの原因を突き止めることができるはずだという異論が出ていました。

２０１９年の新しいガイドラインでは、腰痛の原因として、「椎間関節性22％、筋・筋膜性18％、椎間板性13％、狭窄症11％、椎間板ヘルニア7％、仙腸関節性6％など」と明確な原因があり、「75％以上で診断可能であり、診断不明の〝非特異的腰痛〟は逆に22％に過ぎなかった」と書かれています。数字が逆転しています。「85％程度は原因がはっきり分らない」だったものが、「75％が診断可能」に変化しました。とはいうものの、画像検査によって診断が確定されるものでもないのです。つまり正確に診断できないという意味では、あまり変化があるとは言えません。

では、新しいガイドラインの策定委員会は何を意図してこう書いたのでしょうか。

新ガイドラインでは、２０１２年の初版での「85％が原因のはっきりしない非特異的腰痛」と書かれていたことに関して、「腰痛の確実な診断と治療法の選択が必ずしも容易でないことを紹介したものであり、一般国民への教育的効果があった」としながら、「いずれにせよ、〝腰痛の85％が非特異的腰痛である〟という根拠は再考する必要がある」とやや論理的に矛盾した書き方になっています。

この改訂版ガイドラインの策定委員会の委員を務めた千葉大学大学院先端脊椎関節機能再建医学講座特任准教授（当時）の折田《おりた》純久《すみひさ》氏は、腰痛診断における改訂ポイントを、第27回日本腰痛学会（２０１９年９月）で解説しています。そして、腰痛診断における画像について、次のように述べました。(https://medical-tribune.co.jp/news/2019/1010521772/)

「初診から早い段階で実施すると診断が確定する患者が多いこと（*Journal of General Internal Medicine* 2016; 31: 156-163）や、単純エックス線検査によって確認できた椎間板腔の狭小化が腰痛と関連すること〔*Spine* (Phila Pa 1976) 1997; 22: 427-434〕、同検査による形態的評価で続発する新規骨折のリスクを検討できたこと（*Annals of Internal Medicine* 1998; 128: 793-800）などの根拠から、医療経済や被曝リスクなどは勘案しながらも、適宜単純エックス線検査を中心とする早期画像検査を実施することを強く推奨する。また、ＭＲＩ、ＣＴ検査についても、感染早期やがんの診断にて感受性が高く、Red Flagsの検索に有効である。ルーチンで行うＭＲＩ検査が治療期間の短縮、専門医紹介回数や総医療費の減少に寄与するとの知見（*Chiroprctic & Osteopathy* 2010; 18: 19）や、同検査で椎間板変性の頻度が加齢とともに増加することが明らかになったという知見（*The Journal of Bone and Joint Surgery American Volume* 1990; 72: 1178-1184）などがあり、ＭＲＩも有用性が高い」

これに対して、画像検査の「デメリット」を指摘する人もいます。画像で観察される椎間板変性や膨隆《ぼうりゅう》、骨棘《こつきょく》などの退行性変化は多くの成人に見られ、症状と直接関与しないことも多いと言われていること。米国の研究では「腰痛早期のＭＲＩ検査は腰椎手術を増加させたが、アウトカムに有意な改善はなかった」という報告もあります。腰椎MRIで変性した椎間板や骨棘などを見て、患者の病識が強まったという報告もあります。

結局、腰痛の診療に限ったことではないのですが、「患者を今よりも元気にし、自分らしい人生を継続することをサポートする」という観点から、画像検査を行うかどうか判断することが重要ではないかと思われます。つまり、必要ではない画像検査はなるべく行わないという視点と姿勢が求められるのではないでしょうか。

大学に勤務する医師は研究者でもあり、積極的な検査を勧めることが多くなります。しかし、第一線の実地医家である臨床医の立場からは、しゃかりきに原因究明をするより、①早く良くなること、②不安なく元の生活に戻すこと、しかも③再発しない方法も指導すること、そして、④全体の医療のコストが安く済むことという条件を満たすことが重要と考えています。

脚気論争と重ねるわけではありませんが、原因が分らない腰痛が85%という論文にかみついて、検査をすれば分ると息巻く大学に勤務する医師の心情が明治以降、少しも変わっていないのだと、私は苦々しい気持ちで、新しいガイドラインをみています。

では、腰痛の治療は？——日本の薬物療法と米国との違い

初版の『腰痛診療ガイドライン2012年』では、治療法の評価によりグレードで分類されていました。評価が高いグレードAは、①薬物療法、②認知行動療法、③患者教育、④運動療法とされていました。では、新しい『腰痛診療ガイドライン2019』と比較してみましょう。

「薬物療法は疼痛軽減や機能改善に有用」とされ、推奨度1は、薬局でも購入できるロキソニンなどの痛み止めとなっています。発症後1カ月経っていない急性の腰痛や、坐骨神経痛ではもっとも効果があるとされています。

しかし、薬には副作用があります。NSAIDといわれる「痛みどめ」では、胃腸障害や、高齢者の場合、腎機能障害などに注意が必要です。だらだらと使わず、必要なときに、短期間うまく服用するのがコツではないかと思います。3カ月以上続く慢性の腰痛では、推奨度1の薬はありません。

2017年2月米国内科学会（ACP）から腰痛症の治療法について、「急性、亜急性および慢性腰痛に対する非侵襲的治療法（Noninvasive Treatments for Acute, Subacute, and Chronic Low Back Pain）」がガイドラインとして出されています。急性の腰痛では、大部分が時間がたてば良くなるので、なるべく薬を使わず、温熱療法やマッサージ、鍼治療、脊椎マニピュレーションをするよう推奨しています。それでも効果がないときに、痛み止めなどを選択するように書かれています。

また、慢性の腰痛症では、運動、リハビリ、鍼治療、マインドフルネス（瞑想）、太極拳、ヨガ、認知行動療法、脊椎マニピュレーションなどを選択するべきとしています。そして、効果がないときには痛み止め以外に、抗うつ薬も有用とされています。心理的・社会的な要因が長く続く腰痛に深く関連していることが明らかになっているからです。

つまり、米国では急性にしろ、慢性にしろ、腰痛症に対して、薬物療法を第一選択に

はしていません。それはおそらく、薬物療法を多用することで、薬物依存の問題など負の影響が出ていることと関連しているからではないかと思います。確かに、痛み止めだけ出して経過を見るような指示だけでは不足で、より教育的なアプローチや再発を防ぐ工夫が求められると思っています。

その他の治療

薬物治療のネガティブな効果によるだけではなく、諸外国では熱心に、西洋医学的なアプローチ以外の代替療法が研究され、実際の現場でも重用されています。日本では国家資格が認められていないカイロプラクティック（脊椎徒手療法）が、米国、英国、オーストラリアなどの諸外国では制度化され、一般大衆の支持を受けています。世界保健機関（ＷＨＯ）でも２００５年にカイロプラクティックの安全性と教育に関するガイドラインを発表し、有用性について触れています。

実際、２０１７年の米国内科学会「急性・亜急性・慢性の腰痛に対する保存療法の臨床業務ガイドライン」で、腰痛の治療法の選択肢の一つとしてカイロプラクティックを取り上げ、その有用性を取り上げています。米国のカイロプラクターは制度化された教育を受けており、画像検査と読影の権限も持っています。問診や検査により危険信号の疑いがあれば、画像検査（主に単純エックス線撮影）を実施します。

有名な医学雑誌『ランセット』が２０１８年３月に腰痛の特集を組んでいます。そこでは画像に頼り、安静を指示し、強い鎮痛剤や注射を使ったり、手術を多用したりすることを批判し、極力減らす必要があると述べ、患者教育や患者中心の医療、安心感の提供などの、生物心理社会モデルに基づいたケアを推奨しています。

一方、日本では一般的な「牽引《けんいん》」という治療法があります。専用の器具を使って体を引っ張ることで、患部にかかる圧力を減らすという考え方の治療法です。マッサージ効果で緊張緩和や血行促進が期待できるとされていますが、欧米では腰痛治療に効果がないという意見が優勢です。また、日本のガイドラインでも有効性の確証は得られていないとしています。

私自身の考え方では、起きて生活している間は、立っていても座っていても、一日中姿勢を保つために背骨に負担がかかっているのに、10分や15分の間引っ張ったからといって、持続的な効果があるとは思えません。短時間の効果はあってもすぐ元に戻ってしまうので、一時的なものに過ぎず、長く続く効果を期待するなら自分で自分の身体を動かすこ

表 8-2　腰痛に代替療法は有効か

日本ではカイロプラクターや整体師は公的な資格ではない。
以下の推奨は海外の文献によるものである。

(Grade B)	徒手療法は急性および慢性腰痛に対して他の保存的治療法よりも効果があるとはいえない。
(Grade I)	マッサージは亜急性や慢性腰痛に対して他の保存的治療法よりも効果があるとはいえない。
(Grade B)	鍼治療は慢性腰痛に対して他の保存的治療法よりも効果があるとはいえない。

としかないと思っています。

こうした代替療法に関して、日本のガイドラインでは、**表8-2**のように、否定的なコメントを出しており、欧米の推奨とはずいぶん違う印象を受けます。

このガイドラインのまとめに対して、森之宮医療大学鍼灸情報センターは、2019年6月「腰痛診療ガイドライン2019の鍼治療に関する誤情報の指摘と修正」という意見を公表しています。

詳細は省きますが、研究があるのにそれを掲載していないことや掲載されている研究結果の解釈の違いなど、具体的に意見を述べたものです。私は、どちらが正しいか意見を述べる立場ではありませんが、日本における西洋医学以外のアプローチについて、本書で紹介した経過があるだけに、広く臨床現場で医師たちに受け入れられるには、まだ高いハードルがあるように感じています。

ただ私自身は、害のない有効な手段であれば、どんどん治療の選択肢の一つとして取り入れられるべきだと思っています。実際、長い歴史に耐えて廃《すた》れることなく、国民の支持も受けていることがその存在意義を認める何よりの証拠だろうと推察しており、より良い運動器のケアの確立に向けて、両者の間の溝が埋まることを切望しています。

運動療法に関して

私は、師匠の市川宣恭先生から、「動かして治す」という考え方をたたき込まれましたので、自分自身の診療でも運動療法をいつも指導するようにしてきました。最近のガイドラインでは、身体を動かすことが治療の第一歩であることが強調されており、師匠の教えが徐々に浸透してきたことがとても嬉しいです。一時代前は、安静第一でしたから、痛いと言っている患者を動かすというのは、何という医者だと非難さえ受けていたのですから。

初版のガイドラインでは「腰痛体操の種類によって効果の差はない」と書かれていました。新ガイドラインにも、「現時点で効果的な運動療法の種類を明確に示す論文はない」と書かれています。私は、痛みのために固まってしまった身体に対して、それをほぐすように動くことがまず大切であると考えており、できることから始めるように指導します。具体的には、軽い柔軟体操のような種類の運動です。もちろん、歩くことも大切です。しかし、どんな運動でも、一つのパターンだけでは効果が出にくいと考えていただくといいと思っています。

いずれにしても、痛みでこころが縮こまってしまっている上に、からだもじっとして固まってしまっては、良くなるはずもありません。慎重にではありますが痛みがなければ動かす方がいいと言うことを分っていただければ、治療の第一歩になると思っています。

こうした、心構えというか、考え方や痛みとの向き合い方を指導するような内容の患者さんへの教育が重要で、ガイドラインでも、慢性腰痛の患者さんに対するこうした身体面、精神面へのアプローチが有用だと推奨しています。

腰痛治療での認知行動療法

運動器の痛みが長く続くと、これからどうなるんだろうとか、歩けなくなるのではとか、介護を受けることになると子供たちに迷惑がかかってしまうとか、先行きの不安にとらわれたりします。それは大きなストレスとなり、こころが縮こまってしまいます。

痛みのためにしょんぼりして、元気がなくなり、気がふさいで引きこもるなどといった症状が出てきますが、こうした反応はこころからくる心理的なものです。これを解決するのが、認知行動療法と呼ばれるもので、患者さんと医師が話し合い、会話を通じて、薬や手術に頼らないで痛みを治していく方法です。からだ(身体)とこころ(心理)は一体のものです。痛いという現象の裏表といってもいいかもしれません。それはどちらが先でどちらが後でもないですし、どちらかが原因でどちらかが結果ということでもありません。からだ(身体)がこころ(心理)に影響し、こころ(心理)がからだ(身体)に影響し、悪循環を起こすのです。

痛みに負けてふさぎこむのではなく、この現状をまず受け入れて「痛みがあってもなんとかなる!」と前向きな考え方に自分自身を変えることができれば、どんな治療でも、その効果が見えてくるのではないでしょうか。消極的でマイナス方向に向いていた自分の考え方を変えるのです。そして行動する、この勇気が生まれれば、解決にぐっと近づくことは間違いありません。

安静は、こころも身体も弱らせると私は考えています。人間のからだは「使ってなんぼ、動かしてなんぼ」とよく患者さんに説明しています。じっとしていると、骨や筋肉は弱ってくるし、関節は固まって動きにくくなるために、久しぶりに動くと、痛むのです。それでまた慌てて安静にしてしまう。この繰り返しの結果が「寝たきり」ということです。

あらゆる種類の画像検査を受けて、(形には)異常がないと説明を受けたけれども、運動器の痛みに困っている、そんな方はたくさんおられます。治したいと一生懸命な整形外科医は、どこかにその原因があるはずだと、さらに形態的な原因探しを諦めずにしようと考えます。具体的な目に見える痛みの証拠を探し、それを外科的な手段で解決しようとするのです。

しかし、「分らない」「異常はない」「仕方がない」「気のせい」といわれてしまう運動器の痛みに、別の視点の一つとして心理面からのアプローチは大切だと感じています。認知行動療法により、考え方やものごとのとらえ方を少しずつ変えてもらえれば、痛みから解放されるというより、痛みをコントロールできる気持ちに近づけると思うのです。

私が「形の呪い」を打ち破れと願う理由でもあります。

コラム

私が患者さんに向き合うことを学んだ先生方

菊地臣一《きくちしんいち》先生（整形外科医）

整形外科医、ことに脊椎を専門としている医師の方にとってはあまりにも高名で、知らない人はいない先生です。私は、先生が福島県立医科大学整形外科教授であられるとき、学会などでご講演を拝聴しました。腰痛を身体的な要因だけで考えるのではなく、心理社会学的側面を忘れないように診なければならないというご指摘に感銘を受けました。

これは、形ばかり見る医師の対極にある考え方です。困っている患者さん、痛みを訴える患者さん、その患者さんのことを真剣に何とかしようと考えるからこそ、生まれてくる見方だろうと思うのです。私は先生のご研究の中身とともに、医師としてのその姿勢を学ばせていただきました。

その後先生は、福島県立医科大学理事長兼学長のお立場となられ、２０１１（平成23）年３月11日、あの未曾有の災害に遭遇されます。巨大地震とそれに続く大津波という東日本大震災と東京電力福島第一原子力発電所の事故です。

県立医大の管理責任者として、亡くなられた方への追悼と被災された県民のその後の健康管理を考え、さらに、放射線障害など経験したことのない事態の収拾に、第一線で陣頭指揮を執り、責任を全うしておられました。その管理者としての心構えと勇気、やり抜く力に、心から敬服しました。つまり、医師としての先生の存在だけではなく、すべての活動を通して、勝手ながら私の師匠になっていただきました。

私のしまだ病院が２０１８（平成30）年１月に新築移転の際に落成記念の式典をいたしましたが、ご多忙のなか、わざわざお越しくださったときには、先生のお姿を見て、涙が溢れてきてしまいました。直接、ご指導をいただいたことはないのですが、大きな困難に際しても冷静に周囲への心配りを忘れず、そして熱意を持って歩まれているお姿に、無形の叱咤激励と包み込むような大きな愛を感じたのです。

菊地先生は２０２０（令和２）年３月に長くお勤めになった福島県立医科大学を退職され、福島県健康医療対策監、一般社団法人脳神経疾患研究所常任顧問として、第三の人生に進んでおられます。これからも、折に触れて、先生のご指導をいただきたいと思っています。

国分正一《こくぶんしょういち》先生（整形外科医）

国分先生は東北大学整形外科教授として、脊椎外科をご専門として多くの業績を残された方です。２００６（平成18）年３月に定年退職され、４月から名誉教授になっておられます。そして、ご自身が昔お勤めになっていた独立行政法人国立病院機構仙台西多賀病院の脊椎脊髄疾患研究センター長となられています。国内外でのご講演や研究者としての論文執筆、さらに手術などの技術的な指導といったご多忙ななか、ご自身の外来診療も続けておられます。

　さらに、患者さんと向き合い、詳しい問診と丁寧な触診を通した研究を積み上げられ、多くの運動器の痛みが「筋肉の過度の緊張」から生じることを突き止められました。緊張が高まっている筋肉に触れると硬い芯があり、揉むように押したり伸ばしたりすると強い痛みを誘発するということ、それが身体のなかで固まる筋肉とそうでない筋肉に分かれること、頭の後ろの左右にある特定の部位が、硬くなって痛む筋肉群のアンテナのように存在することなどを次々と発見され、体系化されました。その筋肉が硬くなり痛む状態を「K点症候群」と名付けられ、局所麻酔剤の注射によるブロック療法や患者さんが自分でストレッチする自己療法まで、まとめ上げておられます。

　ある程度の全体像が出来上がるまで、どれほどの患者さんを診て、触り、記録し、体系化されるまで資料を集められたのか、そのご努力を想像すると、本当に自分にはできないと感嘆するばかりです。

　たまたま、大阪市立大学整形外科教室が先生を招いての講演会を開催し、それに参加するとともに、翌日、ご一緒にゴルフに興じる機会を得て、先生とお話しすることができるようになりました。当病院にもお越しいただき、スタッフ向けの講演もしていただきました。

　新しい病気とそのメカニズムを見つけ出すというその背景にある先生のみずみずしい感性と科学者としての論理的で客観的な頭脳の素晴らしいバランスに身近に触れることができたことは本当に幸運だったと思っています。

　さまざまな部位の痛みのため整形外科を受診した患者さんには画像により多くの診断が付けられています。先生は、その診断のなかに、相当数筋肉の痛みで説明が付くものが含まれていると断言しておられます。そして、実際目の前で、痛んでいた患者さんが、痛みが取れたと感激しておられるのです。動かなかった関節が動くようになるのです。本当に驚きの出来事です。

　形態からの診断にこだわる整形外科医のなかには、この先生の手技について、疑いの目で見る人たちがいることも私は感じています。目で見ることができない、形とつながらない病態というものを、どうしても素直に受け入れることができない。私はこれも「形の呪い」だと思っているのです。

　東北大学整形外科教授をお務めになった国分先生の理論ですら、現在の整形外科医にはなかなか受け入れることが難しいのが現実です。当院でも理学療法士や作業療法士のなかで、この疾患の全体を理解し、実践するスタッフを増やしつつあります。患者さんが良くなられること、それを最優先に、これからも取り入れていきたいと思っています。

　国分先生から、新しい筋肉群の捉え方や自己療法の方法など情報を送っていただいていますが、勉強が追いつかない位です。これからも先生の後ろ姿を見失わないように、追いかけていきたいと思っています。

山下《やました》たえ子先生（セラピスト）

　山下先生は整体の勉強をして、独自の理論で身体の歪みを正し、さまざまな症状を治すセラピストです。彼女の理論は、人間の身体が生きている間にいつの間にか偏ってしまっていて、癖のある身体になっていること、その状態は、硬い筋肉・動きにくい関節・ゆがんだ姿勢といったことで証明できること、そのため、ニュートラルに戻して普通に動くことができるように、触りながら硬くなった筋肉を中心に指によるテクニックを用いて、元の状態に戻していけば、症状も取れ、元の身体になるというものです。

実は、彼女は私の恩人の娘さんです。私が若くして理事長・院長になり、病院経営について体系的に学んだわけでもなく、自信が持てなくて悩んでいるときから、ある方を介して、彼女のお父さんにコンサルタントとして来ていただくようになりました。勉強会や、職員研修などを通して、良い組織作りに関わっていただきました。

いつの間にか、彼女とは年の離れた（19歳差）友人のような関係となり、家族ぐるみのお付き合いとなりました。そして、しばらく会わない間に、娘さんが整体の勉強をしたと聞き、私が整形外科医と言うことで会って話をしました。そのとき、彼女の整体の指の力に惚れ込んだのです。爪の先が薄く拡がり、それでいて、指自体はがっしり分厚いのです。つまり、ずっと負荷をかけ続けてきた手であり、指であることがよく分ったのです。それは多くの困っている人たちの膝や頸など、身体中を触り続けた証しだと感じました。このように実際に経験を積んで築きあげられた理論は傾聴に値する、と直感したのです。

彼女の理論の説明を受け、実際の施術を見せてもらい、体験もしました。非常に特殊な指使いです。独特のリズムを持って、一定の角度で指が筋肉と筋肉の間に入っていくような感覚です。そして、反応を待つような間があるのです。

その結果曲がっていた背筋が伸びたりするというわけです。彼女の頭の中では多くの経験から、その人が抱えている悩みがどの部分のどんな偏りから生まれてきているものか、それはどのような順番でニュートラルへ導いていけるのか、決まった手順があるようです。

当院の理学療法士がこの方法を学び、少しずつ同じような施術ができるようになってきています。もう少し理論化して、論理的な説明ができるようにしたいと計画しているところです。

わざわざご紹介したのは、彼女の指による施術が持つ治す力を私自身が信じているからです。私はケアの原点というか、しなければならないことは、理屈をこねている暇があったら楽にしてあげようということです。別の言い方をすれば、「治してなんぼ」だし、「治したもん勝ち」でもあると思っています。

その意味で、たくさんの人への施術とその経験を積み上げて、一つの体系を自分なりに作り上げている彼女の仕事は、科学的に解明されるべきであると思いますが、何より、まずは実際の効果を認めなければならないと思っています。きっと、画像に写る変化との関連は、彼女の頭にはないだろうと思いますから。

■おわりに

最後までお読みいただいた皆さん、ありがとうございます。何か、ご参考になることがあったでしょうか。

この文章を読んでいただく対象としては、今現実に、運動器について困ったことを抱えている方、そうした方に対応をしている方、対応ができるように資格を取ろうと頑張っている方、などを頭に置いて書きました。

この立場の違いから、内容によって興味が持てるところと、まったく面白くないところが出てきたかもしれません。私としては、関連する事項なので、それぞれ多少掘り下げたもので、関心から外れたところについてはご容赦いただくしかありません。

さて、運動器の故障は、特殊な場合を除いて、命に直結するものではありません。だからといって、後回しにして良いとか、大事に考えなくて適当にすれば良いというものでもないと思っています。なぜなら、身体を使うということは、障害のあるなしにかかわらず、自分らしさを表現する大切な手段だからです。その対処として、「動くこと」の大事さを終始一貫して強調したつもりです。

年齢を重ねると、身体のいろいろなところに万全ではない状況が生まれてきます。たとえば、朝起きて立ち上がろうとすると膝が痛むとか、腰がすぐには伸びないとか、万歳をするのが難しいだとかいうようなことです。しかし、時間が経過して動いているうちに、こうしたことは解消していくことが多いものです。だとすると、動かし始めだけが問題ということになります。そこで、私は、車に例えて、長く乗り大分走ってきて古くなってきたので、エンジンをかけても、すぐに走り出せない状態になっていると考えればよいと思っています。寒い冬の朝、エンジンをかけ、しばらくアイドリングをして温めてからアクセルを踏めば、スムーズに動き出すでしょう。長く使ってきた身体はそうした車と同じだと思うのです。愛車を動かすのに、アイドリングをして温めてから乗るのと同様に、少し動かしてから使えば良いというわけです。

その一工夫、一手間で十分普通に使えるのであれば、それは病気とは呼びません。確かに、検査をすれば、正常ではない影が見つかるかもしれませんが、それは年輪と考えれば良いというのが、私の考えです。

若いときと違ってきた身体の反応にがっかりして、ため息をついて下を向き、諦めるのではなく、お互いに前を向き、最期のときを迎える日まで、自分らしく生き抜きませんか。そのためには、身体のメンテナンスが必要で、一番大切なのは、じっとしないで上手に動くことです。

こんなことを人にはお話ししながら、膝をさすっている私をいつも労ってくれる妻の京子、3人の子供や10人の孫たち、そして、職場の皆さん、ありがとう。先日は、診察室で、患者さんにも、「先生、お大事に」と言われてしまいました。

この本が完成するのに、福村出版の松山由理子さんの的確なアドバイスがなければ、ここまで来ることができなかったのは明らかです。本当にお世話になりました。

最後に、皆様が生きてきて良かったと総括できるような人生を送られることを、こころよりお祈りしています。

２０２１年11月　古希を迎えて

著者紹介

島田永和（しまだ　ながかず）

1951 年生まれ

1978 年　山口大学医学部卒業

現　在　はぁとふるグループ（医療法人はぁとふる・社会福祉法人はぁとふる）理事長

専門：整形外科

資　格　医師

日本専門医機構認定整形外科専門医

日本整形外科学会認定スポーツ医・認定脊椎脊髄病医

日本専門医機構認定リハビリテーション科専門医

日本リハビリテーション医学会認定臨床医

日本医師会認定健康スポーツ医

著　書　『身体障害者のスポーツ』（分担訳）医歯薬出版 1983 年、『痛い腰・ヒザ・肩は動いて治せ』朝日新聞出版 2008 年、『整形の医者が語るかしこい老い方 かしこい逝き方』エピック 2017 年

運動器《うんどうき》ケア ―― 治《なお》す医療《いりょう》から多職種《たしょくしゅ》で治《なお》し支《ささ》えるケアへ

2022 年 2 月 15 日　初版第 1 刷発行

著　者　島田永和

発行者　宮下基幸

発行所　福村出版株式会社

〒113-0034　東京都文京区湯島 2-14-11

電話　03-5812-9702　FAX　03-5812-9705

https://www.fukumura.co.jp

印刷・製本　中央精版印刷株式会社

ISBN978-4-571-50016-9　C1047　Printed in Japan